ON HEMORRHOIDS

◆

THE MEDICAL WORKS OF MOSES MAIMONIDES

Medical Aphorisms: Treatises 1–5

Medical Aphorisms: Treatises 6–9

Medical Aphorisms: Treatises 10–15

On Asthma

On Asthma, Volume 2

On Hemorrhoids

On Poisons and the Protection against Lethal Drugs

◆ ◆ ◆

Forthcoming Titles

Commentary on Hippocrates' Aphorisms

Medical Aphorisms: Treatises 16–21

Medical Aphorisms: Treatises 22–25

Medical Aphorisms: Hebrew Translations
by Nathan ha-Meʾati and Zeraḥyah Ḥen

Medical Aphorisms: Indexes and Glossaries

On Coitus

On Rules regarding the Practical Part of the Medical Art

On the Elucidation of Some Symptoms and the
Response to Them (On the Causes of Symptoms)

The Regimen of Health

*This publication was funded through the support
of the U.S. Congress and the Library of Congress*

Maimonides

On Hemorrhoids

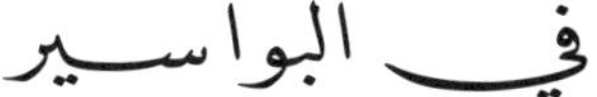

A parallel Arabic-English edition
edited, translated, and annotated by

Gerrit Bos

with Critical Editions of
Medieval Hebrew Translations by Gerrit Bos and
Medieval Latin Translations by Michael R. McVaugh

◆ ◆ ◆

PART OF THE MEDICAL WORKS
OF MOSES MAIMONIDES

Brigham Young University Press ◆ Provo, Utah ◆ 2012

Library of Congress Cataloging-in-Publication Data is available.

ISBN: 978-0-8425-2789-7 (alk. paper)

PRINTED IN THE UNITED STATES OF AMERICA.

1 2 3 4 5 6 7 17 16 15 14 13 12

First Edition

Contents

Sigla and Abbreviations for the Arabic, English, and Hebrew Texts

The five treatises *On Poisons, On Hemorrhoids, On Coitus, On the Elucidation of Some Symptoms,* and *Regimen of Health* share some of the same manuscripts. Throughout the five books, those shared manuscripts carry the same sigla, but all other sigla pertain only to each book.

Arabic Manuscripts

L London, BL add. 27542; fols. 154b–162a.
M London, Sassoon Collection 428; pp. 235–36.
N London, Sassoon Collection 573; pp. 351–56.
O Oxford, Bodleian, Hunt. 427, Uri 608; fols. 51b–54b.
P Paris, Bibliothèque nationale, héb. 1211; fols. 152a–159.
Q Paris, Bibliothèque nationale, héb. 1202; fols. 121b–135a.
R Oxford, Bodleian, Neubauer 1270 (Uri 78, Poc. 280); fols. 62b–68b.
S St. Petersburg, RNL, Evr.-arab. II 2155; 1 folio.
T St. Petersburg, RNL, Evr.-arab. I 2240; fols. 4a–b.
V Vienna, Nationalbibliothek Hebr. 65 I; fols. 2r–6v.

Hebrew Translations

Moses ben Samuel ibn Tibbon

פ Paris, Bibliothèque nationale, héb 1173 no. 3; fols. 112a–115b.
ג Moscow, Günzburg, RNL 462; fols. 10b–13b.
ה Oxford, Bodleian, Mich. 550; fols. 66a–68b.
מ Munich, Bayerische Staatsbibliothek 111; fols. 103b–106a.

נ Paris, Bibliothèque nationale, héb 335; fols. 177b–198b.

ר Parma, Biblioteca Palatina 2643, De Rossi 1280, Richler 1519; fols. 45b–51b.

Anonymous

ס Berlin, Staatsbibliothek Qu 836; fols. 99a–103b.

Zeraḥyah ben Isaac ben She'altiel Ḥen

ז Parma, Biblioteca Palatina 2642, De Rossi 354, Richler 1531; fols. 20a–25b.

A superscripted 1 after a siglum (e.g. **G**^{1}) indicates a note in the margin of that manuscript. A superscripted 2 indicates a note above the line.

Printed Works

c Cairo, Ṭal'at ṭibb 550, *Tafsīr Jālīnūs li-kitāb Buqrāṭ fī al-ahwiya wa-al-buldān.* Arabic translation of Galen, *In Hippocratis De aere aquis locis commentarius,* forthcoming edition by G. Strohmaier.

k Maimonides, *Maqāla fī al-bawāsīr,* ed. Kroner.

◆ ◆ ◆

< > supplied by editor, in Arabic and Hebrew text

[ ] supplied by translator, in English text

(!) corrupt reading

(?) doubtful reading

add. added in

om. omitted in

inv. inverted in

ditt. dittography

Sigla and Abbreviations for the Latin Texts

Manuscripts

H Jerusalem, Jewish National and University Library, 2° FR. R 571–76; fols. 26v–28v.

M Munich, CLM 77; fols. 69vb–71ra.

T Todi, Biblioteca comunale 53; fols. 39v–41.

U Vatican City, Palat. Lat. 1298; fols. 204ra–206ra.

V Vatican City, Palat. Lat. 1147; fols. 117v–121.

W Vienna, ÖNB 2280; fols. 98–99.

Abbreviations

add. addidit

Ar. Arabice, in the Arabic text

corr. correxit

del. delevit

eras. erasit

Heb. Hebraice

ins. inseruit

iter. iteravit

lac. lacuna

leg. lege

m. rec. manu recentiori

mg. margine

om. omisit

tr. transposuit, transtulit

◆ ◆ ◆

(?) unclear reading

[...] words or letters missing or illegible in the original

Italics are glosses by the medieval translator.

Transliteration and Citation Style

Transliterations from Arabic and Hebrew follow the romanization tables established by the *American Library Association and the Library of Congress* (*ALA-LC Romanization Tables: Transliteration Schemes for Non-Roman Scripts.* Compiled and edited by Randall K. Barry. Washington, D.C.: Library of Congress, 1997; available online at www.loc.gov/catdir/cpso/roman.html).

Passages from *On Hemorrhoids* are referenced by chapter and section (e.g., 3.12). Maimonides' introduction is designated as chapter 0.

Foreword to the Series

Brigham Young University and its Middle Eastern Texts Initiative are pleased to sponsor and publish the Medical Works of Moses Maimonides. The texts that appear in this series are among the cultural treasures of the world, representing as they do the medieval efflorescence of Arabic-Islamic civilization—a civilization in which works of impressive intellectual stature were composed not only by Muslims but also by Christians, Jews, and others in a quest for knowledge that transcended religious and ethnic boundaries. Together they not only preserved the best of Greek thought but enhanced it, added to it, and built upon it a corpus of scientific and philosophical understanding that is properly the inheritance of all the peoples of the world.

As an institution of The Church of Jesus Christ of Latter-day Saints, Brigham Young University is honored to collaborate with Gerrit Bos and other members of the academic community in bringing this series to fruition, making these texts available to many for the first time. In doing so, we at the Middle Eastern Texts Initiative hope to serve our fellow human beings of all creeds and cultures. We also follow the admonition of our own religious tradition, to "seek . . . out of the best books words of wisdom," believing, indeed, that "the glory of God is intelligence."

—Daniel C. Peterson
—D. Morgan Davis

Preface

I am very pleased to offer to the reader this edition and translation of Maimonides' treatise *On Hemorrhoids.* Written as a response to the query of a young man from a noble house who suffered from recurring hemorrhoids, this treatise was very popular in Jewish circles and also aroused some interest in non-Jewish circles. It was often copied in Judeo-Arabic and was translated three times into Hebrew. A Latin translation based on one of the Hebrew translations was apparently prepared by Giovanni da Capua circa 1300 in Rome, at the court of Boniface VIII, while, nearly simultaneously, Armengaud Blaise independently prepared a translation from Arabic of the same work. Da Capua's translation was an important source for the discussion of hemorrhoids in Guy de Chauliac's *Inventarium sive Chirurgia Magna,* which he completed in the year 1363. Until now, this important text was only available in Hermann Kroner's edition of the Arabic text and one of the Hebrew translations, with translation into German. However, because this edition is based on a very limited number of manuscripts, it suffers from editorial mistakes and faulty interpretations. The same Hebrew translation was edited by Süssmann Muntner in the year 1965, but this edition is uncritical and also replete with mistakes. It was the basis for the English translation prepared by Fred Rosner and Süssman Muntner in 1969, and the same translation was published in a revised edition by Rosner in 1984. It is in this corrupt form that this important text has been consulted, studied, and quoted by scholars for their research into Maimonides' medicine and philosophy.

This new edition is part of an ongoing project to critically edit Maimonides' medical works that have not been edited at all or have been edited in unreliable editions. This project started in 1995 at the University College London, with the support of the Wellcome Trust, and now is proceeding at the Martin Buber Institute for Jewish Studies at the University of Cologne with the financial support of the Deutsche Forschungsgemeinschaft. So far it has resulted in the publication of critical editions of Maimonides' *On Asthma* (2 vols.), *Medical Aphorisms* 1–15 (3 vols.), and *On Poisons and the Protection against Lethal Drugs.*

The series is published by the Middle Eastern Texts Initiative at Brigham Young University's Neal A. Maxwell Institute for Religious Scholarship. On this occasion I thank Professor Daniel C. Peterson, under whose direction this series has been prepared for publication, and his colleague, Dr. D. Morgan Davis, for their enthusiastic support of the project and dedication to it. Thanks are also due to Angela C. Barrionuevo, Elizabeth Watkins, Jude Ogzewalla, Andrew Heiss, and Muhammad S. Eissa for their diligent editorial work.

Introduction to *On Hemorrhoids:* The Arabic and Hebrew Texts

Biography and Medical Works

Moses Maimonides, known under his Arab name, Abū ʿImrān Mūsā ibn ʿUbayd Allāh ibn Maymūn, and his Jewish name, Moshe ben Maimon, was not only one of the greatest Jewish philosophers and experts in Jewish law (halakah),[1] but an eminent physician as well. Born in Córdoba in 1138,[2] he was forced to leave his native city at age thirteen because of persecutions by the fanatical Muslim regime known as the Almohads and the policy of religious intolerance adopted by them.[3] After a sojourn

1. For Maimonides' biographical data see *Encyclopaedia of Islam,* s.v. "Ibn Maymūn"; *Encyclopaedia Judaica,* s.v. "Maimonides, Moses"; Lewis, "Maimonides, Lionheart and Saladin"; Goitein, "Ḥayyei ha-Rambam"; Goitein, "Moses Maimonides, Man of Action"; Shailat, *Iggerot ha-Rambam,* 1:19–21; Cohen, "Maimonides' Egypt"; Ben-Sasson, "Maimonides in Egypt"; Levinger, "Was Maimonides 'Rais al-Yahud' in Egypt?"; Davidson, "Maimonides' Putative Position"; Kraemer, "The Life of Moses ben Maimon"; Kraemer, "Maimonides' Intellectual Milieu in Cairo." For a fundamental discussion of all the available data concerning Maimonides' biography, see now Davidson, *The Man and His Works,* 3–74, and Kraemer, *Maimonides: One of Civilization's Greatest Minds.* For Maimonides' training and activity as a physician see Bos, ed., of Maimonides, *On Asthma,* xxv–xxx, and Bos, "Maimonides' Medical Works and Their Contributions."

2. While traditionally his date of birth is set at 1135, in the colophon to his *Commentary on the Mishnah,* Maimonides himself wrote in 1168 that he was then in Egypt and thirty years old; Goitein, "Moses Maimonides, Man of Action," 155, argues on the basis of this that the actual year of his birth should be put at 1138; see as well see Leibowitz, "Der Mann und sein Werk," 75–76.

3. Following Graetz, *Geschichte der Juden,* 7:265, it is generally assumed that the family left Córdoba in the year 1148 when the city was conquered by the Almohads. Accordingly, Maimonides was ten.

of about twelve years in southern Spain, the family moved to Fez in the Maghreb. Some years later—probably around 1165—they moved again because of the persecutions of the Jews in the Maghreb, this time going to Palestine. After staying some months there, the family moved on to Egypt and settled in Fusṭāṭ, the ancient part of Cairo.

It was in Cairo that Maimonides started to practice and teach medicine, as well as pursue his commercial activities in the India trade.[4] He became physician to al-Qāḍī al-Fāḍil, the famous counselor and secretary to Saladin.[5] Later, he became court physician to al-Malik al-Afḍal, after the latter's ascension to the throne in the winter of 1198–99. It is generally assumed that Maimonides died in 1204. The theory that for some years he served as *raʾīs,* or head, of the Jewish community is disputed. While Davidson argues against it,[6] Friedman argues in favor of it;[7] and according to Kraemer, Maimonides did serve as *raʾīs* for the Jews for a short while during the transition of dynasties; after that, he performed many of the functions of *raʾīs* without holding the title, as his opponents held the office.[8]

Maimonides was a prolific author in the field of medicine, composing ten works considered authentic.[9] These works include the following major compositions: *Sharḥ fuṣūl Abuqrāṭ* (Commentary on Hippocrates' Aphorisms), *Kitāb al-sumūm wa al-taḥarruz min al-adwiya al-qattāla* (On Poisons and the Protection against Lethal Drugs), *Kitāb al-fuṣūl fī al-ṭibb* (Medical Aphorisms), and *Mukhtaṣarāt li-kutub Jālīnūs* (Compendia from the Works of Galen).

---

4. Goitein ("Moses Maimonides, Man of Action," 163) has shown that Maimonides was already involved in this trade before his younger brother David perished in a shipwreck in 1169, and that he still had a hand in it in 1191, when he was practicing as a physician.

5. See *Encyclopaedia of Islam,* new ed., s.v. "al-Ḳāḍī-al-Fāḍil."

6. See Davidson, "Maimonides' Putative Position."

7. See Friedman, "Ha-Rambam 'Raʾis al-Yahud' (Rosh ha-Yehudim) be-Miẓraim."

8. I thank Joel Kraemer for this personal information.

9. For his medical works see Meyerhof, "Medical Work," 265–99; Friedenwald, *Jews and Medicine,* 1:200–216; Baron, *Social and Religious History of the Jews,* 8:259–62; Ullmann, *Medizin im Islam,* 167–69; *Encyclopaedia Judaica,* s.v. "Maimonides, Moses"; Avishur, *Shivḥei ha-Rambam,* 33–36; Ackermann, *Moses Maimonides;* Bos, ed., of Maimonides, *On Asthma,* xxxi–xxxii; and Langermann, "L'oeuvre médicale." For a survey of editors and translators of Maimonides' medical works, see Dienstag, "Translators and Editors," 95–135; for Muntner's activity, see especially pp. 116–21.

The final six treatises are considered minor works: *Kitāb fī al-jimāʿ* (On Coitus), probably written in 1190 or 1191 at the request of an anonymous high-ranking client; *Fī tadbīr al-ṣiḥḥa* (On the Regimen of Health), written at the request of the Al-Malik al-Afḍal; *Maqāla fī bayān al-aʿrāḍwa-al-jawāb ʿanhā* (On the Elucidation of Some Symptoms and the Response to Them),[10] probably written after 1198 for the same al-Malik al-Afḍal when his condition did not improve; *Sharḥ asmāʾ al-ʿuqqār* (Commentary on the Names of Drugs); *Risāla fī al-bawāsīr* (On Hemorrhoids); and *Maqāla fī al-rabw* (On Asthma).

In addition to these ten works found in the current bio-bibliographical literature, Maimonides is the author of the *Kitāb qawānīn al-juzʾ al-ʿamalī min ṣināʿa al-ṭibb* (Treatise on Rules regarding the Practical Part of the Medical Art), which is extant in a unique manuscript, Madrid 601 (formerly Escorial 888), fols. 109a–123a. Steinschneider identified the text in this manuscript as another copy of the treatise *On Asthma* and considered the title to be fictitious.[11] Although not identical with *On Asthma,* a close relationship exists between both texts in terms of the time of their compositions and the client they were written for, as the following introduction to the treatise *On Rules* clearly indicates:

> He says: My honorable Master, the Pillar of Faith, may God protect him, had enjoined me to compose a treatise on rules regarding the practical part of medicine in a concise, aphoristic way. I had thought to carry out his command, may God grant him lasting happiness, had thought about its composition, and had decided at the time that I wrote the treatise on the [illness] my Master was suffering from, i.e., asthma, to actually compose these aphorisms with what it entails, but I was prevented from doing so by illness and [thus] did not carry out [this project]. Now, however, I will begin [to do so], God willing.

Both treatises were written for the same high-ranking client and in close proximity of time. The only reason Maimonides had to delay the actual composition was the illness from which he was suffering. An edition and translation of this treatise, by Tzvi Langermann and Gerrit Bos, will be published in this series.

---

10. Traditionally titled *On the Causes of Symptoms.*
11. Cf. Steinschneider, *Hebräische Übersetzungen des Mittelalters,* 767.

Maqāla fī al-bawāsīr (On Hemorrhoids)

The Arabic text of *On Hemorrhoids* has been edited and translated by the German physician Hermann Kroner in the year 1910; however, Kroner had access to only three of a total of ten manuscripts extant for this treatise, and his edition suffers from a number of mistakes and faulty interpretations.[12] Next to the Arabic text, Kroner edited one of the Hebrew translations—that ascribed to Moses ibn Tibbon—which he thought to be anonymous.[13] This edition is also based on a very small number of extant manuscripts and suffers from editorial mistakes. The same Hebrew translation was edited by Süssmann Muntner in 1965,[14] but this edition is uncritical and also replete with mistakes. It was the basis for the English translation prepared by Fred Rosner and Süssman Muntner in 1969;[15] the same translation was published in a revised edition by Rosner in 1984.[16]

The Arabic Manuscripts and Critical Edition

The Arabic text of *On Hemorrhoids* is extant in the following manuscripts:

1. London, British Library add. 27542 (**L**); fols. 154b–162a; Judeo-Arabic; seventeenth century.[17]

2. London, Sassoon Collection 428 (**M**); pp. 235–36; Judeo-Arabic; fifteenth–sixteenth century. The text of the treatise is incomplete: it starts with 1.3 and ends with 2.3, at يطيّب به الأغذية.[18]

12. For his edition and translation, see Kroner, *Die Haemorrhoiden,* 215–26 (645–56) and 240–51 (670–81). On pp. 252–88 (683–718), Kroner gives a valuable commentary and survey of the contents of the work.

13. See Kroner, *Die Haemorrhoiden,* 227–39 (657–69).

14. See Maimonides, *Bi-Refuʾat ha-ṭeḥorim,* ed. Muntner.

15. Maimonides, *Hemorrhoids: Medical Answers,* ed. and trans. Rosner and Muntner.

16. Maimonides, *Poisons, Hemorrhoids, Cohabitation,* trans. Rosner.

17. See Margaliouth and Leveen, *Hebrew and Samaritan Manuscripts in the British Museum,* 4:152–53. According to this catalogue, the manuscript was copied in a Yemenite hand in the fifteenth century. I have followed the data provided by Benjamin Richler. The survey of manuscripts in Judeo-Arabic and Hebrew is based on the list provided by him and his team at the Institute for Microfilmed Hebrew Manuscripts.

18. See Sassoon, *Hebrew and Samaritan Manuscripts in the Sassoon Library,* vol. 1, no. 428.

3. London, Sassoon Collection 573 (**N**); pp. 351–56; Judeo-Arabic; fourteenth–fifteenth century. The text of the treatise is incomplete in that it starts with 2.3, at يجفّف الطبع; it is partially stained, with loss of text.[19]

4. Oxford, Bodleian, Hunt. 427, Uri 608 (**O**); fols. 51b–54b; Arabic characters; fourteenth century. The text starts with the title مقالة موسى بن عبيد الله الإسرائلي القرطبي في البواسير, but the treatise is incomplete, as the text finishes with 4.3, at وقد ألّفت لسيّدنا. The scribe, probably Abū ʾl-Ḥasan al-Rifʿah, collated the text against the author's original, as indicated in the colophon.[20] It is thus a reliable witness to the original text.

5. Paris, Bibliothèque nationale, héb. 1202 (**Q**); fols. 121b–135a; Judeo-Arabic; 1465 CE. The text bears the title بسم الله الرحمن الرحيم وبه نستعين رسالة أخرى للبواسير وهي أيضا تأليف هذا الفضل سيّدنا موسى بن ميمون رحمه الله تعالى وعفى عنه.[21]

6. Paris, Bibliothèque nationale, héb. 1211 (**P**); fols. 152a–159; Judeo-Arabic; fifteenth century. The treatise has as the title مقالة له في البواسير ربّ يسّر, and the text of the treatise is incomplete—it runs from the beginning until 1.2, at وأقرب ما, and then from 5.2, at والشقاق, until 6.8, at من كلّ واحد جزء.[22]

7. Oxford, Bodleian, Uri 78, Pococke 280, cat. Neubauer 1270 (**R**); fols. 62b–68b; Judeo-Arabic, fourteenth century. The manuscript is incomplete, finishing with 6.7, at توتية.[23]

8. St. Petersburg, Russian National Library, Evr.-arab. II 2155 (**S**); 1 folio; Judeo-Arabic, in Oriental script; thirteenth–fourteenth century. The treatise has the title في علاج البواسير, and only a fragment of the text has been preserved: Folio 1b gives part of the introduction—from the beginning until لهم ثوان —and folio 1a gives the title and the contents of the chapters in shortened version. Folio 1a also gives the titles of two more treatises that were part of the original manuscript (*fihrist hādhā al-kitāb yataḍammanu thalāth maqālāt* [this manuscript contains three treatises]). The other two listed are פי אמראץ אחדת בשכץ (*On the Diseases*

19. See Sassoon, *Hebrew and Samaritan Manuscripts in the Sassoon Library,* vol. 1, no. 573. According to Sassoon the manuscript was written in the thirteenth century. Once again, I have followed the data provided by Richler.

20. See Savage-Smith, *A New Catalogue of Arabic Manuscripts in the Bodleian Library, Oxford,* vol. 1: *Arabic Manuscripts on Medicine and Related Topics* (545–46).

21. Cf. Zotenberg, *Catalogues des Manuscrits Hébreux et samaritains,* no. 1202.

22. Cf. Zotenberg, *Catalogues des Manuscrits Hébreux et samaritains,* no. 1211.

23. Cf. Ad. Neubauer, *Hebrew Manuscripts in the Bodleian Library,* no. 1270; and Beit-Arié and May, *Supplement of Addenda and Corrigenda,* a.l.

That Affect a Person [and Their Treatment]) and פי אל תדביר אלמעין עלי אלבאה (*On the Regimen Beneficial for Coitus*).

9. St. Petersburg, Russian National Library, Evr.-arab. I 2240 (**T**); fols. 4a–b; Judeo-Arabic, in Oriental script; thirteenth–fourteenth century. The text is incomplete: it begins with 5.3, at يحتمل, and ends with 6.3, at الجلوس. The manuscript is stained, with loss of text.

10. Vienna, Nationalbibliothek Hebr. 65 I (**V**); fols. 2r–6v; Judeo-Arabic; 1461 CE. The text is incomplete: it runs from the end of the prologue (الوجوه) until the end of the treatise. This manuscript has an additional recipe for softening the stools at the end; the recipe also shows up in the Hebrew translations **פסמנ**. In **פ** the recipe is ascribed to Maimonides (*ha-sar Abu ᶜAmram*). Steinschneider suggests *ben ha-sar Abu ᶜAmram,* thus ascribing this recipe to a son of Maimonides.[24]

◆

The manuscripts listed under 1–8 belong to two different groups: **MNPL**, with subgroups **MNP** and **L**; and **ORQV**. **V** shares some characteristic readings with **Q**, such as those found at 5.4: الأدوية; at 6.1: به/بها; at 6.5: ويطلى به بعد ما يضاف إليه صفرة بيض; and at 6.6: لحينه, and تلك الإناء, and بن وافد.

This edition of the Arabic text of *On Hemorrhoids* is based on **O** until 4.3 (وقد ألّفت لسيّدنا), where the text ends, and then on **V**. Significant variant readings found in the Hebrew translations have been added to the critical apparatus of the Arabic text and to the notes of the translation.

Producing a critical edition of *On Hemorrhoids* in Arabic characters, rather than in Hebrew ones, has been inspired by Maimonides' own practice. Recent scholarship gives reason to assume that Maimonides usually composed a first draft of his medical works, intended for private use, in Arabic written in Hebrew characters, and that these works were subsequently transcribed in Arabic characters when intended for public use. Thus Stern remarks that "all of Maimonides' medical works were naturally published in Arabic script, since otherwise they would have been of no use to the non-Jewish public," and adds that Maimonides first drafted the text in Hebrew script, because the Hebrew script was easier for him, and then had it transcribed into the Arabic script.[25] Stern's point of view has been endorsed by Hopkins, who remarks that although

24. Steinschneider, *Hebräische Übersetzungen des Mittelalters,* 763.

25. Stern, "Maimonides' *Treatise to a Prince,*" 18; cf. Blau, *Emergence and Linguistic Background of Judaeo-Arabic,* 41 n. 6.

we have sporadic autograph examples of his Arabic handwriting, Maimonides always used the Hebrew script when writing privately.[26] Other scholars have expressed somewhat different opinions in this matter. Meyerhof remarks that Maimonides composed all of his medical writings in Arabic, probably using Arabic characters, since he had nothing to hide from the Muslims.[27] Blau suggests that when addressing a general public, including Muslims and Christians (as in the case of medical writings), Jewish authors might have used Arabic script; but when addressing a Jewish audience, they wrote in Hebrew characters.[28] Langermann remarks that it seems likely that many of Maimonides' medical writings were originally written in Arabic characters and that only afterwards were these transcribed into Hebrew.[29]

For editing the Arabic text, which is written in Middle Arabic typical for this genre, I have adhered to the guidelines formulated by Oliver Kahl. Morphological and syntactical and even grievous offenses against the grammar of classical Arabic have neither been included into the apparatus nor changed or corrected at all. Orthographical peculiarities have not been included in the critical apparatus either. They have been either adjusted to the conventional spelling or adopted in their given forms, as the need for clarity dictated.[30]

The Hebrew Manuscripts and Critical Editions

The Hebrew translation attributed to Moses ben Samuel ibn Tibbon is extant in the following manuscripts:

1. Paris, Bibliothèque nationale, héb. 1173 no. 3 (**פ**); fols. 112a–115b; Sephardic cursive script; fourteenth–fifteenth century. The text bears the title מאמר הטחורים להרב הפילוסוף רבינו משה זצ"ל. The manuscript is a collection of medical treatises, above all of those composed by Maimonides, as it also contains *Medical Aphorisms,* Hebrew translation by Nathan ha-Me'ati (fols. 1b–92a); *On Asthma,* Hebrew translation by Samuel Benveniste (fols. 92b–112a); *On Poisons,* Hebrew translation by Moses ibn Tibbon (fols. 115b–125b); and *On Coitus,* anonymous translation (fols. 135a–137b).

26. See Hopkins, *Languages of Maimonides,* 90.

27. Meyerhof, "Medical Works," 272.

28. Blau, *Emergence and Linguistic Background of Judaeo-Arabic,* 41; cf. Baron, *Social and Religious History of the Jews,* 8:403 n. 42.

29. Langermann, "Arabic Writings in Hebrew Manuscripts," 139.

30. Ibn Sahl, *Dispensatorium parvum,* ed. Kahl, 35–38.

2. Moscow, Günzburg, Russian National Library, 462, fols. 10b–13b (ג); Sephardic cursive script; fourteenth–fifteenth century. The text of the treatise ends with the following colophon: נשלם המאמר הזה העתקת החכם הכולל ר׳ משה בן החכם הכולל ר׳ שמואל אבן תבון ברוך נותן לעיף כח ולאין אונים עצה ירבה ב״ה וב׳ שמו יתברך (This is the end of this treatise, translated by the erudite scholar Moses, the son of the erudite scholar Samuel ibn Tibbon, may He be blessed who gives strength to the tired and rich counsel to the weary).

3. Oxford, Bodleian, Neubauer 2132 no. 2 (Mich. 550) (ה); fols. 66a–68b; Ashkenazy script; fourteenth–fifteenth century. The treatise is introduced with the title המאמר בטחורים, and the text is incomplete: it runs from the beginning until 1.2 יקח מן, and then from 3.1 בשר התרנגולות until 7.0 השער.[31]

4. Munich, Bayerische Staatsbibliothek 111; fols. 103b–106a (מ); Italian script; 1330 CE.[32] The manuscript is a collection of medical treatises, above all of those composed by Maimonides, as it also contains *Medical Aphorisms,* Hebrew translation by Zeraḥyah ben Isaac (fols. 4–84); *On the Regimen of Health,* Hebrew translation by Moses ibn Tibbon (fols. 84–93b); *On Poisons,* Hebrew translation by Moses ibn Tibbon (fols. 93b–101b); and *On Coitus,* Hebrew translation by Zeraḥyah ben Isaac (fols. 101b–103b). The few marginal notes in the manuscript are mostly variant readings derived from the Hebrew translation by Zeraḥyah, introduced by הר״ז (Rabbi Zeraḥyah). For instance, the term כרונה רייל (melilot), in 6.3, has the marginal variant רוסמרינו, found in Zeraḥyah.

5. Paris, Bibliothèque nationale, héb. 335; fols. 177b–198b (נ); written in 1593. The text of this manuscript closely follows that of מ.

6. Parma, Biblioteca Palatina 2643, De Rossi 1280, Richler 1519; fols. 45b–51b (ר); Sephardic semicursive script; fourteenth century. In the margin of folio 45a is a recipe from Ibn Zuhr, which is hard to read because part of the text is blurred. The text ends with 6.8 at בחלמון.[33] The manuscript is a collection of medical treatises composed by Maimonides, as it also contains *On Asthma,* Hebrew translation by Samuel Benveniste (fols. 1a–38b); *On Coitus,* anonymous Hebrew translation (fols. 39a–43b), and *On Poisons,* Hebrew translation by Moses Ibn Tibbon (fols. 51a–63b).

---

31. Cf. Neubauer, *Hebrew Manuscripts in the Bodleian Library,* 2132 no. 2; and Beit-Arié and May, *Supplement of Addenda and Corrigenda,* a.l.

32. See Steinschneider, *Hebräische Handschriften der K. Hof- und Staatsbibliothek,* no. 111.

33. Cf. Richler, *Hebrew Manuscripts in the Biblioteca Palatina,* no. 1519.

7. New York, JTS 2690/12, fols. 6a–11b; Oriental script; eighteenth century. Since it is such a late copy and since the text has been partially blotted out, it has not been taken into account for this edition.

The ascription of this translation to Moses ibn Tibbon is based on the colophon in ג. It confirms Zotenberg's conjecture that the anonymous translator of Maimonides' *On Hemorrhoids,* found in manuscript Paris, Bibliothèque nationale, héb. 1173 no. 3, is identical with Moses ibn Tibbon, the translator of the next treatise in the same manuscript—Maimonides' *On Poisons.*[34] At the same time this explicit ascription refutes Steinschneider's rejection of Zotenberg's conjecture.[35] Kroner, who like Steinschneider did not know about the existence of ג, remarks that it is impossible to identify the translator.

The edition of this Hebrew translation is based upon מ, one of the oldest of the existing manuscripts.

◆

The anonymous Hebrew translation has been edited on the basis of the only extant manuscript: Berlin, Staatsbibliothek Qu 836 (ס). The text of the treatise, bearing the title המאמר בטחורים לרמב"ם ז"ל, is found on fols. 99a–103b; and the manuscript dates from the fifteenth century and was written in Sephardic semicursive script.[36] The text of the manuscript has been annotated in the margins and between the lines; Kroner suggests that these annotations were made by Steinschneider himself.[37] Steinschneider considered the translation to be from the hand of the same translator as the Hebrew text featuring in פהמנר,[38] but Kroner singled it

34. Cf. Zotenberg, *Catalogues des manuscrits hébreux et samaritains,* no. 1211.

35. Steinschneider, *Hebräische Übersetzungen des Mittelalters,* 763.

36. Cf. Steinschneider, *Verzeichniss der hebräischen Handschriften,* no. 232. The manuscript is a collection of medical treatises, above all of those composed by Maimonides, as it also contains: (1) *Commentary on Hippocrates' Aphorisms,* Hebrew translation by Moses ibn Tibbon (fols. 1–52); (2) *On the Regimen of Health,* Hebrew translation by Moses ibn Tibbon (fols. 52–66); (3) *On Asthma,* Hebrew translation by Joshua Shatibi (fols. 66–93); (4) *De Coitu,* anonymous Hebrew translation (fols. 96–99); (5) *On Poisons,* Hebrew translation by Moses ibn Tibbon (fols. 104–116); and (6) *Medical Aphorisms,* Hebrew translation by Nathan ha-Me'ati (fols. 130b–239).

37. Cf. Kroner, *Die Haemorrhoiden,* 208 (450).

38. Cf. Steinschneider, *Hebräische Übersetzungen des Mittelalters,* 763; the manuscript is listed there as Steinschneider 30; see as well idem, *Verzeichniss der hebräischen Handschriften,* no. 232.

out as an independent unique translation.[39] The following examples from the introduction may substantiate this claim:

MAIMONIDES	ZERAḤYAH	MOSES IBN TIBBON	ANONYMOUS
الفضل والنباهة	הדעת וההבנה	השכל והחכמה	0.1 המעלה והתבונה
مقعدة	בפי טבעתו	—	0.1 בתושבתו
إلى داخل الجسم	לפנימה לגוף	לפנים מן הגוף	0.1 אל פנימי הגוף
ليقلع	ולהפסיק	לעקור	0.1 לשרש
مؤونتها	—	אותותם	0.1 טורחם וכובד משאם

The third Hebrew translation, the one prepared by Zeraḥyah, has been edited on the basis of the only manuscript extant: Parma, Biblioteca Palatina 2642, De Rossi 354, Richler 1531; fols. 20a–25b (ד). The manuscript was written in Italian semicursive script in the fourteenth century.[40] It has many marginal glosses, most of which are variant readings derived from the translation by Ibn Tibbon. Until now, this translation has not been identified as being from the hand of Zeraḥyah. According to Steinschneider, it is identical with the translation found in **פהמנר**.[41] Referring to Steinschneider, Richler states that the translation was an anonymous one prepared from the Arabic.[42] Kroner does not mention this manuscript in the list of manuscripts consulted by him for his edition.[43] The ascription of this translation to Zeraḥyah has been made possible through my previous research into his translation technique, which I have found to be unique and unmistakable,[44] and through the comparative glossaries I drew up for his translation and that by Nathan ha-Meʾati of Maimonides' *Medical Aphorisms.* A comparison of the technical terminology as extant in the Parma manuscript of Maimonides' *On Hemorrhoids* with that of Zeraḥyah's translation of Maimonides' *Medical Aphorisms* shows clearly that both translations hail from the same author.

---

39. Maimonides, *Die Haemorrhoiden,* ed. Kroner, 208 (450), 210 (452). Kroner did not edit the translation as extant in this manuscript on its own, but listed its variants in the critical apparatus to his edition of the translation ascribed to Moses ibn Tibbon.

40. Cf. Richler, *Hebrew Manuscripts in the Biblioteca Palatina,* no. 1531.

41. Steinschneider, *Hebräische Übersetzungen des Mittelalters,* 763.

42. Richler, *Hebrew Manuscripts in the Biblioteca Palatina,* no. 1531.

43. Kroner, *Die Haemorrhoiden,* 206 (448).

44. Cf. Bos, *Aristotle's "De Anima" Translated into Hebrew,* ch. 7; and idem, "Maimonides' Medical Aphorisms: Towards a Critical Edition."

MAIMONIDES *Med. Aph.*	MAIMONIDES *On Hem.*	ZERAḤYAH *Med. Aph.*	MS Parma 2641
الأمراض المزمنة 3.76	الأمراض المزمنة 0.1	החליים הארוכים 3.76	החליים הארוכים 0.1
تقصير 25.61	اقتصر على 0.2	קיצר 25.61	קצר על 0.2
لين الطبع 3.74	ما يليّن الطبيعة 1.4	להחליק הטבע 3.74	מה שיחליק בטן 1.4
خلط سوداوي 9.16	الخلط السوداوي 2.1	ליחה מלנקוניקה 9.16	הליחה המילינקוניקה 2.1
صرع 7.29	صرع 2.2	חולי האלצרע בלעז וויציאו 7.29	ויציאו 2.2
صفرة البيض 2.3	صفر البيض 3.1	אודם הביצה 2.3	אודם הביצה 3.1
حُقَن 0	حقنة 4.6	קרישטיאי 0	קרישטירי 4.6
دهن ورد 21.19	دهن الورد 5.2	שמן רוסטו 21.19	שמן רושד 5.2
كرب 7.55	كرب 6.1	סערה 7.55	סערה 6.1
عضل 1.1	عجل 7.3	מוסקולו 1.1	מושקולי 7.3

Contents of Maimonides' *On Hemorrhoids*

Maimonides was not the first physician to discuss this disease in the form of a monograph. Hippocrates had already treated the pathology and therapy of hemorrhoids in a clear and well-organized summary.[45] The Arab physician al-Rāzī (865–932) is reputedly the author of a lost treatise dealing with this disease, entitled *Maqāla fī l-bawāsīr* or *Maqāla fī l-bawāsīr wa-l-shiqāq fī l-maqᶜada* (On Hemorrhoids and Anal Fissures).[46] Another monograph devoted to this disease is that by the Jewish physician Solomon ibn Ayyūb, composed in Beziers in 1265. Next to these monographs, the subject was given ample attention in the medieval encyclopedic medical literature. Thus, it features prominently in Ibn Sīnā's *Kitāb al-qānūn fī al-ṭibb* (Canon).[47] Maimonides consulted a variety of sources for the composition of this treatise. Some of these sources are mentioned explicitly: Galen, al-Rāzī, Ibn Sīnā, and Ibn Wāfid. Maimonides was thoroughly familiar with Galen's medical works, as is borne out by his summary of the same, the *Medical Aphorisms.* Thus, he could use this *Fundgrube* of medical science whenever opportune. His quotations from al-Rāzī may have been derived from al-Rāzī's lost monograph on hemorrhoids, and the many parallels to Ibn Sīnā's discussion of this illness

45. Cf. Hippocrates, *Haemorrhoids,* ed. Potter, in *Hippocrates VIII* (Loeb), 380–89.

46. See Ibn Abī Uṣaybiᶜa, *ᶜUyūn al-anbā᾽ fī ṭabaqāt al-aṭibbā᾽,* 427; Sezgin, *Geschichte des arabischen Schrifttums,* 3:291, no. 64.

47. Ibn Sīnā, *Kitāb al-qānūn fī l-ṭibb,* 2:479–84.

suggest that his *Kitāb al-qānūn* was a primary source for Maimonides. Ibn Wāfid (eleventh century) from Toledo was a physician highly regarded by Maimonides. In *Medical Aphorisms* 21.68–87, he is Maimonides' primary source for a list of 265 drugs to be applied internally and 20 drugs to be applied externally, "that are common in all places and that every physician should know by heart."[48] But Maimonides also refers to remedies that he himself composed for this particular occasion. And in spite of his indebtedness to a variety of medical authors, Maimonides' *On Hemorrhoids* has the personal stamp of his medical works. Dietetics play a primary role, and thus the treatise provides close parallels to his *On the Regimen of Health, On Asthma,* and *Hilkhot De*ᶜ*ot.* He is very cautious in treating this disease—reluctant to resort to more drastic means, especially bleeding and surgery. He stresses the primary role played by the skilled physician and insists on his attendance to carry out more drastic forms of treatment.

48. Cf. *Medical Aphorisms* 21.68–87.

Introduction to the Medieval Latin Translations

A Latin version of Maimonides' treatise *On Hemorrhoids* beginning "Inquid Moyses . . . Fuit quidam iuvenis" is known to exist in six manuscripts of the fourteenth and fifteenth centuries:

—Jerusalem, Jewish National and University Library, 2° FR. R 571–76, fols. 26v–28v (**H**),

—Munich, CLM 77, fols. 69vb–71ra (**M**),

—Todi, Biblioteca comunale 53, fols. 39v–41 (**T**),

—Vatican City, Palat. Lat. 1298, fols. 204ra–206ra (**U**),

—Vatican City, Palat. Lat. 1147, fols. 117v–121 (**V**), and

—Vienna, ÖNB 2280, fols. 98–99 (**W**).

Four of these copies (**TUVW**) close with a colophon that declares the work to have been translated "de hebraico in latinum" by master Giovanni da Capua, at the instigation of Guglielmo da Brescia, physician to the pope.[1] Giovanni was a converted Jew, a physician who is well known as a translator of medical works by Maimonides and other authors. All six codices listed above contain Latin translations, not only of *On Hemorrhoids*, but of other Maimonidean medical treatises as well, at least some of which were also translated by Giovanni. **TUW** include Maimonides' *Regimen sanitatis* and *De venenis*; **M** incorporates these works and his *De asmate*; and **H** adds his *De coitu* to the other four. **V** contains

1. Bagliani, *Medicina e scienze della natura,* 258 n. 93; Paravicini-Bagliani follows his source in supposing that it is the colophon to another Maimonidean work, but it is actually appended to the *De emorroidibus*; the manuscript in question (my **W**) runs several Maimonidean works together with little to distinguish their incipits and explicits.

Maimonides' *Aphorisms* and *Regimen sanitatis* as well as *De emorroidibus.*[2] I have argued elsewhere that the translations of *De asmate* and *De venenis,* while anonymous in the manuscript copies, were almost surely also Giovanni's work, and that codices **HMTUV** may have been as much a collection of Giovanni's work as they were of Maimonides'.[3] In any case, it is certain that the translation of Maimonides' *Regimen sanitatis* contained in these manuscripts was made by Giovanni, for that text has prefixed to it a version of a little preface that he often attached to his translations. It specifies that the translation was composed "de hebraico in latinum," and it seems to have been finished at the end of the thirteenth century, while Giovanni was at the papal curia, for it is dedicated to Boniface VIII (pope 1294–1303).[4]

Giovanni's version of *On Hemorrhoids* must have been completed in these same years, judging from what we know of the man who encouraged him to produce it. Guglielmo da Brescia, who commissioned the work, studied medicine with Taddeo Alderotti in Bologna in the 1280s and spent much of his subsequent career in the service of the popes. He appears as physician to Pope Boniface VIII after 1298 and then to Boniface's successor Benedict XI; he moved from Rome to Avignon in treating Clement V and cared for the following pope, John XXII, until at least 1326.[5] Guglielmo's patronage of Giovanni's translation is not the only example of his interest in encouraging the development of a learned medicine: one tradition identifies him as the stimulus for Henri de Mondeville's *Chirurgia* (composed 1306–16), a work that attempted to bring surgical practice under the rubric of scientific medicine.[6]

2. The manuscript is described in Schuba, *Die medizinischen Handschriften der Codices palatini,* 103–4. For accounts of the other five manuscripts, see my introductions to Maimonides, *On Asthma,* ed. Bos and McVaugh, 2:xxiii–xxiv, and Maimonides, *On Poisons,* ed. and trans. Bos and McVaugh, xxxvi–xl.

3. Introductions to the Latin translations in Maimonides, *On Asthma,* ed. Bos and McVaugh, 2:xxiv–xxxvi, and Maimonides, *On Poisons,* ed. and trans. Bos and McVaugh, xl–xli.

4. Introduction to Maimonides, *Regimen of Health,* ed. and trans. Bar-Sela, Hoff, and Faris, 11–12, where Giovanni's brief autobiographical statement is also translated.

5. For Guglirlmo's biography, see Siraisi, *Taddeo Alderotti and His Pupils,* 49–54; and Wickersheimer, *Dictionnaire biographique,* 1:230.

6. Jacquart, *Médecine médiévale dans le cadre parisien,* 68. And Guglielmo joined with Arnau de Villanova in drawing up the curriculum that Clement V legislated in 1309 for the medical faculty at Montpellier.

Maimonides composed *On Hemorrhoids* in Arabic, but it was not long before the work was translated into Hebrew; three such translations are edited in this volume. One was drafted by Moses ibn Tibbon, working in southern France at the middle of the thirteenth century; a second was produced by Zeraḥyah ben Isaac ben Shealtiel Ḥen, who was active in Rome 1277–91; and a third is anonymous and undatable. If, as the colophon in our manuscripts informs us, Giovanni based his Latin translation on a Hebrew version, which one did he use? On the basis of the textual evidence, it seems clear that he based his work on Zeraḥyah's version (and Zeraḥyah was, after all, Giovanni's near contemporary in Rome). One sign of this is the frequent agreement of the Latin with distinctive features of Zeraḥyah's Hebrew rendition:[7]

	1.1 (at n. 5)	**3.1 (nn. 85–86)**	**3.2 (n. 97)**
Arabic	"the first ones"	"kidney fat and roasted fat tail"	"rely on the [following] dessert"
Anonymous	"the first ones"	"kidney fat and roasted fat tail"	"rely on the [following] for regular use"
Ibn Tibbon	"the other ones"	"kidney fat and roasted fat tail"	"rely on the [following] dessert"
Zeraḥyah	"the more able ones"	"fat tail and roasted kidneys"	"rely on when getting up from the table"
Giovanni da Capua	"melius est"	"caudam pinguem et renes assatos"	"fundari cum surrexerit a mensa"

Another piece of evidence is all but conclusive: Giovanni's choice of Latin "sustinere" (as in 6.8 [three times] and 7.3) or "tolerare" (5.3, 6.3) to mean "to insert as a suppository." In Arabic, the term Giovanni is translating, *ihtamala,* can have this normal meaning of "bear" or "tolerate" besides the medical-technical sense in which Maimonides is using it here. As it happens, the Hebrew translations by Ibn Tibbon and the anonymous author translate this Arabic word as "insert, put" (Hebrew *hikhnis* or *hinniach*); but Zeraḥyah renders it "tolerate" (Hebrew *saval*), the meaning that was taken over by Giovanni da Capua. This example suggests how remarkably true the Latin remains to the Arabic original,

7. I am profoundly grateful to both Gerrit Bos at Cologne and Joseph Shatzmiller of Duke University, who have been very patient guides and have painstakingly helped me compare the Hebrew materials with the Latin translations. All translations from the Hebrew are theirs; responsibility for their possible misuse is of course entirely my own.

even after passing through a Hebrew intermediary, and it is not surprising to find that in the many passages where Zeraḥyah merely transliterated a strange Arabic term into Hebrew characters, the original Arabic is still visible in Giovanni's Latinization of the Hebrew:

	3.1	**4.7**	**5.1**
Arabic	*al-judhabāt wa'l-zirbāj*	*difla*	*duhn al-yāsmīn*
Zeraḥyah	[missing in the Hebrew edition] *zirbag*	*dafle*	*shemen aliesmin*
Giovanni da Capua	"gudbet et zirbeg"	"daple"	"oleum iesminum"

However, not all unfamiliar Arabic terms were simply left in transliteration by Zeraḥyah. The Parma manuscript (ד), on which this edition of Zeraḥyah's translation is based, includes a number of marginal notes which prove to be variant readings, often Romance equivalents, derived from Ibn Tibbon's earlier version. The manuscript from which Giovanni worked is likely to have been similarly annotated, because many of the same variants have been incorporated into his Latin text. Sometimes Zeraḥyah left an Arabic term in Hebrew transliteration, and a note supplied a Tibbonid Romance gloss in Hebrew characters:

(4.3) *shītaraj hindī* → *shitrig hindi* (ד gloss: *tatsia*)

(6.7) *khaulān hindī* → *kulan hindi* (ד gloss: *leseo*).

In both these instances, Giovanni's translation includes an identical gloss as part of the text: "setarag indi id est tapsie" and "quelen hindi id est licii." In a somewhat similar instance, at one spot Zeraḥyah's own text directly incorporated a Romance gloss on a transliteration—

(5.1) *duhn al-khurūc* → *shemen alkaruc hu katapusie*

—which Giovanni simply Latinized: "oleum kik id est cataputie." In one particularly revealing case (6.9), where Zeraḥyah has exactly transliterated Arabic *saqanqūr* into Hebrew characters, a Hebrew marginal gloss is attached in ד, "dag SWWTW" (identifying the term as a kind of fish). At the same point in the Latin text, Giovanni can be found giving a transliteration of the Hebrew gloss into Roman characters, which makes it nearly conclusive that his Hebrew manuscript was very much like ד.

There are also a considerable number of technical terms that Zeraḥyah gave in Romance (in Hebrew characters), sometimes even when a Hebrew equivalent would have been available, for example,

(5.2) *al-marham al-nakhlī wa-duhn al-warad* →
ha-meshikhah ha-diqliʾit, be-laʿaz ["in Romance"] *diapalma, shemen rosad* (Lat.: "dyapalma et oleum rosatum").

Here Zeraḥyah has translated the Arabic for "date ointment" directly into Hebrew, and added (accurately) that "in Romance," this is called "diapalma"; he has then gone on to translate Arabic "oil of roses" with a phrase that combines the Hebrew word for oil with the Romance term for "made of roses," though a little further on (at the beginning of 6.5) he shows himself quite ready to use the Hebrew term for the latter instead. Other examples are

(6.3) *khitmī* → *malva visqu* (Latin: "malvaviscus"), and

(6.6) *qīrūtan* → *tserotu* (Latin: "ceroti").

Unlike the marginal glosses discussed above, these Romance terms are not found in Ibn Tibbon's translation. Someone had apparently tried to use additional Romance equivalents to make the Hebrew text more directly accessible to Romance-speaking physicians and apothecaries. Since (as the examples above show) the Romance glosses and terminology were already present in the manuscript that Giovanni was working from around 1300, the agent in this "Romance-ization" of the Hebrew was very likely Zeraḥyah himself.

The fact that Ibn Tibbon's translation had already been used to enhance Zeraḥyah's version by the time Giovanni put the latter into Latin makes it very difficult to decide whether Giovanni might independently have consulted Ibn Tibbon's text as he made his translation. Passages in the Latin seem to reveal a knowledge of Ibn Tibbon's version where there is no corresponding Tibbonid gloss in ד. In 1.1 the original Arabic text read "sequence" (*tartīb*), and Ibn Tibbon translated it correctly; but Zeraḥyah read the Arabic as *tarkīb* and rendered it "composition," apparently without noticing the disagreement; at this point we find Giovanni fusing the two terms as "ordinatione seu compositione." Again, in 2.3 Maimonides twice refers to a kind of pastry named *qaṭāʾif* in Arabic. Ibn Tibbon's version explained this word as "bread that has not been baked sufficiently," but Zeraḥyah interpreted it quite differently, as "cakes baked on coals." In ד, the second occurrence of the term is accompanied with a marginal gloss that includes both readings, but Giovanni fused the two explanations in both of the passages where the pastry is mentioned: "panis non bene coctus seu panis coctus super carbonibus . . .

placentule cocte supra carbonibus seu panis non bene coctus." Or again, in 5.1 Ibn Tibbon's translation includes the advice that "Similarly, bdellium and lead extract make the hemorrhoids shrink," advice that is missing in some Arabic manuscripts and in Zeraḥyah's text as edited here from ד, but is included in Giovanni's Latin. If this line really was omitted by Zeraḥyah and did not drop out by a later copyist's error, Giovanni must have found it in Ibn Tibbon's translation.[8]

The Preparation of Giovanni's Text

All six Latin manuscripts were completely collated from photocopies for this edition, and the collation reveals that **TUVW** descend from a common source, as do **HM**, confirming conclusions already arrived at in the course of editing the translation of Maimonides' *De venenis,* which these manuscripts also contain. While the two families are very close, the readings of **HM** more often than not seem much superior to those shared by **TUVW** in the light of the Arabic text and of Zeraḥyah's translation, and **H** is generally preferable to **M**—again a conclusion in keeping with the edition of *De venenis.* In some places (e.g., 5.1, 6.9), indeed, **H** is the only Latin manuscript that still preserves a phrase or sentence present in the Hebrew original. My policy in editing the Latin text has therefore been to base it broadly on **H**. I have reported all **HM**'s readings and all readings shared by three or more of **TUVW**; in addition, I have reported a few other readings from **T**, **U**, **V**, or **W** that seemed to me to be of interest. One Arabic manuscript of the text (**V**) adds a recipe to the end of the work, and this recipe is translated in **UVW** but not in **HMT**; in this part of the Latin edition I have reported all readings from the three manuscripts that contain the material.

I have unified the spelling of the Latin, adding punctuation as necessary in order to make clear the meaning of the text, and I have capitalized the names of persons and a few other proper nouns. The manuscripts often differ widely in their transliteration of Arabic terms, and I have tended to choose the version closest to the original, while reporting all the readings in the apparatus. But I have not reported other minor spelling variations—for example, the scribal confusion over how to decline the plural noun *emorroides* (typically *emorroydes* in the manuscripts). There also

8. Ibn Tibbon's Hebrew actually reads "juice of bitter herbs," not "lead extract" as in the Arabic, and Giovanni's translation of the phrase is in fact "succus scariole."

seems to have been a general medieval tendency to want the genitive plural to end in *-arum,* which in this edition I have silently emended to *-um* when necessary. I have maintained the manuscripts' use of "Rx" (standing for "recipe") and of the standard apothecary's symbols for dram (ʒ) and ounce (℥) and have expanded the abbreviations "l" and ".s." as "lib." (*libra*) and "sem." (*semis*); I have generally entered cardinal numbers as Roman numerals, but have written out fractions and ordinal numerals.

One other feature of the manuscript tradition is worth noting. In at least two instances, the manuscript witnesses give two different but equally good translations of a word in the Hebrew original:

(1.2)	extendatur **M**	attrahatur **HTUVW** (*mashakh*);
(3.2)	cicera **HM**	semina **TUVW** (*zerʾonim*).

It is conceivable that, in each instance, both terms were written down by Giovanni and that one or the other dropped out later on, but this is not perhaps likely, and I have not been able to decide on a completely satisfactory explanation for this curious feature.

Maimonides divided the work into seven chapters, whose titles he listed at the end of an introduction. But there is no consistency in the manuscripts about the way in which individual chapters are headed: for example, **M** sometimes prefixes a summary title to its chapter, but sometimes gives it only in the margin; **U** leaves all chapters untitled; **V** gives only the first chapter a title; and **W** alone has repeated the titles of the introduction before each chapter. Under these circumstances, I have chosen simply to place the appropriate title at the head of each chapter (in square brackets) in the form given in Maimonides' introduction. I have carried over the chapter subdivisions incorporated in the Arabic text so as to facilitate cross-referencing between the Arabic and Latin editions and the English translation, although I have recorded the actual readings of the manuscripts in the apparatus.

The Translation by Armengaud Blaise

At just the moment when Giovanni da Capua was preparing Latin translations of Maimonides' medical writings in Rome, Armengaud Blaise was undertaking essentially the same project in southern France, apparently independently.[9] Earlier volumes in this series have already included

9. For an introduction to these events, see Nicoud, "L'oeuvre de Maïmonide."

translations by both Giovanni and Armengaud of Maimonides' works *On Asthma* and *On Poisons,*[10] all dating from the period 1295 to 1305. Like Giovanni, Armengaud also made a translation of Maimonides' *On Hemorrhoids.* A fifteenth-century copy of Armengaud's version beginning "Incipit moyses . . . Quidam iuvenis nobilis . . . " has long been known to exist in MS Torino, Biblioteca Nazionale I.III.35, whose contents were carefully described by Piero Giacosa in 1901, though no other manuscript of the translation has yet turned up.[11] Sadly, the calamitous fire of 1904 that so grievously damaged the Torino library and its collections left that manuscript badly damaged. It has now been restored as fully as possible; it is no longer bound, but its leaves can be studied individually.[12] However, the full text can no longer be read, due ironically not to the effects of the fire but to water damage to the paper leaves on which it was written, which has caused losses to the upper edge and gutter of each page and has left the outer edges stained. The translation occupies folios 78vb–81ra in the manuscript; it is written in two columns of fifty to fifty-two lines each, of which the top four or five lines are lost or heavily darkened, as are the words nearest to the gutter in the top two dozen lines. A smaller portion of the outer margin of each leaf is water-stained somewhat less badly but is still usually quite difficult to read.

Still, a majority of the work remains, enough to make a partial study of the translation possible by comparing it with the Arabic text. Through the courtesy of the Biblioteca Nazionale Universitaria, Torino, I have been able to examine the restored manuscript and to make digital photographs of the text, from which I have made the transcription published here. The transcription proceeds line by line through the consecutive columns of the manuscript, with ellipses introduced to indicate missing or illegible text. The ellipses, of course, do not pretend to give an accurate indication of the amount of material lost, and at the tops of columns they may correspond to as much as three or four missing lines. I have introduced a few editorial conventions in order to indicate the extent and character of textual loss: square brackets enclosing words in roman type indicate my conjectural reading of words that can be seen but are still very difficult to make out; asterisks in square brackets represent

10. Maimonides, *On Asthma,* ed. Bos and McVaugh, 2:66–239 (the two translations are printed on facing pages); Maimonides, *On Poisons,* ed. Bos and McVaugh, 119–58 (Armengaud), 159–201 (Giovanni).

11. Giacosa, *Magistri Salernitani,* 503–5.

12. Giacarria, *Manoscritti danneggiati nell'incendio del 1904,* esp. 69–71.

words that I have failed entirely to decipher. These may someday be read under ultraviolet light, but they are relatively few in number and do not seriously impede a study of the text. Square brackets containing words in italic represent my conjectural reconstruction of a missing word. Words in boldface at the beginning of chapters are written in heavier and larger lettering in the manuscript. I have sometimes supplied letters in angle brackets to clarify the meaning of words and have added Arabic numerals in parentheses to mark the chapter subdivisions introduced into Gerrit Bos's edition of the Arabic text. As with Da Capua's text, I have maintained the manuscript's use of "Rx" (standing for "recipe") and of the standard apothecary's symbols for dram (ʒ) and ounce (℥) and have expanded the abbreviations "l" and ".s." as "lib." (*libra*) and "sem." (*semis*); I have generally entered cardinal numbers as Roman numerals, but have written out fractions and ordinal numerals.

When I began to compare the Latin translation systematically to Maimonides' Arabic, it proved to be quite a close rendition, with very few omissions or rephrasings. However, numerous corruptions have crept into the Latin, for which the late date (1469) of the Torino manuscript may help account. A few words have obviously left a scribe confused. In the very first line of the text, for example, Maimonides' name "Moyses" has been transmuted into "medicus," and in 7.3 the unusual "paropsidis" has at one point become a barely recognizable "peracxide." Again, at some point in the transmission of the text the abbreviation ".s." (for "semis") seems to have been misinterpreted as representing the symbol for "etiam," and as a result, a number of recipes have an unintelligible "etiam" introduced into their weights and measures. I have emended the errors that I have been able to identify, placing the actual reading of the manuscript in parentheses, but no doubt others remain. Otherwise, I have left the spelling of the text as it is in the manuscript. Perhaps a second manuscript will turn up someday that will make possible a complete edition of the translation.

One irrecoverable element in our text is its colophon. When Giacosa transcribed this colophon in 1901, before the fire, he rendered it as follows: "Explicit liber de emorroydis arabi moyse compillatus translatus ab arabico in latinum a magistro armengando blazii anno domini m° ccix° vii° kalendas februarij deo gratias."[13] The date of 1209 is obviously impossible, given what we know about Armengaud's life, but we can no longer check Giacosa's transcription, for all that is left of the year in the

13. Giacosa, *Magistri Salernitani,* 505.

manuscript as it stands today is the final "ix°," and we are reduced to indirect arguments for dating. It is easy enough to imagine that Giacosa, or a medieval scribe, mistakenly wrote "cc" instead of "ccc," but placing the translation in 1309 does not fit very well with what we know of Armengaud's career. No doubt he will always be overshadowed by his far more famous uncle, Arnau de Vilanova, but Armengaud himself is by now a reasonably well-documented figure. In an unusual episode, he was given his medical degree at Montpellier in 1289 through the intervention of the pope, despite the opposition of the medical faculty there. During the next ten years or so he can be found in Montpellier and in Catalonia, and then in the early years of the new century he acquired powerful patrons, passing first into the service of Jaume II of Aragon and then into that of Pope Clement V. But he had certainly begun to produce medical translations from Arabic while still studying medicine, for his version of Avicenna's *Cantica medicine* (*Urjūza fī al-ṭibb*) was completed in Montpellier in 1283 or 1284.[14]

Armengaud last received a grant from Jaume II in January 1307 and seems still to have been alive in April 1308. But after that there is no record of his activity, and he was certainly dead by December 1312,[15] facts which make placing the translation of *On Hemorrhoids* in 1309 somewhat implausible. A date of early 1299 for the work, on the other hand, would dovetail nicely with Armengaud's mid-1290s return to medical Arabic-Latin translation. In 1294 he completed a draft of Maimonides' *On Asthma* and then set it aside for a time. In August 1299 he finished a translation of Galen's *On a Knowledge of One's Own Defects.*[16] In May 1302 he circulated a revised version of his translation of Maimonides' *On Asthma,* apparently after having checked his original draft against Giovanni da Capua's recent version of the work made from Hebrew. And in 1305, it would seem, Armengaud dedicated a translation of Maimonides' *On Poisons* to the new pope, Clement V, perhaps fishing for the appointment as papal physician that he subsequently received. A date in early 1299 for the completion of *De emorroidibus* would fit very well into this sequence.

It would also help us interpret a request made by King Jaume to Armengaud—then without a patron, simply practicing medicine in

14. Armengaud's translation, together with the Arabic text and a French version, is accessible in Avicenne, *Poème de la médecine.*

15. Blaise, *Tabula antidotarii,* ed. McVaugh and Ferre, 188–90, docs. 27–29.

16. McVaugh, "Blaise as a Translator of Galen," 115–33.

Girona—in December 1297. The king wrote that he had learned from his surgeon Berenguer ça Riera, a native of Girona, "quod vos habetis quendam librum qui loquitur de cura infirmitatis emorroydarum," and the king asked that the book—which he called "valde necessarium"—should be sent to him by return courier, promising that Armengaud would not find him ungrateful.[17] Given what else we now know, it makes the most sense to suppose that Armengaud had somehow obtained a copy of Maimonides' Arabic text to translate; that news of this had filtered back to the king; and that he was naturally encouraged by Jaume's letter to complete his translation of the work, which he did a year later—and it may not be a coincidence that by October 1301 Armengaud had been appointed physician to Jaume's queen, Blanca. The one difficulty with this date of 1299 is that we must imagine Giacosa's "m° ccix°" to have somehow become deformed from an original "m° ccxcix°"—but stranger scribal slips have no doubt occurred. On balance, therefore, a dating of January 1299 for Armengaud's translation of *On Hemorrhoids* seems most likely.

The colophons to all three of Armengaud's known translations of Maimonidean texts assert that they were translated from Arabic (in which they were originally written) rather than Hebrew (into which each had been several times translated in the thirteenth century). What his technique of translation was, however, remains open to conjecture: he sometimes seems to be adopting a word-by-word approach, but he was by no means as insistent upon this as (for example) Gerard of Cremona, so that the actual language underlying his translations as well as his role in them has been called into question by some scholars. His translation of *On Asthma* was made, he tells us, "with the help of a trustworthy intermediary" ("mediante fideli interprete"), which may mean only that a Jewish friend read aloud to him an Arabic text written in Hebrew characters or gave him access to a preexisting Hebrew translation as a check on his own translation from Arabic.[18] His translation of *On Poisons,* like that of *On Asthma,* has a number of features that seem to confirm an Arabic source, but neither case is conclusive.

---

17. Blaise, *Tabula antidotarii,* ed. McVaugh and Ferre, 170, doc. 1.

18. For example, Nicoud says that "Armengaud Blaise à pu traduire a partir de l'arabe avec l'aide d'un intermédiaire juif" ("L'oeuvre de Maïmonide," 417), but in all his translations he makes only one reference to such an assistant, in his colophon to *De asmate,* and that, as I have suggested above, is susceptible to a number of different interpretations.

However, the text of *On Hemorrhoids,* limited as it is, puts us on firmer ground. In all his Maimonidean translations, Armengaud occasionally simply transliterates words in the original for which he can find no Latin equivalent. Jewish translators often had a similar difficulty in finding a Hebrew equivalent and fell back on transliteration as well, so that one sometimes cannot be sure whether Armengaud was transliterating from an Arabic word or a subsequent Hebrew transliteration. But the Latin *De emorroidibus* allows us to decide the matter. Three Hebrew translations of the work are known, by Moses Ibn Tibbon in the 1260s, by Zeraḥyah ben Isaac ben Sheʾaltiel Ḥen in the 1290s, and by a third, anonymous (and undatable) translator. A sample comparison of Armengaud's transliterations with the Arabic original and the three Hebrew translations establishes that he must have worked from an Arabic source.

	2.3	**2.3**	**3.1**	**6.9**
Armengaud	"murias"	"molochia"	"geuzabag"	"secancor"
Arabic	*murrī*	*malūkia*	*jūdhābāt*	*saqanqūr*
Ibn Tibbon	*murris*	*malva*	*girbat*	*shayet*
Zeraḥyah	*kutach*	*malva*	(omitted)	*saqanqur*
Anonymous	*muris*	*qataf*	(omitted)	*saqanqur*

While no one of the three Hebrew versions consistently presents words that correspond with Armengaud's transliterations, the Arabic always does. The conclusion seems inescapable that Armengaud had an Arabic original before him, not one of the three Hebrew translations, as he prepared his translation (even though the text of Armengaud's Latin does not correspond particularly well with any one of the Arabic manuscripts known today).

In one of his other translations of Maimonides, Armengaud showed himself open to the possibility that other versions of the same work could be used as a control on his own reading of the text. His *De asmate* quotes an alternative reading from an *alia translatio,* which, as I have suggested above, might be a Hebrew version translated for him by a Jewish friend, and it brings in at least one passage verbatim from Giovanni da Capua's independent and slightly earlier translation of that work. His *De venenis* does not have such explicit references to other sources (nor does it contain any hint of a knowledge of Giovanni's translation of the same work), but there are a number of apparently authorial glosses in the text that show Armengaud inserting other kinds of external information into his rendition of Maimonides' language.[19] In his *De emorroidibus* we find similar asides, but since only one late copy of his version is known, it is ordinarily impossible to be sure whether these are Armengaud's glosses or insertions by a later reader. One passage, however, strongly suggests that we are seeing Armengaud himself at work consulting other sources. In 2.3 he lists, among melancholic foods that are bad for sufferers from hemorrhoids, "piscium (in al. sumich)." Bos's edition here gives *summāq*, "sumach," but one Arabic manuscript reads *simāk*, "fishes," and the Hebrew translations by Ibn Tibbon and Zeraḥyah (and Giovanni's translation) follow the latter interpretation. If this is Armengaud's comment, and not one by a later reader, it again shows him consulting a second source in an attempt to clear up difficulties that he recognized in the text.[20]

It would be wrong to imagine that Armengaud reflexively fell back on transliterations as a crutch for ignorance. He used them, of course, but he also tried occasionally to interpret them for his readers, as the previous example shows and as does his explanation (7.1) of "bang [Ar. *banj*] id est iusquiamus." In 2.3, faced with a sequence of Arabic flour-based foodstuffs—*harīsa, tharīda, zalābiyya, . . . fatīr,* and *qaṭāʾif*—Armengaud tried to describe what he imagined might be equivalent European preparations, rather than simply transliterate the words for an uncomprehending Latin readership: "frumenti decocti, et paste in aqua cocte . . . panis mali cocti, et adzimi." Further down in the same section, faced with the same foodstuffs in a different order—*fatīr, qaṭāʾif, zalābiyya, harīsa, tharīda*—he again bravely offered the same rough Latin equivalents: "panis adzimus et panis crudus, pasta bullita seu in aqua cocta." It is not clear that he really knew exactly what the Arabic terms referred to (*fatīr* and *qaṭāʾif* seem actually to have been sweet pastries, for example), but he was certainly trying to convey some meaning to his readers.[21]

19. Cf. Maimonides, *On Poisons* (eds. Bos and McVaugh), 131, 134.

20. Armengaud glossed "secancor" (6.9) with the words "id est piscis savet." Could this be a distorted reflection of his access to Ibn Tibbon's Hebrew rendition of the word as *shayet*?

21. Compare the translation of these passages by Giovanni da Capua, which integrates a few transliterations into the explanations of terms: "granum coctum, fragmenta panis cocta et pasta cocta . . . panis azimus, et panis non bene coctus sive panis coctus super carbonibus"; "panis azimus, placentule cocte super carbonibus seu panis non bene coctus, catiff, zalbia vel salvia, granum coctum, panis infusus

Some features of the translation of *On Hemorrhoids* recall elements of style that have already been noted in Armengaud's other translations. His Latin rendering of Maimonides' *On Asthma* seems at one point to show him deliberately (or unconsciously) echoing scriptural or perhaps liturgical language: translating Maimonides' account of the uproar in a Moroccan palace when the ruler died of an overdose of theriac, he wrote "factus est repente in palatio clamor magnus," a phrase with strong hints of the language of Acts 2:2 and Matthew 25:6.[22] In *De emorroidibus* 7.3, a similar echo is almost surely conscious: Maimonides is describing the technique of suffumigation, which involves placing an earthenware pot (Ar. *qasriyya*) with a hole in its base upside down over smoking coals for the patient to sit on and absorb the smoke rectally, and Armengaud chooses to use the unusual word "perapsidis" to translate "pot"—not, one would have thought, an obvious term to select, certainly not one in common domestic or medical use. It must surely be an echo of Matthew 23:25–26, where Christ commands the Pharisee: "munda prius quod intus est calicis et paropsidis [Gr. *paropsidos*], ut fiat id quod deforis est mundum" ("cleanse first that which is within the cup and platter, that the outside of them may be clean also" [KJV]). It may be farfetched to wonder if the cleansing image could have evoked the word for Armengaud as he was describing this particular medical treatment, but it certainly confirms that for whatever reason scriptural terminology came easily to his mind while he was in the process of translating.

A second feature of Armengaud's other Maimonidean translations that can also be seen in *De emorroidibus* is his tendency to develop Maimonides' references to anatomy and pathology by giving them more precise expression in the terminology of contemporary Latin medicine. In his translation of *On Poisons,* for example, where Maimonides had spoken simply of "ulcers" (*al-qurūh*), Armengaud expanded the term into "fissuris et ragadiis." Exactly the same sort of thing is to be found in *De emorroidibus.* Perhaps surprisingly in a work dealing with this ailment, Maimonides seems almost to shy away from talking concretely

in brodio." *Harīsa* and *qaṭāʾif* are also described by Maimonides in *On Asthma* 3.1, but this was one of several chapters that had dropped out of the manuscript from which Armengaud made his translation in 1294, and he had not had to confront the words before.

22. Introduction to the Latin in Maimonides, *On Asthma,* ed. and trans. Bos and McVaugh, 2:xlv.

about the corresponding anatomy: his language is a little vague and not entirely consistent, though it may be that Arabic anatomical terminology itself was still not completely fixed. In any case, Armengaud did his best to be more specific. In 2.1 Maimonides refers to a swelling of the "veins of the bottom" (*ᶜurūq al-maqᶜada*); and Armengaud develops them more precisely into the "vene in ore longaonis," that is, at the head of the rectum. A little later, in 4.1, Maimonides refers simply to "applying a suppository" (*iḥtamala*), and Armengaud is careful to specify "super anum et os eius." A little further on still, in 5.4, Maimonides warns against putting cold water on the "exit" (*al-makhraj*), and Armengaud once again is more precise: "nec tangat anum eius seu caput longaonis aqua actu frigida."[23]

But the most obvious feature of Armengaud's translational style in *De emorroidibus,* often noted in studies of his other works, is his frequent use of a pair of Latin terms to translate a single word in Arabic, as indeed is the case in two of the examples given above.[24] In the barely three thousand words of the Latin text, twenty-five or so such doublets can be seen, often crammed in one after another. Thus in 6.9, for example, Maimonides passes on Avicenna's recipe for what he calls "one of the strongest medicines for soothing [pain]" (*min ᶜaẓam al-murakkabāt taskīnan*), but his phrase has been developed by Armengaud into "ex maioribus autem et fortioribus mitigantibus et facientibus quiescere dolorem earum"—both the subject and the verb have now been doubled. An extreme case comes at the beginning of 2.1, where Maimonides is explaining that hemorrhoids are observed "always to arise from black bile" (*dāʾiman hiya al-mutawallada min al-saudāʾ*): Armengaud renders this phrase as "tota die et communiter generantur, contingunt, et causantur ex melancholia," thereby following an adverbial doublet with a verbal triplet! This might be compared with the compact and essentially literal translation of the same phrase by his contemporary, Giovanni da Capua: "cotidie generantur ex colera nigra." Once one is aware of this tendency in Armengaud, one hardly needs the Arabic original to be conscious of the frequency of such translational pairs.

---

23. Cf. the introduction to the Latin in Maimonides, *On Asthma,* ed. and trans. Bos and McVaugh, 2:xli–xlii.

24. This was first noticed by Martin Plessner in 1926: see McVaugh, "Blaise as a Translator of Galen," 122.

And this stylistic idiosyncrasy may take us some way toward deciding a small historical puzzle. The last text in the Torino manuscript, coming immediately after *De emorroidibus* and equally badly damaged, is a Latin version of Maimonides' *Regimen of Health,* beginning "Iussum et preceptum," which runs from folio 81r to folio 88r. As far as we know, there is no other copy of this translation, and because it was copied here, following Armengaud's translations of *On Asthma* and *On Hemorrhoids,* scholars have sometimes been tempted to wonder whether it, too, might be his work.[25] On the other hand, in one important respect this *Regimen sanitatis* is unlike any of Armengaud's other translations. Each one of them has a colophon proudly asserting his authorship, often providing detail about the date or other circumstances of its production, but nowhere in the Torino *Regimen* is there any hint that Armengaud might have had a hand in it; instead, it ends with the statement that "hoc opus non inceptum sed finitum fuit per me Bartholomeum Bucta de Cherio de anno m° cccclxix indictione secunda. . . ."[26] If we want to maintain Armengaud's authorship, we will have to assume that he began it but left it unfinished and unsigned, to be discovered—now anonymous—by Bartholomeus a century and a half later. Are we really justified in so doing?

Let us approach this question by comparing the Torino *Regimen*'s prologue—its placement in the manuscript happens to have left it virtually undamaged—with the same prologue as translated by Armengaud's contemporary, Giovanni da Capua.[27] Even a rapid and unsystematic comparison reveals that the Torino prologue contains a number of suggestively paired words that correspond to a single word in Giovanni's version, starting with its very first words, and when we compare these with the Arabic text we find, as we might have expected, that Giovanni's translations are literal and the Torino expansions are doublets of a single Arabic word:[28]

---

25. Nicoud, "L'oeuvre de Maïmonide," 415–17.

26. Giacosa, *Magistri Salernitani,* 505. Nicoud ("L'oeuvre de Maïmonide," 416) identifies "Cherio" as Chieri, in the province of Torino.

27. Much of the prologue as given in each translation has been transcribed by Nicoud, "L'oeuvre de Maïmonide," 429. Three of my examples below can be found in context in her transcription; the other two occur slightly later in the two prologues, which I have transcribed independently from the same sources she has used, MS Torino I.III.35 and MS Vat. Pal. lat. 1298.

28. Gerrit Bos has kindly permitted me to consult his edition and English translation of the Arabic text of Maimonides' *Regimen sanitatis* in advance of their publication in this series.

Da Capua	**Arabic**	**Torino**
"mandatum"	*amr*	"iussum et preceptum"
"regimen"	*tadbīr*	"memoriale et doctrina"
"lator mandati"	*mausūl al-amr*	"ferens et perficiens mandatum"
"pro omnibus hominibus"	*ḥaqq al-nās kullahum*	"secundum usum et consuetudinem omnium hominum"
"non invenitur medicus"	*lā yūjadu ṭabīb*	"nequeunt invenire medicum vel habere"

Given Armengaud's fondness for translational doublets and his well-established interest in Maimonidean medicine, it is impossible not to conclude that the Torino *Regimen* is indeed a hitherto unrecognized translation by him, or rather (given the wording of its colophon) that it is at least partly his.

So how much of the translation did Armengaud himself manage to complete? It will be impossible to answer this question with any certainty until what remains of the text of the *Regimen* in the Torino manuscript has been carefully transcribed and systematically studied, but even a quick survey suggests that Armengaud was the author of most of the translation, at least if the presence of likely doublets throughout offers any indication. Maimonides constructed the *Regimen* in four books, and the Latin translation seems to subdivide the fourth book into seventeen chapters. My admittedly haphazard sampling of the Latin text has revealed apparent doublets in each of the first three books and in at least chapters 1, 6, 8, and 15 of the fourth. In the last of these chapters, for example, the doublets come with unusual frequency:

> . . . sit autem attentus et constans [*turʿā*] in hoc regimine, unde quamvis res assueta esset diversa et contraria [*khilāf*] a via medicine, non tamen recedat ab ea. . . .

If at least fifteen of the seventeen chapters in the last book are Armengaud's work, it would suggest that Bartholomeus de Bucta may have had relatively little to do to finish the translation.

Looking at several peculiar features of the conclusion of the manuscript can help determine how much. Folio 87vb ends with the heading "Capitulum quindecimum," followed by fourteen lines of text, none of which have been affected by water or other damage; in fact, I have quoted from them just above. All that survives of folio 88, however, is a badly damaged left-hand column, with which the text concludes; the right side of the (blank) right-hand column has been cleanly cut away. Enough survives of the top of folio 88ra to see that its text is continuous with that on folio 87vb and that no more than four or so lines can be missing from it—together presumably with the heading "Capitulum sextum decimum," for halfway down the column the last chapter is headed "Capitulum septimum decimum." Perhaps significantly, these last two chapters of the work do not include any instances of Armengaud's typical doublets. Moreover, chapter 16 contains a passage where the translator twice explicitly indicates that he is using a transliteration from Arabic:

> . . . pannus dictus arabice rabata [est] valde nocens et pro certo pannus [dictus] arabice alcanang. .i. [*vacat*] laudaverunt [medici] . . .

corresponding to Gerrit Bos's translation "the garment called *qartas* is objectionable. The fur of the squirrel [*al-sanjāb*] has been praised by the physicians." In contrast, for most of the work the translator has at least twice transliterated the name of a medicinal ingredient without feeling it necessary to tell his readers what language it came from.[29] So it is certainly tempting to wonder whether these final two chapters represent Bartholomeus de Bucta's self-conscious and very limited contribution to a translation that Armengaud had almost completed when, for whatever reason, he put it aside. But this is a question that must be left for a future editor of the *Regimen.* Damaged or not, Torino's MS I.III.35 proves to have much to tell us about Armengaud and his translations, but someday it is likely to tell us still more.

29. See book 4 chapter 8, "ex castoreo et fifang, id est . . ." (the transliteration "fifang" is inexplicable: the original, in Bos's edition, reads *jawāshīr,* "opopanax") and book 4 chapter 13, "cum aqua rosacea et alnassen, id est . . . [*al-nasrīn,* "dog roses"]": in both passages a space has been left blank after "id est."

ON HEMORRHOIDS

◆

The Treatise on Hemorrhoids

by Mūsā ibn Maymūn ᶜUbayd Allāh, the Israelite from Córdoba

In the Name of God, the Merciful, the Compassionate

(1) Says Mūsā ibn ᶜUbayd Allāh, the Israelite from Córdoba: There was a young man from[1] a prominent and renowned family, from[2] a noble house and of great power, whose case concerned me and whose service was incumbent upon me, who was affected by hemorrhoids at[3] the anus, which irritated him at certain times. He received the customary treatment for them until their pain subsided and the excrescences that had emerged [re]entered and returned to the interior of the body, so that

مقالة موسى بن عبيد الله الإسرائلي القرطبي

في البواسير

بسم الله الرحمن الرحيم

(١) قال موسى بن عبيد الله الإسرائلي القرطبي: كان شابّ من أهل الفضل والنباهة وشرف البيت وجلالة القدر يعنيني أمره ويتعيّن عليّ خدمته أصابته بواسير مقعدة وكانت تهيج به في بعض الأوقات. فيتطبّب لها كما جرت العادة إلى أنْ يسكن ألمها ويدخل ما برزمن تلك الزوائد ويرجع إلى داخل الجسم فيركب ويرجع

١ مقالة ... البواسير] om. RS : رسالة للبواسير L : مقالة له في البواسير ربّ يسّر P : مقالة.. .الرحيم] بسم الله الرحمن الرحيم و به نستعين رسالة أخرى للبواسير وهي أيضا تأليف هذا الفضل سيّدنا موسى بن ميمون رحمه الله تعالى وعفى عنه Q || ٣ بسم ... الرحيم] om. LPS || ٤ من أهل الفضل والنباهة] מאנשי השכל והחכמה **פסגהמנ** : מבעלי הדעת וההבנה **ד** | الفضل] الفضيلة Q : الفضل و- om. P || ٥ وشرف البيت وجلالة القدر] נכבד ונדיב **פגמנר** ומיוחס ומאנשים גדולים **ד** | يعنيني أمره] om. **ד** : מי שהנאני ענינו **פהמנר** | ويتعيّن] وتعيّن P || ٦ بواسير] بواسر V : في add. L | مقعدة] مقعودة R : om. **פגהמנר** | في] om. P | فيتطبّب لها] فيتسبّب لها Q : فيتسبّب له L || ٧ ألمها] الذي ألمه LQ | داخل] ذلك add. LQ | فيركب] فيربو Q : فيبرا L

it reassumed its normal functions. But when [the ailment] recurred to him several[4] times, he thought of cutting [the hemorrhoids] off in order to extirpate this malady from its root, so that it would not come back to him again. But I informed him about the danger inherent [in such an operation], in view of the fact that I was not sure whether these excrescences were of the kind that may be cut off or not; because in some people they are cut off, but then other excrescences appear. This happened because the causes that produced the[5] first ones in [these people] remained, and therefore new[6] ones occurred to them. I gave him sincere advice and told him about the right method to treat this illness and all similar chronic illnesses, or about that which diminishes these illnesses so that their burden[7] becomes very[8] light and only the slightest trace thereof remains.

(2) And this is the good regimen that he should adhere to, when he is healthy, without weariness[9] or annoyance: to take[10] only that which is beneficial insofar as it is necessary, and to refrain from everything that is harmful in the case of this disease. This way is so difficult for all ill and healthy people to follow that they return with criticism to the physician and claim that the [medical] art is deficient. He asked of me, when

إلى تصرّفاته الصحيّة. فلمّا تكرّر ذلك عليه عدّة مرّات همّ بقطعها ليقلع هذا الداء من أصله حتّى لا يعاوده. فأعلمته ما في ذلك من الخطر مع كون هذه الزوائد لم أتحقّق هل هي من قبيل ما يجوز قطعه أم لا مع كون بعض الناس قطعها فحدثت زوائد أخرى إذ الأسباب المولّدة لتلك الأولى فيهم كانت باقية ولذلك حدثت لهم ثوان. ومحضته النصيحة وذكرت له الوجه الصحيح الشافي من هذا المرض وكلّ ما شابهه من الأمراض المزمنة أو المقلّل لهذه الأمراض حتّى تخفّ مؤونتها جدّا ولا يبقى لها إلاّ أثر قليل جدّا.

(٢) وهو التدبير الجيّد الذي يستمرّ عليه في حال الصحّة من غير ملل ولا ضجر وذلك بالاقتصار على تناول ما ينفع على ما ينبغي وترك كلّ شيء ضارّ في ذلك المرض وهذه هي الطريق التي يصعب سلوكها على كلّ المرضى والأصحّاء فيرجعون باللائمة على الطبيب وينسبون للصناعة التقصير. فطلب منّي لما عظم عليه من ألمها

---

١ إلى تصرّفاته] لتصرّفاته LQPRS | الصحيّة] الصميّة R : الصحيحة LQ | ذلك] om. LQ | عدّة] عشر LQ | همّ] فهم P | بقطعها] أنْ يقطعها LQ | ليقلع] ليقطع L || ٢ أتحقّق] تحقّق P : נתאמת **פנהמנר** : התאמת **ס** : נתאמת אצלי **ג** || ٣ هي] هو L | قبيل] om. Q : قبل R || ٤ المولّدة] om. LQ | لتلك] لذلك R | الأولى] משונות **מ** : המשונות **נ** : היותר טוב **ד** | لهم ثوان] لهم LQ : لها ثوان R | ثوان] om. **ד** || ٥ ومحضته] و وضحت لهم LQ | وكلّ ما] وما Q || ٦ أو المقلّل] أنّ المقلّل Q : أنّ المحلّل L | مؤونتها] مؤنتها R : مادّتها LQ : אותותם **פהגמנ** : טורחם וכובד משאם **ס** : סימניהם **ר** : om. **ד** | جدّا] om. P : **פסגדהמר** .om || ٧ جدّا] om. **ד** || ٨ من غير ملل ولا ضجر] מבלתי טעות ולא נזק **פגהמ** : מבלי עמל ולאות וקוצר רוח **ס** : מבלי לאות ולא קוצר רוח ולא נזק **ר** : מבלתי ליאות ולא דוחק **ד** | ملل] خلل Q || ٩ بالاقتصار] كالاقتصار O : بالانتظار R : بالاقتصار R[1] | على] عن L | على تناول ما ينفع] על מה שיפעל **ד** | ضارّ] يضرّ P || ١٠ وهذه هي الطريق التي] وهذا هو الطريق الذي R : وهذه الطريق LQ : هذه الطريق التي P || ١١ باللائمة] باليامة LQ | للصناعة التقصير] الصناعة للتقصير RP : الصنعة للتقصير LQ | لما] ممّا L

his pain became very severe to him, to prescribe for him a regimen that he could always follow. And so I composed this treatise for him—small in its size but large in its benefit—because I intended to give a regimen therewith that is easy to bear for young[11] people who love an easy life. It does not have [as its] purpose to provide a perfect and[12] complete regimen of health, nor to include all the [different] aspects of the treatment of this illness. I have divided this treatise into seven chapters:

Chapter one: A general discussion of the improvement of the digestions.[13]

Chapter two: A discussion of the foods that should be avoided because of this illness.

Chapter three: On the foods one should strive for because of this illness.

Chapter four: On the simple and compound remedies that one should take regularly.

Chapter five: On the topical remedies that should also be used regularly.

Chapter six: On the regimen that one should rely upon when this illness flares up.

Chapter seven: On the fumigations that should be prescribed for this illness.

أنْ أضع له تدبيرا يتدبّر به دائما فوضعت له هذه المقالة القليل حجمها الكثير نفعها لأنّي قصدت فيها من التدبير ما يسهل احتماله على الشباب المترفّهين وليس القصد فيها تدبير الصحّة على الكمال والتمام ولا استيعاب كلّ وجوه تدبير هذا المرض. وجعلتها سبعة أبواب:

الباب الأوّل: كلام كلّي في تجويد الهضوم.

الباب الثاني: الكلام في الأغذية التي تجتنب من أجل هذا المرض.

الباب الثالث: في الأغذية التي تقصد من أجل هذا المرض.

الباب الرابع: في الأدوية المفردة والمركّبة التي يتعاهد أخذها.

الباب الخامس: في الأدوية الموضعية التي تتعاهد أيضا.

الباب السادس: في ما يعتمد عليه من التدبير عند هيجان هذا المرض.

الباب السابع: في ما يدبّر لهذا المرض على جهة البخور.

---

١ تدبيرا يتدبّر] تدبير ليتدبّر LQ | القليل حجمها الكثير نفعها] القليلة الحجم الكثيرة النفع Q || ٢ قصدت] קצרתי ד (= قصرت) | المترفّهين] המעולים הנכבדים ד || ٣ والتمام] om. ד | ولا استيعاب] لا ستيعاب L : ולא להכביד (= عبأ) פסגהמנ : ולא אגנה (= عاب) ד | تدبير] في تدبير V : لتدبير R | هذا] هذه R | وجعلتها] وجعلناه LQ || ٥ الهضوم] الهضم LQPRV : הבישולים מ : הבישול פגהנ : העכולים ס : העיכול ד || ٦ الكلام] كلام LQ || ٧ في] om. LQ | التي] الذي LQR | أجل] om. Q || ٨ المفردة والمركّبة] inv. Q : المفردة L | التي يتعاهد أخذها] التي تتعاهد دائما R(?) : التي تتعاهد عجما k : الذي يتعاهد أخذها Q || ٩ الموضعية] الموضوعة LQP | التي تتعاهد أيضا] الذي يتعاهد أخذها Q : التي تتعاهد L || ١٠ هذا] هذه R || ١١ يدبّر] يذكر LQRV : ‹...› ذكر O | لهذا] لهذه R | على جهة البخور] om. L : على جهة البخورات V

Chapter One

A general[14] *discussion of the improvement of the digestions*

(1) Know that most diseases, and the most severe ones in particular, occur especially because of a bad digestion by the stomach, because if the digestion of the food in the stomach is spoiled, this corruption also passes to the second digestion (which is in the liver) and to the third digestion (in the other organs).[15] Corruption of the digestion occurs because of the consumption of foods in one of four [infelicitous] ways: because of either their quantity, or their quality, or their wrong sequence,[16] or the time of their consumption. We will explain them one by one.[17]

الباب الأوّل

كلام كلّي في تجويد الهضوم

(١) اعلم أنّ أكثر الأمراض وأعظمها إنّما حدوثه من أجل رداءة هضم المعدة لأنّ الطعام إذا فسد هضمه في المعدة كان ذلك الفساد أيضا ساريا في الهضم الثاني الذي في الكبد وفي الهضم الثالث الكائن في سائر الأعضاء. وفساد الهضم يحدث لما يتناول من جهة الأغذية من أحد أربعة أوجه: إمّا من كمّيتها أو من كيفيتها أو من سوء ترتيبها أو من وقت تناولها ونحن نبيّن واحدة واحدة.

---

٢ كلّي] om. ד | الهضوم] O(?): الهضم LRQV || ٣ أكثر الأمراض] أكثرها LQ | حدوثه] حدوثها R | هضم المعدة] الهضم في المعدة Q | المعدة] באסטומכא דמ || ٤ أيضا] om. L | ساريا] سائرا RV: ساريا R^{1} || ٥ الذي] om. LQ || ٦ جهة] O^{1} | أوجه] وجوه LQ | كمّيتها] كمّية Q: كمّياتها L | أو من كيفيتها] أو كيفية Q: وإمّا من كيفياتها L | من سوء ترتيبها] من ترتيبها L: سوء ترتيب Q || ٧ ترتيبها] הרכבתם ד (= تركيبها) | نبيّن واحدة واحدة] نبيّنها كلّ واحدة و واحدة Q: نبدأها واحدا واحدا R: نبيّن كلّ واحدة L: نبيّن ذلك واحدة واحدة P

(2) As to the quantity, it means the excessive [amount] that[18] is eaten and drunk, because good foods, and even the extremely good ones, are[19] badly digested if the stomach is overfilled with them. The best[20] thing to rely upon in this matter is that one does not satiate the desire [for food], but[21] stops taking it while there is still some appetite left, and[22] distracts the attention from the stomach so that it does not stretch until it protrudes like a tumor. For there are people whose appetite is so strong that their stomach is stretched to that proportion; and in spite of that, they still have appetite.[23]

As to the quality, it means that the food should not have a bad quality; for bad foods, even if digested in the best possible way, will not produce good blood.[24] The best thing to rely upon in this matter is that one should not consume foods whose heat is evident, such as mustard; or whose coldness is evident, such as cucumbers [*Cucumis sativus* and var.]; or whose bitterness is evident, such as celery [*Apium graveolens* and var.], eggplant [*Solanum melongena*], and colocasia [*Colocasia antiquorum* Schott.]; or whose acridity is evident, such as onions [*Allium cepa*], and garlic [*Allium sativum*], and radish [*Raphanus sativus* and var.]; or that are as sour as vinegar and lemons [*Citrus medica*].[25]

(٢) أمّا الكمّية فمعناها كثرة ما يؤكل ويشرب. فإنّ الأغذية الجيّدة ولو كانت في غاية الجودة إذا امتلئت المعدة منها ساء هضمها وأقرب ما يعتمد في ذلك أنْ لا يستوفي الشهوة إلاّ يرفع الإنسان يده وقد بقي من الشهوة بقية ويجعل البال من المعدة أنْ لا تتمدّد حتّى تبرز كالورم لأنّ من الناس من تكون شهوته من القوة في حيز تمدّد المعدة هذا التمدّد وهو مع ذلك يشتهي.

وأمّا الكيفية فمعناها أنْ لا يكون للطعام كيفية رديئة. فإنّ الأغذية الرديئة ولو انهضمت أجود ما يمكنها فليس يتولّد عنها دم محمود وأقرب ما يعتمد عليه في ذلك أنْ لا يتناول من الأطعمة ما حرارته ظاهرة كالخردل ولا برودته ظاهرة كالخيار ولا ما فيه مرارة ظاهرة كالكرفس والباذنجان والقلقاس أو حرافة ظاهرة كالبصل والثوم والفجل ولا حامض كالخلّ والليمون.

---

١ فمعناها] فمعناه V | كثرة] كثير Q: كثيرة LR | فإنّ الأغذية الجيّدة] ממזון טוב ד || ٢ منها] om. LR | ساء هضمها] תעשה אוכל רע ד | وأقرب ما] והניאות **פגהמנ**: והראוי ס || ٣ وقد بقي من الشهوة بقية] وعاد الشهوة باقية Q: وقد بقي من شهوته بقية V: מהאכילה קודם שישבע ס | البال] الباب P | من] في L | من المعدة] להרגיל האסטומ׳ ס || ٤ كالورم] لا لورم Q: من الورم L | تمدّد] بذلك add. R || ٦ فمعناها] فمعناه LQPOR | لا] om. LQ | للطعام] الطعام V | الأغذيّة الرديئة ولو انهضمت أجود ما يمكنها] الغذاء الرديء ولو انهضم أجود ما يمكن L || ٧ عنها] منها Q: منه L | دم] בשול **פגה** | وأقرب] وأقوم V | يعتمد... مع دهن السمسم ينفع البواسير] om. P (٥،٢) || ٨ كالخردل... مرارة ظاهرة] om. LQ | ولا] وما V || ٩ والباذنجان] om. V | أو حرافة] ولا يؤكل ما حروقته Q || ١٠ ولا حامض] والحامض V | والليمون] والليموا LRV: والليمنا add. k: וכן יהיה נשמר מכל מזון שיהיה לא ריח רע ומוסרח כמו הכאו והציר אל כבאב ומה שדומה להם **מנ**

In general, one should strive for [foods] whose taste is predominantly flat, sweet, or fat, such as the usual kinds of bread, the usual kinds of meat and eggs, honey and sugar, and the like. In[26] the same way, one should avoid every food that has a putrid smell, such as *kāmakh,*[27] *ṣīr,*[28] and *kubab,*[29] or similar putrid foods; [one should also avoid] dishes that have stood overnight and started to putrefy, and[30] those fruits and oils that have started to putrefy. One should be extremely careful with these.[31]

(3) Galen said [in a similar vein], and these are his words: "Putrefied foods and beverages[32] produce corruption similar to that produced by lethal poisons."[33]

(4) As to their wrong[34] sequence, it means that [a food] is taken first which should be taken later. That is to say, the most preferable and best thing for someone [to do] is to take one dish only; but if it is unavoidable for him to take many dishes,[35] he should first take [a dish] with lighter food and then one with heavier [food]. Thus, he should take steamed vegetables before eggs, eggs before poultry, and poultry before

وبالجملة يقصد ما الغالب على طعمه التفاهة أو الحلاوة أو الدسومة كأنواع الخبز المعتادة وأنواع اللحم والبيض المعتادة والعسل والسكّر ونحوها وكذلك تتحفّظ من كلّ طعام له رائحة منتنة كالكامخ والصير والكبب وما ماثلها من المعفنات وكذلك ما بات من الطبائخ وبدأه العفن وما بدأه العفن من الفواكه أو الأدهان هذا يحذر جدّا جدّا.

(٣) قال جالينوس بهذا النص: الأطعمة والأشربة العفنة تولّد فسادا مثل ما تولّد السموم القتّالة.

(٤) وأمّا سوء ترتيبها فهو أنْ يقدّم ما يجب تأخيره. وذلك أنّ الأفضل والأجود هو أنْ يتناول الإنسان لونا واحدا فإنْ كان لا بدّ من تناول ألوان كثيرة فيقدّم الألطف غذاء ويؤخّر الأعسر فيقدّم البقول المسلوقة على البيض ويقدّم البيض

١ ما الغالب على] على الغالب في V: ما الجلاب على LQ | طعمه] طعامه LQ | التفاهة أو الحلاوة أو الدسومة] التفاهة والحلاوة والدسومة V: التفاها والحلاوة والدسامة R: والتفاهة والحلاوة والدسامة Q: والتفة والحلاوة L || ٢ المعتادة] المعتاد V | وأنواع ... المعتادة] om. L | وأنواع] أو أنواع V | وكذلك تتحفّظ من كلّ طعام له رائحة منتنة كالكامخ والصير والكبب وما ماثلها] om. פגמנר | تتحفّظ] أيضا يتحفّظ Q: يتحفظ LV || ٣ كالكامخ] كالرامك L | كالكامخ والصير] כמיני הכותח ואל עציר ס | والكبب] والكبد LQ: om. ס | ماثلها] مثلها V | المعفنات] العفونات LQ || ٤ وما بدأه العفن] נ: om. Q: وماعفن L | من] כמו ד | الفواكه] الفاكهة V | أو الأدهان] والأدهان LRQV | هذا] وهذا RV || ٥ جدّا] om. Q || ٦ بهذا] في هذا LQ | الأطعمة...القتّالة] وذلك أنّه ليس من أدنا ذهن إلا وهو يعلم أنّ الأطعمة والأشربة العفنة تولّد فسادا مثل ما يتولّد من السموم القتّالة c | والأشربة] וההיינות ד | العفنة] العفينة V || ٧ القتّالة] القاتلة MQ || ٨ وأمّا] أمّا MQ | ترتيبها] ترتيب L: עכולם דמנ | يجب] تقديمه ويؤخر ما يجب add. LQ: اقوامه ويؤخر ما يجب add. M | تأخيره] تأخره V || ٩ لا] ولا MQ | كثيرة] كثيرا R: ומטעמים שונים add. ס || ١٠ فيقدّم] يقدّم V: فاليقدّم M: فليقدّم L | المسلوقة] والمسلوقة Q

the meat of sheep; and similarly, that which softens the stool should[36] be taken before that which hardens the stool. For instance, [the dish called] *laymūniyya*[37] should be taken before [the dish called] *summāqiyya*[38] or *rummāniyya.*[39] The[40] [right time][41] for drinking water also belongs to this chapter. That is, the drinking of cold water before the meal is very harmful; it produces serious diseases. Drinking it during the meal is less harmful,[42] but it harms the digestion of the meal. The best time for consuming water is one hour after the meal.[43]

(5) As for the [proper] time of the consumption [of foods], one should eat only after [feeling] true hunger and[44] should take care not to eat meal after meal.[45] Likewise, one should not consume food except after exercise or movement that somewhat kindles the [bodily] heat; one should beware of [bodily] movement after a meal until the food is digested. Any[46] movement after a meal is harmful to the digestion—I mean *any* movement—whether it is gymnastics, coitus, bathing, or movements [affections] of the soul.[47] If someone relies upon this measure that we mentioned concerning the consumption of foods and beverages,[48] it will certainly be sufficient [to ensure] a good digestion in general.[49]

على لحم الطير ولحم الطير يتقدّم على لحم الضأن وكذلك يقدّم ما يليّن الطبيعة ويؤخّر ما يعصم الطبع مثال ذلك أنْ يقدّم الليمونية فيؤخّر السمّاقية أو الرمّانية. ومن هذا الباب أيضا موضع شرب الماء وذلك أنّ شرب الماء البارد قبل الطعام ضارّ جدّا مولّد لأمراض صعبة وشربه مع الطعام أقلّ ضرّرا لكنّه يضرّ في هضم الطعام وأفضل أوقات تناول الماء بعد الطعام بساعة.

(٥) وأمّا وقت تناولها فإنّه لا ينبغي الأكل إلاّ على الجوع الصادق ويحذر دخول طعام على طعام. وكذلك لا يتناول الطعام إلاّ بعد تقدّم رياضة أو حركة تشعل الحرارة بعض إشعال ويحذر الحركة بعد الطعام حتّى ينهضم وكلّ حركة بعد الطعام مفسدة للهضم أعني كلّ حركة لا حركة رياضة ولا حركة جماع ولا حمّام ولا حركات نفسانية. فإذا اعتمد هذا القدر الذي ذكرناها في تناول الطعام والشراب كان ذلك كافيا جدّا في جودة الهضم على العموم.

---

١ الطير] الطائر V | ولحم الطير] ولحم الطائر V : والطير L | يتقدّم] om. M : يقدّمه Q : يقدّم LV | الطبيعة] الطبع V || ٢ ما ... فيؤخّر] om. RV : om. פסגדמנר | يعصم] يعضم k | الطبع] الطبيعة LMQ | مثال] مثل k | يقدم الليمونيّة فيؤخر] تتقدّم بالليمونيّة وتؤخّر LMQ | الليمونية] كالليمونية k | أو الرمّانية] والرمّانية RV || ٣ موضع] עת ס | وذلك أنّ شرب الماء] om. LMQ : om. ג | مولّد] مولّدة RQ || ٤ لأمراض صعبة] أمراض صعبة V : للأمراض الصعبة R : الأمراض صعبة M | أقلّ ... الطعام] om. R | ضرّرا] מהקודם add. פסגמנר || ٦ تناولها] تناوله LMQV | ينبغي] إلاّ add. M | ويحذر ... اشعال] O[1] | ويحذر دخول طعام على طعام] om. סד || ٧ طعام على طعام] الطعام على الطعام QV | وكذلك] كذلك LMQ | لا يتناول] تناول L | الطعام] لا يكون add. L | تقدّم] om. L | تشعل] تشغر M : تشغل LR || ٨ بعض] بعد L | إشعال] اشغال MR : الشغل L : اشتعال V | الطعام] مفسّده add. O | الطعام] فهي add. MQ || ٩ كلّ حركة] om. MQ | حركة] om. L | رياضة] رياضية R | حركة] om. L | حركات] حركة LMQ : תנועה פגדמנר || ١٠ اعتمد] على add. MQV | ذكرناها] ذكرناه MQV | والشراب] והיין ד || ١١ جودة] وجود L

Chapter Two

On the food from which one should refrain because of this illness

(1) It[50] is well known that these hemorrhoids mostly originate from a melancholic humor. Only rarely do they originate from a surplus of blood, and even more rarely from phlegm.[51] What one always observes is that they are produced by black bile; for if melancholic humor increases in the blood, the blood becomes thick and turbid and[52] the organs reject it. Then this superfluity is expelled from organ to organ until this residual

الباب الثاني

في الأغذية التي تجتنب من أجل هذا المرض

(١) قد علم أنّ أكثر تولّد هذه البواسير هو من الخلط السوداوي وأمّا تولّدها عن كثرة الدم فقليل وأقلّ من ذلك تولّدها عن البلغم والمشاهدة دائما هي المتولّدة من السوداء وذلك أنّ الدم إذا كثر فيه الخلط السوداوي غلظ الدم وتعكّر ومجّته الأعضاء ويندفع ذلك الفضل من عضو إلى عضو إلى أن يرسب ذلك الثقل والعكر

---

١ الثاني] الكلام add. Q || ٢ في] om. LM | التي] الذي R | هذا] هذه R || ٣ علم] علمنا MQ | تولّد هذه] om. M : هذه LQ | البواسير] البواسر V || ٤ فقليل] فذلك قليل Q | عن] من L | والمشاهدة] والمشادة LQ | هي المتولّدة من السوداء] هي المتولّدة من السودة R : هو تولّدها عن السوداء QM : تولّدهما من السوداء L : هي المتولّدة عن السوداء V || ٥ فيه] في LMQ | ومجّته] om. V : وبغدته R : ومغتة Q | ومجّته الأعضاء] וכשישקה הטבע האברים ימאסוהו ס : ויתפשט באברים ד || ٦ ويندفع] دفع MQ : فينبغي دفع L | الفضل] الخلط V | الثفل] الثقل R

and turbid [blood] sinks to the lowest parts of the body because of its heaviness and the thickness of its substance. The vessels of the anus become overfilled and stretched and widened. Then the heat and moisture of these spots overtakes [these vessels], and those excrescences—that is, hemorrhoids—develop.[53]

(2) Some of them are open and flow—they are the easiest ones[54]—while others are obstructed and blind,[55] and nothing flows out of them. One should not interrupt the flow of those that flow, because it is a protection against very grave diseases, such as insanity, the [various] types of melancholy, and epilepsy.[56] And [as for] those that do not flow, one should make their blood flow or incise them, if possible.[57] But none of this belongs to the scope of this treatise, because it was [not] composed so that one could do without the[58] personal attendance of a physician, nor [so that one could] treat [the subject][59] of healing [all the different] kinds of this illness exhaustively.

(3) But we specifically mentioned what we mentioned so that our master (may[60] his strength be permanent) knows that the main thing in[61] the case [of the different varieties of this illness] is to beware of the consumption of foods that produce black bile, thicken the blood, and make it turbid—such as beans [*Vicia faba*], lentils [*Lens esculenta*], vetch

في أسافل الجسم لثقله وغلظ جوهره فتمتلئ منه عروق المقعدة وتمدّد وتتّسع ويتولاّها حرارة تلك المواضع ورطوبتها فتتولّد تلك الزوائد وهي البواسير.

(٢) فمنها ما ينفتح ويسيل وهي الأسهل ومنها صمّ عمي لا يسيل منها شيء وتلك التي تسيل لا ينبغي قطع سيلانها لأنّه أمان من أمراض صعبة جدّا منها الجنون وأنواع المالنخوليات والصرع وتلك التي لا تسيل ينبغي أنْ يسيّل دمها أو يقطع إنْ أمكن. وليس شيء من هذا غرض هذه المقالة إذ لم تؤلّف للاستغناء عن مباشرة الطبيب ولا لاستيفاء طبّ أصناف هذا المرض.

(٣) وإنّما ذكرنا ما ذكرناه ليعلم سيّدنا دام عزّه أنّ ملاك الأمر في أمرها التحفّظ من تناول الأغذية السوداوية المغلّظة للدم المكدّرة له مثل الفول والعدس

---

١ أسافل] om. V : أسفل LMQ | فتمتلئ] تمتلئ V : وتمتلئ R : ويمتلئ MQ : فيمتلئ L | منه] om. V | المقعدة] المعدة V | وتمدّد] وتمدّد V : وتمتدّ LMQ : وتمدّد O[1] | ويتولاّها] وتتولاّها V || ٢ المواضع] الموضع V | البواسير] البواسر V || ٣ وهي الأسهل] om. V : وهو الأسهل M : وهي الإسهال R | صمّ عمي] أصمّ اعما Q : أضمّ اعما M : صمّ اعما L | منها] منه LMQ || ٤ قطع] أنْ يقطع V | لأنّه] أنّها LMRQV || ٥ وأنواع] وأنواعه M | المالنخوليات والصرع] الملنخونيا والصرع V : الصرع R : الملانخوليا والصرع LMQ | وتلك] وكذلك R | لا] om. MQV | دمها] دماها L | يقطع] يزقطع L || ٦ وليس] ولا LM | غرض هذه] من مرض L | هذه] هذا V | لم] لا R | للاستغناء] لاستغناء LMQV : الاستغناء R | مباشرة] om. פגמנר | مباشرة الطبيب] شدّة الطبيب في مباشرة المرض في مباشرة المرض V : مباشرة الطبع M || ٧ طبّ أصناف هذا المرض] מיני רפואת החולי הזה ס | أصناف] om. MQ : من L | هذا] هذه R || ٨ ذكرناه ليعلم] ذكرنا لنعلم MQ | ليعلم] لعلم V | دام عزّه] יגדל שלומו פגנמ : יגדל שמו ר : יגדל כבודו ס : יתמיד השם טובו ד | ملاك] الملاك add. V | في أمرها] ברפואתם ס || ٩ تناول] om. Q | المكدّرة] مدكّدة V

[*Lathyrus sativus*], cabbage [*Brassica oleracea*], eggplant, sumac,[62] beef, meat of goats, and salted, dried meat.[63] Similarly, [he should beware of] thick foods, such as different kinds of *harīsa,*[64] different kinds of *tharīda,*[65] *zalābiyya,*[66] dates,[67] old cheese, *faṭīr,*[68] and *qaṭāʾif.*[69] [He should also beware of] the foods that are rich in superfluities, such as waterfowl[70] and the brains[71] of animals, and of anything that blackens[72] the blood or makes it dry, such as *murrī*[73] and vinegar. You should not come near any of these things in any way. Know that among these aforementioned [foods], three foods are the worst ones in[74] the case of this disease, and they have a specific property[75] to produce it and to incite its pains: namely, eggplant, dates, and brains. The sum total of these foods that you should refrain from among the foods that are common among us here are the following eighteen foods: beans (*Vicia faba*), lentils, vetch, cabbage, eggplant, sumac,[76] beef, meat of goats, salted dried

والجلبّان والكرنب والباذنجان والسمّاق ولحوم البقر والماعز والقديد وكذلك الأغذية الغليظة كالهرائس والثرائد والزلابيا والتمر والجبن العتيق والفطير والقطائف وكذلك الأغذية الكثيرة الفضول كطير الماء ورؤوس البهائم وكذلك كلّ ما يسوّد الدم أو يجفّفه كالمرّي والخلّ هذه كلّها لا تقرب بوجه واعلم أنّ من هذه المذكورة ثلاثة أغذية هي شرّها في هذا المرض ولها خصوصية في توليده وتهيّج أوجاعه وهي الباذنجان والتمر والرؤوس فجملة هذه الأغذية التي تجتنب من الأغذية المعتادة عندنا هنا هذه الثمانية عشر غذاء وهي الفول والعدس الجلبّان الكرنب الباذنجان السمّاق لحم

١ والجلبّان والكرنب] inv. MQ : والخرنب والجلبّان L | والباذنجان] والبذنجان Q | والسمّاق] والسماك V : וההדגים **פגדמנר** | البقر والماعز والقديد] الماعز والبقر والقديد V || ٢ كالهرائس والثرائد والزلابيا] החטה המבושלת והעיסה המבושלת **פגמנ** : החטה המבושלת והעיסה המבושלים **ר** : החטה המבושלת והריסה והטריאה **ס** : ההריס ופיתותי לחם מבושלים והזלביאה **ד** | والزلابيا] والزلابية RV | والتمر] om. **ס** || ٣ يسوّد] יעכיר **ס** || ٤ كالمرّي] כמו הכותח **ד** | هذه كلّها] وهذا كلّه MQV : وهذه كلّها LR | تقرب] يقرب MQ | هذه المذكورة ثلاثة أغذية] هذه الأغذية المذكورة أغذية MQ : هذه الأغذية أغذية L هذا الأغذية المذكورة ثلاثة أغذية V || ٥ شرّها] أشرّها R : أشدّها k | في هذا المرض] om. **ד** | هذا] هذه R | خصوصية] خصوصيا V | توليده] تولّده MQ | وتهيّج أوجاعه] وتمهج أواجاعه Q : وتمهج أوجاعه LM : وتهيّج أنواعه V | أوجاعه] أنواعه V : أوجاع k || ٦ والرؤوس] والروس R | هذه] هذا V | الأغذية] om. MQ || ٧ هذه] om. MQ : هذا V : هي L | الثمانية عشر] ثمانيا عشر V | غذاء] الذي ذكرنا add. L | الفول] الخلّ add. V : والحمص L | الجلبّان الكرنب الباذنجان] والجلبّان والكرنب والباذنجان MRQV : والجلبّان والخرنب والباذنجان L | السمّاق] والسمّاق LMQV : וההדגים **פסגדמנר**

meat, brains, waterfowl, *faṭīr, qaṭāʾif, zalābiyya,* different kinds of *harīsa,* different kinds of *tharīda,* old cheese, dates, and beans (*Vigna sinensis*).[77] And among that which is used to season the food, you should also refrain from vinegar and *murrī.*[78] I have given them this visual arrangement so that it would be easy to look at them at all times in order to avoid them. The other foods that are common [among us] are allowed[79] [for consumption]. One should always strive to have soft stools and be very careful that they do not become dry in the case of this disease.[80] The composition of the foods should always be softening,[81] such as *laymūniyya*[82] with safflower [*Carthamus tinctorius*]; or that which is sweetened with sugar; or that which is cooked with vegetables that soften the stools, such as beet [*Beta vulgaris*],[83] mallow,[84] and spinach [*Spinacia oleracea*]. One should minimize that which is cooked with rice as far as possible,[85] because it dries the stools and also contains thickness;[86] [and] one[87] should take care not to take a large quantity of salt or spices in the food, for this is one of the things which burn and thicken the blood.

البقر لحم الماعز القديد الرؤوس طائر الماء الفطير القطائف الزلابيا الهرائس الثرائد الجبن العطيق التمر اللوبيا وممّا يطيّب به الأغذية ممّا تجتنب أيضا الخلّ والمرّي. فقد جعلناها حذاء العين كي يسهل نظرها دائما لتجتنب وما سوى ذلك من الأغذية المعتادة مباح وينبغي أنْ يقصد أبدا لين الطبع ويحذر يبسه في هذا المرض جدّا فيكون تركيب الأغذية أبدا مليّنة كليمونية بقرطم أو ما يحلّى بسكّر أو يطبخ بالبقول المليّنة للطبع كالسلق والملوكية والاسفاناخ. ويقلّل من طبيخ الأرز ما أمكن لأنّه يجفّف الطبع مع كونه أيضا فيه غلظ ويتحفّظ من تكثير الملح أو الأبزار في الطعام فإنّ ذلك ممّا يحرق الدم ويغلّظه.

---

١ لحم] ولحم LMRQ : ولحوم V | القديد] والقديد LMRQ | الرؤوس طائر الماء] وروس طائر الماء R : والرؤوس وطير الماء L : وروس الطير أعني طير الماء MQ : الروس طائر الماء V | الفطير القطائف الزلابيا الهرائس الثرائد الجبن العطيق التمر اللوبيا وممّا] الفطير القطائف الزلابية الهرائس الثرائد الجبن العطيق التمر اللوبيا وما V : والفطير والقطائف الزلابية الهرائس الثرائد الجبن العطيق التمر اللوبيا وما R : والفطير والقطائف والزلابيا والهرائس والثرائد والجبن العطيق التمر واللوبيا وممّا L : والفطير والقطائف والزلابيا والهريس والثرائد والجبن العطيق التمر واللوبيا وممّا MQ | لقطائف الزلابيا الهرائس الثرائد] ולחם בלתי אפוי כל צרכו ו(ה)עיסה (ה)מבושלת והחטה המבושלת **פגמנר** : ולחם בלתי אפוי והעיסה המבושלת והריסה **ס** : האפויות על הגחלים הקאטיף הזלאביה הריפות והלחם השרוי עם המרק וחתיכות בשר זה נקרא תראיד **ד** : ולחם בלתי אפוי כל צרכו והעסה המבושלת והחטה המבושלת **ד**[1] || ٢ اللوبيا] واللوبيا k | ابه الأغذية ممّا تجتنب أيضا] بها واما يجتنب V | الأغذية] End M | والمرّي] והכותח **ד** | فقد] وقد RV : قد LQ || ٣ يسهل] سهل Q | وما] وأما V || ٤ مباح] מפורסם **פגמנר** | الطبع] الطبيعة V | يبسه] يبسها V | هذا] هذه R | جدّا] om. **ד** || ٥ أبدا] O[2] | مليّنة] מורכבים **פג** : מרכבים **סר** | كليمونية] كالليمونية LQ | يحلّى] يحلا LQ | بسكّر] بسوكر V | أو يطبخ] ويطبخ LQ | بالبقول] بالبقل V | للطبع] الطبع Q || ٦ والملوكية] والملوخية Q : والملوخيا L : ואל קטף **ס** | والاسفاناخ] والاسفانخ LQ : والاسفيناخ V | ويقلّل] وتقلّل R : وتقلّل ما يمكن V | أمكن] أمكنه V || ٧ غلظ] העצם add. **ס** | ويتحفّظ] ويحتفظ R | أو الابزار] أو الأبازير V : والأبزار N : أو الخيار k

Chapter Three

On the foods that one should aim for because of this illness

(1) Fat chicken meat and soups [prepared] from it are the best [kind of food] with which sufferers from this illness should be nourished; similarly, [they should eat] one-year-old sheep cooked with egg yolk. The consumption of kidney[88] fat and roasted[89] fat tail is beneficial for them; and fat *isfīdabājāt,*[90] *jūdhābāt,*[91] and *zīrbāj*[92] with almonds [*Prunus amygdalis* var. *amara* var. *dulcis*] or pistachio nuts [*Pistacia vera*] and sugar and a little bit of vinegar and leek [*Allium porrum* and var.] are especially beneficial in the case of this illness. One should cook this, or eat it roasted[93] with sesame [*Sesamum orientale*] oil, or make an omelette from it with egg yolk.[94]

الباب الثالث

في الأغذية التي تقصد من أجل هذا المرض

(١) لحوم الدجاج السمينة وأمراقها أفضل ما يغتذي به أصحاب هذا المرض وكذلك الحولي من الضأن مطبوخا بصفر البيض وأكل شحم الكلى والليّة مشوية نافعة لهم والإسفيدباجات الدسمة والجوذابات والزيرباج بلوز أو بفستق وسكّر ويسير الخلّ والكرّاث نافع في هذا المرض بخاصّية يطبخ به أو يؤكل مقلي بشيرج أو يعمل منه عجّة بصفر بيض.

---

٢ هذا] هذه R || ٣ السمينة] السمان L | هذا] هذه R || ٤ مطبوخا] مطبوخ LNRQV | بصفر] يصفرة L | شحم] شحوم V: شحم الكلى] שומן האליה ד | الكلى والليّة] الليّة L | والليّة مشوية] והכליות צלוים ד || ٥ والإسفيدباجات الدسمة] **פסגדמנר** .om | والجوذابات] والجردابات V: والجودبات L: والجوذاباجا (؟) O: **דס** .om | والزيرباج] والزرباج LN | بلوز] باللوز NQ | بفستق] فستق LNQ | وسكّر] وسوكر V || ٦ الخلّ] خلّ L | في] من L | هذا] هذه R | مقلي] مغلي V: (= מבושל **ד**) חם **פגמנ**: רותח ٦ | بشيرج] بسيرج RQ || ٧ عجّة بصفر] عجّا بصفر R: بجنة بصفرة LN: عجّة بصفرة Q

(2) In the same way, water from chickpeas [*Cicer arietinum*] is very beneficial, whether[95] they are cooked with[96] it [alone] or they are cooked with almond[97] oil and that water is ingested.[98] One should also[99] rely on[100] the [following] dessert: *fānīd,*[101] Indian[102] nuts, dried figs—figs[103] that were dried with an incision are [even] better—and[104] anise[105] [*Pimpinella anisum*]. One should take all these together or separately; and a few raisins with almonds are[106] also a good dessert.[107] As for the other foods that are common [among us], one should neither strive for them nor avoid them in the same way that one should avoid those foods that are mentioned above, in[108] the previous chapter.

(٢) وكذلك ماء الحمّص نافع جدّا إمّا أنْ يطبخ به أو يطبخ الحمّص بدهن لوز ويشرب ذلك الماء ومن ما ينبغي أيضا أنْ يعتمد عليه في التنقّل به الفانيد والجوز الهندي والتين اليابس والشريحة منه أفضل وأنيسون يؤخذ كلّ هذه مجموعة أو مفردة وقليل الزبيب مع اللوز أيضا نقل جيّد وما سوى هذه من الأغذية المعتادة لا تقصد ولا تجتنب اجتناب تلك المتقدّم ذكرها في الباب الذي قبل هذا.

---

١ إمّا أنْ يطبخ به] om. ד | أنْ] ما L | به] מה שיאכל **פסגמנר** .add | به أو يطبخ] om. R : أو يطبخ LNQ | لوز] اللوز V : מתוקים **ס** .add : ויועיל **ד** .add || ٢ ومن ما] وممّا RV | أيضا] om. **ס** | عليه في] om. LMOR | في التنقّل به] להרגילו **ס** : כשיקום מן השולחן **ד** | به] om. R | الفانيد] الفانوذ NQ : الفنود L | والجوز] om. LNQ || ٣ الهندي] om. **ס** | والشريحة] והשמנים **פמנר** : והשמנות **ג** : והדבלה **ס** | وأنيسون] באניסון **ס** | يؤخذ كلّ] تؤخذ LNQ : تؤخذ V || ٤ الزبيب] زبيب LNQ | مع اللوز] om. LNQ | نقل] להרגילם **ס** | وما] وممّا R : وأما k || ٥ اجتناب] om. LNQ | تلك المتقدّم] المتقدّم RV : تلك المقدم NQ | في الباب الذي قبل هذا] om. **סר** | هذا] هذه R

Chapter Four

On the simple and compound drugs that one should regularly take

(1) For each of the five[109] myrobolans,[110] one should pulverize one *mithqāl*[111] from one of them and add the same amount of sugar to it and take it with the water from chickpeas. Similarly, anise: One should take an amount of two *dirham*s[112] of it pulverized[113] with the same amount of sugar. Likewise oxtongue [*Borago officinalis*]: One should cook an amount of three dirhams of it and filter it over sugar. Similarly, raw silk: One should cook an amount of one dirham of it and filter it over sugar. Similarly, a[114] jujube [*Zizyphus jujuba*] infusion: One should filter it over sugar or manna [exudation of *Alhagi maurorum*] and drink it. Whenever one suffers from hard stools, the best thing to soften them with is Indian laburnum [*Cassia fistula*][115] because, besides its relieving effect,

الباب الرابع

في الأدوية المفردة والمركّبة التي يتعاهد أخذها

(١) وهي كلّ واحد من الهليلجات الخمسة وذلك بأنْ يسحق من أحدها مثقال ويضاف إليه مثله سكّر ويستفّ بماء حمّص وكذلك الأنيسون يؤخذ منه زنة درهمين مسحوقا مع مثله سكّر وكذلك لسان الثور يغلى منه زنة ثلـ‹ا›ث دراهم ويصفّى على سكّر وكذلك الحرير الخام يطبخ منه وزن درهم ويصفّى على سكّر وكذلك نقيع العنّاب يصفّى على سكّر أو على ترنجبين ويشرب وكلّ ما تجرّ الطبع فأحسن ما لين بخيار شنبر

---

٢ والمركّبة] أو والمركّبة L | التي يتعاهد] التي يعتمد على V : التي يعتمد LR : الذي يعتمد R | أخذها] في هذا المرض add. L || ٣ الخمسة] om. ד || ٤ حمّص] الحمّص NQ | الأنيسون] اليانسون Q : أنيسون LN | زنة] زينة V || ٥ مسحوقا] مسحوق LNQ : ומנופה add. ס | سكّر] سوكر V | الثور] om. L : ثور NQ | زنة ثلـ‹ا›ث دراهم] زينة ثلاثة V : زنة ٣ دراهم R : وزن ٣ دراهم QN : منه زنة ٣ دراهم L || ٦ سكّر] سوكر V | الحرير... وكذلك] O[1] | وكذلك ... سكّر] om. LNQ | العنّاب] الاعناب k : מיץ הענבים מפגר : מיץ הענבים הרז משרת היינזובי נ || ٧ سكّر] سوكر V | على] om. V | وكلّ] وخلّ V | تجرّ] يجرّ R | لين بخيار] يليّن به خيار V : يليّن بخيار R : الين بالخيار LNQ

it clarifies the blood. To these [remedies] also belongs iron dross: One should take one and a half dirhams from it, wash it after pulverizing it, and[116] steep it in half a *raṭl*[117] of boiled-down[118] wine and drink this. Likewise, mace [*Myristica fragrans* Houtt] is beneficial for hemorrhoids as a drink or inserted as a suppository [in the rectum]. Similarly,[119] emblic myrobalan is beneficial for hemorrhoids when it is drunk or applied as a suppository.[120]

(2) Among the compound remedies [beneficial for hemorrhoids] are the small *iṭrīful*[121] in its different compositions, and[122] an electuary of iron dross in its different compositions, and[123] the bdellium pill in its different compositions.[124]

(3) I have composed an electuary for my master that should be taken constantly on consecutive days except during strong heat and strong cold, for[125] [then] it is not necessary, [as it is not effective]. When it is consumed, it should be taken with hot water in which oxtongue has been cooked, and one should take from[126] four to three dirhams therefrom. Its composition is [thus]: [Take][127] one ounce each of Indic, chebulic, belleric,[128] and emblic myrobalan and of anise, eight dirhams of blue[129] bdellium, four

لأنّه مع إسهاله يرّوق الدم ومن ذلك خبث الحديد يؤخذ منه وزن درهم ونصف ويغسل بعد السحق وينقع في نصف رطل طلاء ويشرب وكذلك البسباسة تنفع البواسير شربا أو احتمالا وكذلك الأملج ينفع البواسير شربا أو احتمالا.

(٢) ومن المركّبات الاطريفل الصغير على اختلاف نسخه ومعجون خبث الحديد على اختلاف نسخه وحبّ المقل على اختلاف نسخه

(٣) وقد ألّفت لسيّدنا معجونا ينبغي أنْ يدام أخذه في كلّ الأيّام متوالية إلاّ في شدّة الحارّ والبرد لأنّه لا يجب ويكون أخذه متى أخذ بماء حارّ قد غلي فيه لسان الثور والمأخوذ منه من أربعة دراهم إلى ثلاثة. صفته هليلج هندي وكابلي وبليلج وأملج وأنيسون من كلّ واحد أوقية مقل أزرق ثمانية دراهم زراوند أربعة

---

١ إسهاله] اسهله L || ٢ ويغسل ... نصف] om. LNQ | وينقع] om. ס | طلاء] יין ד || ٣ البواسير] البواسر V | شربا] شرابا V | أو احتمالا] واحتمالا LNRQV | وكذلك الأملج ينفع البواسير شربا أو احتمالا] om. פגדמנר | الأملج] الملح V | البواسير] البواسر V | شربا] شرابا V | أو احتمالا] واحتمالا RV || ٤ المركّبات] om. LNQ | الصغير] السغير N | ومعجون ... نسخه] om. L : om. סגהמנר || ٥ وحبّ المقل على اختلاف نسخه] om. דמנ | اختلاف] om. L || ٦ لسيّدنا] End O | معجونا] معجون L | يدام] يداوم LNQ | كلّ] جمعة ثلاثة add. Q : جمعة ٣ LN | الأيّام] أيّام LNRQ | متوالية] om. LNQ || ٧ الحارّ والبرد] الحرّ أو البرد LNQ : الحارّ وشدّة البرد R | لأنّه لا يجب] فإنّه يجب R : فإنّه تعب LNQ : כי אז אינו ראוי פגמנר : כי אז איננו ראוי לקחתו ס | بماء حارّ] om. LNQ | غلي] اغلي L || ٨ الثور] ثور LQ | والمأخوذ] المأخوذ LQ | منه] om. Q | أربعة دراهم إلى ثلاثة] ثلاثة دراهم إلى أربعة LQ : أربعة إلى ثلاثة V : מד' דרהם אל ג' ס | صفته] وصفته LQ : יקח ג add. | هليلج هندي وكابلي وبليلج وأملج] هليلج وبليلج وأملج وكابلي LNQ || ٩ وبليلج] وباليلج V : om. ס | أوقية] أربعة دراهم Q : ٥ دراهم L | مقل... دراهم] om. L | ثمانية] ה' k | زراوند] زرورد LNQ : زراوند أربعة دراهم om. V : ציץ וורדים פגהמנר : ורדים ד : פרחי ורדים ס

dirhams of birthwort[130] [*Aristolochia clematis*], three dirhams each of mastic [resin of *Pistacia lentiscus*] and mace, two dirhams of nard [*Valeriana jatamansi*], [and] four dirhams of Indian pepperwort [*Lepidium sativum* or *Lepidium latifolium*]. The remedies should be pulverized and mixed with four ounces of almond oil and kneaded with two raṭls of oxtongue syrup.

(4) The composition of oxtongue syrup: Steep three ounces of oxtongue in two raṭls of hot water for one day and one night; cook it the next morning and filter it over two raṭls of fresh rose syrup and put it on a fire. Let it attain the consistency of a syrup, and [then] knead the [aforementioned] ingredients with it.[131] Similarly, I composed the following decoction which should be taken for three[132] days during each week when it is cold. Its consumption should be on those days that he does not take the[133] electuary; it may also be taken instead of the electuary—whatever is more convenient for our master. Its composition is [thus]: [Take][134] three dirhams of oxtongue, half a dirham of raw silk, half[135] a dirham of emblic myrobalan, one quarter of a dirham of mace, one dirham of anise, ten[136] hearts of fresh fennel [*Foeniculum vulgare*], and five flowers of roses in their season.[137] Boil, macerate, and filter [these ingredients] over two ounces of sugar. In the summertime, these very remedies, except for the mace and anise, should be steeped together with six dirhams of pitted and chopped[138] Indian tamarind in one raṭl of water. The next morning, this[139] should be filtered over two ounces of sugar and ingested.

دراهم مصطكى بسباسة من كلّ واحد ثلاثة دراهم سنبل درهمان شيطرج هندي أربعة دراهم تسحق الأدوية وتلتّ بأربعة أواق دهن لوز وتعجن برطلين شراب لسان الثور.

(٤) صفة شراب لسان الثور تنقع ثلاثة أواق لسان الثور في رطلين ماء حارّ يوما وليلة ويغلى من الغد ويصفّى على رطلين شراب و ردطري ويردّ على النار ويؤخذ له قوام الأشربة ويعجن به الأدوية وكذلك ألّفت هذا المغلي يتناول في كلّ جمعة ثلاثة أيّام طول أيّام البرد ويكون أخذه في أيّام إغباب أخذ المعجون أو يؤخذ عوّضا من المعجون بحسب ما يخفّ على سيّدنا ذلك صفته لسان ثور ثلاثة دراهم حريرخام نصف درهم أملج نصف درهم بسباسة ربع درهم أنيسون درهم رازيانج أخضر عشرة قلوب ورد في زمانه خمس زهرات يغلى ويمرس ويصفّى على أوقيتين سكّر وفي زمان الصيف تنقع هذه الأدوية بعينها إلاّ البسباسة والأنيسون مع ستّة دراهم تمر هندي منقّى مقطّع في رطل ماء ومن الغد يصفّى ذلك على أوقيتين سكّر ويتناول.

١ مصطكي] مستكي RQ : مصطكة L | بسباسة] وبسباسة LNQ | درهمان] درهمين LNRQ | شيطرج] شيطراج V || ٢ أربعة] ٥ L | وتلتّ] om. L | بأربعة] بأربع LNRQ | أواق] أواقي NQ | وتعجن] ويعجن R || ٣ الثور] ثور NQ || ٤ صفة] وصفة LNQ : יקח add. ג | تنقع ثلاثة أواق] ينقع ثلاث أواقي NQ : ينقع ٣ أواق LR | الثور] om. L : ثور NRQ || ٥ وليلة] وليلا R | شراب] شرب V | ويردّ] ويدار LNQ | له] om. L || ٦ ويعجن] وتعجن R | به] om. LNQ | هذا] هذه R | يتناول] ويتناول LNQ | أيّام] om. L : רצופים add. ס || ٧ أخذ] om. V | المعجون] المعجين k : הנזכר add. ס | أو] أنّ LNQ | المعجون] المعجين k || ٨ بحسب ما يخفّ] ليسهل LNQ | صفته] وصفة ذلك NQ : وصفة L : وصفته R : ילקח add. ג : שיקח ס | ثور] الثور LR || ٩ أملج نصف درهم] om. סגד | أنيسون درهم] om. LNQ | عشرة قلوب] מלא יד ס || ١٠ في زمانه] לחים ס | يغلى ويمرس ويصفّى] تغلى وتمرس وتصفّى LNQ | أوقيتين] وقيتين L || ١١ تنقع] ترفع LNQ || ١٢ مقطّع] منقع L :מותך ד : שרוי פסגהמנר | ذلك] om. V : om. פגהמנר | أوقيتين] وقيتين L

(5) Al-Rāzī[140] mentions a pill that should be taken repeatedly; he praises it exceedingly and guarantees [its effectiveness]. Its composition is [thus]: [Take] one part each of chebulic, emblic, and belleric myrobalan, one part of iron dross, and two parts of bdellium; put this together in leek juice; make [pills] of it; and take it repeatedly.[141]

(6) Composition of an enema that is very beneficial for hemorrhoids: [Take] two ounces of leek juice; one ounce of celery; two ounces of cow's butter; one ounce of walnut oil, terebinth oil [*Pistacia terebinthus*], or oil of ricin [*Ricinus communis*]; and one-half ounce of radish [*Raphanus sativus*] oil. Mix all these [ingredients], boil them,[142] and administer as an enema once every two or three months, for it may cure [the hemorrhoids] completely.[143]

(7) Al-Rāzī also mentions that one should take five dirhams of oleander [*Nerium oleander*] leaves, pound this well, pour thirty[144] dirhams of fragrant olive oil onto it, boil it several times, filter it, and administer it in a suppository if the hemorrhoids are internal, or smear it on them if they are external; for this is, as he says, a wonderful remedy for curing hemorrhoids, and one does not need anything else.[145]

(٥) وذكر الرازي حبّا يتعاهد وشكره جدّا وضمن عنه صفته هليلج كابلي وأملج وبليلج من كلّ واحد جزء خبث الحديد نصف جزء مقل جزآن تجمع بماء الكرّاث ويجعل حبّا ويتعاهد.

(٦) صفة حقنة نافعة جدّا من البواسير ماء كرّاث أوقيتان ماء كرفس أوقية سمن بقر أوقيتين دهن جوز ودهن الحبّة الخضراء أو دهن الخروع من كلّ واحد أوقية دهن فجل نصف أوقية يخلط الجميع ويغلى عليه ويحتقن به في كلّ شهرين مرّة أو في كلّ ثلاثة أشهر مرّة فقد ربّما أبرأها جملة.

(٧) وذكر الرازي أنْ تؤخذ خمسة دراهم ورق دفلة وتدقّ دقّا جيّدا ويلقى عليه ثلاثين درهم زيت طيّب ويغلى غليات ويصفّى ويحتمل في صوفة إنْ كانت البواسير باطنة أو تلطخ عليها إنْ كانت خارجة فإنّ هذا قال دواء عجيب لبروء البواسير ولا تحتاج إلى غيره

---

١ وشكره] يشكره L | وضمن] يضمن L | صفته] وصفته LQ | هليلج] اهليلاج V | وأملج وبليلج] وبليج واملج LRQ : وأملج وبليلاج V || ٢ خبث الحديد] وخبث حديد R | خبث. . . جزء] om. LQ | جزآن تجمع] جزئين تجمع LQ | تجمع] يجمع LRQ | الكرّاث] كرّاث LNQ || ٣ ويجعل حبّا] ويجعل V : وتجعل حبّ NQ : وتجعل حبّا L | ويتعاهد] وتتعاهد LNQ || ٤ صفة حقنة نافعة] وصفة حقنة نافعة NQ : صفة حقنا نافعا R | البواسير] البواسر V | أوقيتان] أوقيتين NRQ : وقيتين L | أوقية] وقية L || ٥ أوقيتين] وقيتين L | الحبّة الخضراء] الحنة الخضراء V : الحبّة الخضرة R | الخروع] خروع R | أوقية] وقية L || ٦ نصف] om. R | أوقية] وقية L | يخلط] ويخلط LNQ | ويغلى عليه] om. LNQ | ويحتقن] ويحتقان V : يحقن LNRQ | شهرين] شهر R : يوم شهرين L | مرّة] om. LNQ | في كلّ] om. LNRQ || ٧ جملة] om. V || ٨ تؤخذ] يؤخذ LNRQ | خمسة] ٨ L | دراهم] درهم V | ورق] وزن L | دفلة] دفلا LNQ | وتدقّ] يدقّ NRQ | عليه ... ويحتمل] om. LNQ || ٩ ثلاثين] ג׳ גהמנ | في صوفة] om. דמנ | البواسير] البواسر V || ١٠ أو تلطخ] أو يلطخ R : ويلطخ به NQ | هذا] هذه R | قال] قالوا V | البواسير] البواسر V || ١١ تحتاج] يحتاج LNQ

Chapter Five

On topical remedies which should be taken repeatedly as well

(1) The oils[146] which should be applied constantly, either separately or compounded, are the following: Indian nut [*Cocos nucifera*] oil, ricin[147] oil, nard oil, jasmine [*Jasminum officinale*] oil, and eggplant [*Solanum melongena*] oil. All these [oils] are beneficial for hemorrhoids.[148] Similarly,[149] bdellium and lead[150] extract make[151] the hemorrhoids shrink.

(2) Among the compound remedies, bdellium with sesame oil is beneficial for hemorrhoids and anal fissures. Likewise [are] date[152] ointment and oil of roses; likewise, blue bdellium and oil of roses.[153]

الباب الخامس

في الأدوية الموضعية التي تتعاهد أيضا

(١) الأدهان التي ينبغي أنْ يدام استعمالها مفردة أو مجموعة هي هذه دهن النارجيل دهن الخروع ودهن السنبل ودهن الياسمين ودهن الباذنجان كلّ هذه تنفع البواسير وكذلك المقل وكذلك عصارة الرصاص تدخل البواسير.

(٢) ومن المركّبات المقل مع دهن السمسم ينفع البواسير والشقاق وكذلك المرهم النخلي ودهن الورد وكذلك المقل الأزرق ودهن الورد.

---

٢ الموضعية] الموضوعة LNQ | أيضا] om. L || ٣ الأدهان] الأدوية LNQ | يدام] يداوم L | استعمالها] استعماله k | أو مجموعة هي] ومجموعة هي NQ : ومجموعة وهي L | هذه] هذا V || ٤ النارجيل] النارجبين LNQ | دهن الخروع] ودهن الخروع NQ : والخروع L | الخروع] ושמן אל בלסאן **ס** .add | ودهن] دهن LR | ودهن] دهن LR | الياسمين] اليسمين L | ودهن] دهن LR | هذه] هذا LNRQ || ٥ البواسير] البواسر V | وكذلك... تدخل البواسير] om. NQ : **ד** .om | وكذلك... ينفع البواسير] om. L | وكذلك... ودهن الورد] om. R | الرصاص] המרור **פסגהמנר** | تدخل] יתיך **פסגהמנר** | البواسير] البواسر V || ٦ البواسير] البواسر V : ومن المركّبات المقل مع دهن السمسم ينفع البواسير والشقائق add. NQ : الشقائق L | المرهم] مرهم L || ٧ ودهن الورد] om. LNQ

(3) The composition of a remedy that should be applied regularly because it[154] shrinks them very much [is as follows]: Take two ounces from one of the aforementioned oils, one ounce of date ointment, and one ounce of pulverized, sieved blue bdellium. Mix all [these ingredients][155] over a low fire, then place [the resulting substance] in a lead mortar, put a quarter of a dirham of ground saffron [*Crocus sativus* and var.] on it, and pound it with a lead pestle in the burning hot sun for an entire day. He who does the pounding should sit in the shade, and the mortar should be in the sun until the power of the lead emerges [into the remedy], and that which is dissolved from the lead becomes mixed with the ingredients,[156] and the entire [substance] turns black and becomes thick.[157] One should not cease to apply this [remedy] as a suppository every time one has washed one's bottom, for[158] it is the most appropriate [remedy] for removing hemorrhoids with the passage of time.[159]

(٣) صفة دواء ينبغي مداومة استعماله فإنّه يذبلها جدّا يؤخذ من أحد الأدهان المذكورة أوقيتين ومن المرهم النخلي أوقية مقل أزرق مسحوق منخول أوقية يخلط الجميع على نار لينّة ثمّ يجعل في هاون رصاص ويجعل عليه ربع درهم زعفران مطحون ويدعك بدستك رصاص للشمس يوما كاملا في شمس السرطان يكون الذي يدعك جالسا في الظلّ والهاون في الشمس حتّى تخرج قوة الرصاص وما يتحلّل منه ويخالط الأدوية ويسوّد الجميع ويكثر الجميع ولا يزال يحتمل عند كلّ استنجاء فهذا أولى ما استعمل لإزالتها على الطول.

---

١ مداومة] om. LNQ | فإنّه] فهو L | يذبلها] يزيلها LNQ תתיכם ותסירם ס || ٢ المذكورة] المذكور L | أوقيتين] وقيتين L | أوقية] om. L | منخول] نصف add. LNQ | أوقية] وقية L || ٣ الجميع] ויושם add. ס | يجعل] ييعك N^1Q^1 | هاون] هوان R | ويجعل ... رصاص] om. LNQ || ٤ مطحون] مطبوخ R | بدستك] بدستج RP | للشمس] في الشمس LNQ | في شمس السرطان] om. ס | السرطان] السرطن V | يكون] ويكون NQ || ٥ جالسا] جالس LNQ : جانسا V | والهاون] والهوان R || ٦ ويخالط] وتخلط NQ : ويخلط L | الأدوية] השמנים מנ | ويكثر الجميع] وتكثر LNQ : ויתעבה **פגדהמנר** : ויעבהו ס | فهذا] فهذه R | فهذا أولى ما استعمل لإزالتها على الطول] כי זה יסירם אם ירגיל הנחתו עליהם ס || ٧ أولى] أول R : أوّلا LNQ | استعمل] لقيت عمل NQ | لإزالتها] لازلتها V : في ازالتها T

(4) Similarly, lead extract alone, if applied regularly as a suppository, makes the hemorrhoids shrink and alleviates their pain. It[160] is prepared by putting one of the aforementioned oils[161] in a lead mortar and by rubbing it with lead in a strong sun for days until it thickens. This is called lead extract. One should always wash one's bottom with sweet[162] water and[163] beware of sitting on marble or of touching the anus with cold water, even in the summertime.

(٤) وكذلك عصارة الرصاص وحدها إذا دام احتمالها أذبلت البواسير وأسكنت ألمها. وهو أنْ تجعل أحد تلك الأدهان في هاون رصاص ويحكّ برصاص للشمس القوية أيّاما حتّى يخثر وهذا هو الذي يسمّى عصارة الرصاص. ويكون الاستنجاء دائما بالماء الحلو ويحذر الجلوس على الرخام أو مباشرة المخرج بماء بارد ولو في زمان الصيف.

---

١ الرصاص] om. NQ | دام] يدام R | أذبلت] ادملت: V || ٢ وأسكنت] وسكّنت LNRQT | تجعل] يجعل LNQT | أحد] om. LNQ | الأدهان] الأدوية PV: הסמנים פגהר: הרפואות ד | ويحكّ برصاص للشمس] ويحلّ الرصاص في الشمس NQ: ويحلّ برصاص في الشمس L: om. ס || ٣ أيّاما] أيّام LNRQT | وهذا] وهذه R | يسمّى] تسمّى LR || ٤ الاستنجاء] الاستغناء LR: استغناء k | الحلو] חמים add. ס | الرخام] الدكام V | أو مباشرة] ومباشرة T || ٥ ولو] om. LNQ | زمان] أيّام T | الصيف] تمّ الباب الخامس نبتدئ الآن بالباب السادس add. R

Chapter Six

On that which one should rely upon when this disease flares up

(1) It is well known that all chronic diseases do not remain in one and the same condition, but sometimes are quiescent and at other times flare up, and[164] their danger increases for days and then slowly diminishes. The same is the case with those suffering from hemorrhoids; sometimes [the hemorrhoids] flare up, become swollen, and [are] very painful, and it becomes impossible to relieve nature because of the narrowness of the passages due to the swelling. Sometimes part of [the hemorrhoids] protrudes and swells on the outside and[165] becomes very painful and is followed by fever[166] and distress.

الباب السادس

في ما يعتمد عليه من التدبير عند هيجان هذا المرض

(١) قد علم أنّ جميع الأمراض المزمنة ليست تبقى على حالة واحدة بل تسكن مرّة ثمّ تهيج ويعظم خطرها أيّام وينحطّ أوّلا أوّلا. وكذلك أصحاب البواسير تهيج بهم أوقات وترم ويشتدّ وجعها ويمتنع الطبع لضيق المنافذ من أجل التورّم وربّما برز منها شيء وترم من خارج ويشتدّ وجعها ويلحق من ذلك حمّى وكرب.

---

٢ هيجان] الهيجان V | هذا] هذه R || ٣ ليست] ليس LRQT | تسكن] يسكن R | مرّة] مدد Q: مدة P || ٤ ثمّ ... البواسير] om. Q | تهيج ويعظم] يهيج ويعظم R: يعظم L | خطرها] به V: بها P: בו פדהמר ס om. | وينحطّ] وتنحط LT | أوّلا] om. PV | أصحاب] صاحب L | تهيج] وتهيج Q: يهيج NR || ٥ ويشتدّ] وتشتدّ N | لضيق] لضعف LNQ | التورّم] الورم L | وربّما] ולא ס | برز] يبرز L || ٦ شيء] פגדהמנ om. | وترم] ويرم R | ويشتدّ وجعها] ס om. | وجعها] وجعه LNQ | حمّى] חדה ד add.

(2) The first thing that one should [do] is rapidly let blood from the basilic vein, if the strength [of the patient] can tolerate this. To bleed from the vein in the inner side of the knee[167] is the most beneficial thing that exists. If the strength [of the patient] does not support this because of his age or[168] the season [of the year][169] or [because of] any other obstacle that prevents bleeding, one should apply cupping glasses between the hips.[170] After the evacuation,[171] one should administer a thinning diet, consisting of thinning foods such as young chicken soup with mallow,[172] or spinach, or beet, or safflower and sugar.

(3) Thereafter, one should attend to alleviating the pain by means of topical remedies, which should be inserted as a suppository or put as a liniment on the protruding part of the hemorrhoids, and by means of sitting[173] in waters that alleviate the pain and reduce the swelling. This includes sitting in hot waters in which marshmallow [*Althea officinalis*] leaves or marshmallow roots, or melilot [*Melilotus officinalis*], or peeled lentils [*Lens culinaris* Medik.], or chamomile [*Anthemis nobilis*], or aneth [*Anethum graveolens*], or linseed [*Linum usitatissimum*] have been cooked. Each of these should be cooked—[on its own], or all together, or [only] those[174] that can be easily found—until the power of the remedies emerges in the water; and one should sit therein while it is warm and not leave until one feels it turning cold. Then one should get out of it and[175] heat it again.[176] As for those things that are applied as a liniment or [are used] to sit upon so that the pain becomes less and the swelling is reduced,

(٢) فأوّل ما ينبغي أنْ يبادر بالفصد في الباسليق إنْ كانت القوة محتملة وفصد العرق من مأبض الركبة انفع ما يكون. وإنْ لم تساعده القوة إمّا من قبل السنّ والزمان أو غيرهما من موانع إخراج الدم فيعلق المحاجم بين الوركين وبعد الاستفراغ تلطف الغذاء وتجعله بأغذية مليّنة كأمراق الفراريج بملوخية أو اسفناخ أو بسلق أو بقرطم وسكّر.

(٣) وبعد ذلك تشتغل بتسكين الوجع بالأدوية الموضوعة التي تحتمل أو تطلى على ما برز منها وبالجلوس في المياه المسكنة للوجع المحلّلة للورم. من ذلك الجلوس في مياه حارّة قد طبخ فيها ورق خطمي أو أصول خطمي أو إكليل الملك أو عدس مقشور أو بابونج أو شبث أو بزر كتّان يطبخ كلّ واحد من هذه أو مجموعها أو ما تيسّر منها حتّى تخرج قوة الأدوية في الماء ويجلس فيه وهو حارّ ولا يزال مقيما في ذلك الماء حتّى يحسّ ببرد فيخرج منه ويعاد تسخينه فأمّا ما يطلى به ويجلس عليه فيسكن الوجع ويحلّل الورم

١ أنْ] ما Q | يبادر] به add. LNRQT | بالفصد] الفصد NRQT || ٢ مأبض] منابض R: مقاب (؟) L | وإنْ] فإنْ LNQ | تساعده] يتساعده V: تساعد NQT: يساعد L | القوة] om. L | والزمان] أو الزمان LNQT: om. ז || ٣ أو غيرهما] وغيرهما LQ | موانع] مواضيع (؟) V: مرابع L | إخراج الدم] الإخراج R | المحاجم] المحاجيم NQ | الاستفراغ] הוצאת הדם ס | تلطف] تلطيف R: يلطف NQ || ٤ وتجعله] ويجعله NQ | بأغذية] أغذيّة L | الفراريج] الفذاريج N | بملوخية] بالملوخية LNQP: פגהמנ .om: אל קטף ס | أو اسفناخ أو بسلق] om. V | اسفناخ] اسفاناخ NQP: اسفانخ L || ٦ تشتغل] يشتغل LNQ | الموضوعة] الموضعية NRT: الوضعية P | تحتمل] تحمل LNRQ | على] عل Q || ٧ وبالجلوس في] وفي الجلوس على NQ | المياه] الحارّة add. V | مياه] الميا L || ٨ مقشور] مقشر R: مقشور k || ٩ يطبخ] في add. LNQ | هذه] هذا V | أو مجموعها] om. L: مجموعه R | ما تيسّر منها] קצתם ס | تيسّر] يتيسّر R: أيسر L || ١٠ تخرج] يخرج LR | وهو حارّ] وحارّ V | ولا] ولم R | الماء] om. L || ١١ ببرد فيخرج] ببرده ويخرج LNQ | تسخينه] ולשבת בהם add. ס | فأمّا] وأمّا LNRQ | فيسكن] فيتسكن LNQ | ويحلّل] فيتحلّل N

the[177] first of these is *ᶜasīda,*[178] made from fine white flour with sesame oil and duck or chicken fat. If one adds some saffron to it, it has an [even] stronger alleviating[179] effect.[180]

(4) Another [liniment]: [Take] one ounce of oil of apricot kernels, dissolve two dirhams of liquid storax in it and two dirhams of bdellium, and use it as a salve.

(5) Another [liniment]: [Take] oil of roses, and egg yolk, and duck fat—or chicken fat if[181] duck [fat] is not available—and saffron; dissolve the fat in the oil of roses, let it cool, and[182] use it as a liniment after adding to it the egg yolk and some of the saffron. Then one should pound it and use it.[183]

(6) Another one mentioned by Ibn Wāfid: Take one ounce of fragrant oil of roses [and] three[184] ounces of white wax and put this into a glass vessel. Then put the glass vessel in hot water, and [light] a fire under the water, and let it boil until the wax melts. When it becomes a wax salve, sprinkle rosewater on it, drop by drop, and stir it well with

فهذه الأشياء أوّلها عصيدة تعمل من دقيق حوّارى بدهن شيرج وشحم بطّ أو شحم دجاج فإن اضيف إليها شيء زعفران كان ذلك أبلغ تسكين.

(٤) آخر دهن نوى المشمش أوقية يحلّ فيه درهمين ميعة سائلة ودرهمين مقل ويمسح به.

(٥) آخر دهن ورد وصفرة بيض وشحم بطّ أو شحم دجاج إنْ لم يجد بطّ وزعفران يحلّ الشحم في دهن الورد ويبرد ويطلى به بعد ما يضاف إليه صفرة بيض ويسير زعفران ويدعك ويستعمل.

(٦) آخر ذكره بن وافد يؤخذ من دهن الورد الطيّب أوقية ومن الشمع الأبيض ثلاث أواق ويجعله في إناء زجاج وتجعل تلك الإناء في ماء حارّ والنار تحت الماء وهو يغلي حتّى ينحلّ الشمع وإذا صار قير وطا يرشّ عليه ماء ورد قطرة بعد قطرة ويضرب

---

١ فهذه] فهذا V | فهذه الأشياء] om. ד | الأشياء] אשר אזכרם add. ס | أوّلها] פגהמנר om. | عصيدة] عصارة V | حوّارى] حواره L | شيرج] سيرج Q | أو شحم] وشحم LNQ || ٢ إليها] إليه P | شيء] يسير LNRQP | كان] فإنّ NQ | تسكين] تسخين L : יותר מחמם ד || ٣ المشمش] المشماش R | يحلّ] بخلّ LNQ | ميعة] مايعة LNQ | سائلة] سيبله L || ٤ به] فيه L || ٥ أو شحم] وشحم R : أو L | إنْ لم يجد بطّ] om. L : om. ס : وإنْ لم يوجد بطّ R : إنْ لم يوجد بطّ NQP || ٦ وزعفران] ان add. N | ويطلى به بعد ما يضاف إليه صفرة بيض ويسير زعفران] ويضاف إليه صفرة البيض RQ : ويضاف إليه صفرة بيض LN | صفرة] om. V || ٨ بن] ابن LRQ : ن N | وافد] وافر RV | يؤخذ] om. NQ | أوقية] وقية L || ٩ ثلاث] ثلث NRP : שלישית ד | أواق] أوقية NRP | ويجعله] ويجعلان R : ويجعل LNQ | إناء] آنية LNRQP | وتجعل] ويجعل LR | الإناء] الآنية LNRQ | والنار] وإذا صار R || ١٠ الشمع] om. V | وإذا] فإذا LNQ | قير وطا] قير وطيا LNRQ

a spoon,[185] and leave it on the fire until nothing of the rosewater is left, and [then] apply it; for it has, as he said, a wonderful alleviating effect immediately.[186]

(7) Another one, mentioned by al-Rāzī: [Take][187] two dirhams of washed zinc oxide and one dirham of Indian lycium (*Rhamnus infectoria*) juice. Knead this with wax salve prepared from oil of roses and white wax.[188]

(8) Another one, mentioned by Ibn Sīnā: [Take] one part each of melilot, peeled lentils, and marshmallow; pulverize this and sieve it and combine it with egg yolk and oil of roses; and[189] insert it as a suppository, or use it as an ointment.[190] And [the following remedy] belongs to that which alleviates [the pain][191] and reduces the swelling: Dissolve duck fat in rose oil and mix this—[that is,] one ounce of it—with one-eighth of a dirham of saffron [and] one dirham of bdellium, pulverized and sieved like a powder, and [apply it] as a suppository.[192]

(9) One of the strongest compounds in alleviating [the pain][193] is that mentioned by Ibn Sīnā. Its composition is: [Take][194] two dirhams each of sagapenum [gum resin of *Ferula scowitziana*] and bdellium, one dirham of liquid storax, half a dirham of opium, [and] one and a half ounces of the oil of apricot kernels; dissolve these resinous substances in oil over fire; then throw half a dirham of pulverized castoreum[195]

بالملعقة ضربا جيّدا وهي على النار حتّى لا يبقى شيء من ماء الورد ويستعمل فإنّه قال يسكّن تسكينا عجيبا لحينه.

(٧) آخر ذكره الرازي توتية مغسول درهمان خولان هندي درهم يعجن ذلك بقير وط معمول من دهن ورد وشمع أبيض

(٨) آخر ذكره بن سينا إكليل الملك وعدس مقشور وخطمي من كلّ واحد جزء يسحق ذلك وينخل ويجمع بمحّ البيض ودهن الورد ويحتمل أو يدهن به وممّا يسكّن محلّل الورم أن يحلّ شحم بطّ في دهن ورد ويضاف إليه أوقية من هذا وثمن درهم من زعفران ودرهم مقل مسحوق منخول كالكحول ويستعمل احتمالا.

(٩) ومن أعظم المركّبات تسكينا هو هذا الذي ذكره ابن سينا صفته سكبينج ومقل من كل واحد درهمان ميعة سائلة درهم أفيون نصف درهم دهن نوى المشمش أوقية ونصف تحلّ الصموغ في الدهن على النار ثمّ يلقى عليها نصف درهم جندبادستر

---

١ جيّدا] מבלי השקט add. ס | حتّى] om. L : N² | يبقى] يتقل R : تقبل LNQ | شيء] شيئا LNQ | ماء الورد] الماء ورد P | ويستعمل] فيستعمل L | قال] om. L || ٢ لحينه] لساعته LNQ || ٣ الرازي] יקח ג add. | توتية] توتيا LNQP : End of R | مغسول] مغسولة LQ | درهمان] درهمين LNQ | خولان] خولنجان NQ | يعجن] تعجن LNQ || ٤ بقير وط] بقير وطا LNQ | من دهن] بدهن LNQ || ٥ بن] ابن NQ : ن L | الملك] ملك L | جزء] End of P || ٦ يسحق] تسحق LNQ | ذلك] تلك الأجزاء L | وينخل ويجمع] وتنخل وتجمع LQ | بمحّ] بماء LNQ | ويحتمل أو يدهن به] ויעשה ס | أو يدهن] ويدهن LNQ | يسكّن] הכאב פסגהמנ add. | محلّل] ويحلّل LNQ || ٧ بطّ] البطّ LNQ | ورد] الورد LN | أوقية] وقية L | من] om. LNQ || ٨ منخول كالكحول] ومنخول كالكحل LNQ | ويستعمل احتمالا] ويحتمل LNQ | احتمالا] או יניחנו עליהם אם הם מחוץ add. ס || ٩ تسكينا] تسكين NQ : تسخين L : הכאב פסגהמנ add. | هو] om. LNQ | ابن] ن N | صفته] وصفته NQ : صفه L : ילקח ג add. | سكبينج] سكبانج NQ || ١٠ درهمان] درهمين LNQ | ميعة سائلة] emendation editor (sic k) : ميعا سائلا V : مايعة سائلة LNQ | دهن] om. V | أوقية] وقية L || ١١ الصموغ] الجميع L

onto it; stir this [mixture] thoroughly; and insert it as a suppository or apply it as an ointment.[196] One should apply this remedy only when[197] one has exhausted all other means and the pain does not subside. Lead extract alone alleviates the pain if it is prepared with one of the aforementioned oils or with butter that has been melted and whose froth has been removed. This is the most effective remedy for reducing [the swelling] and alleviating the pain. It has been said that fat of a skink [*Scincus officinalis* Laur.] with oil of roses has a wonderful specific property to alleviate the pain of hemorrhoids.[198] One should use one of these topical remedies in the case of pain and swelling only when they are actually hot.

مسحوقا ويدعك ذلك دعكا جيّدا ويحتمل أو يدهن به. وهذا لا ينبغي أنْ يعمل إلاّ إذا أعيت الحيل ولا يسكن الوجع. وعصارة الرصاص وحدها تسكّن الوجع إذا عملت بأحد الأدهان المتقدّم ذكرها أو بزبد قد أغلي وأزيلت رغوته وهذا أبلغ شيء في التحليل وتسكين الوجع وقيل إنّ لشحم السقنقور مع دهن الورد خصوصا عجيبا في تسكين وجع البواسير ولا ينبغي أنْ يستعمل شيء من هذه الأدوية الموضوعة في حال الوجع والتورّم إلا وهي حارّة بالفعل.

---

١ مسحوقا] مسحوق LNQ : منخول add. LNQ | دعكا جيّدا] دعك جيّد NQ | أو يدهن] ويدهن LNQ || ٢ ولا] ولم LNQ k | وعصارة ... الوجع] om. L || ٣ المتقدّم] التي تقدّم NQ | أغلي] غلي LV | وأزيلت] وأزلت V : وأزالت emendavit k | وهذا] وهذه k | شيء] om. LNQ || ٤ في] في شافي NQ : في شفاء L | وتسكين] وسكن L | لشحم] شحم LNQ | السقنقور] السنقور LN | الورد] له add. Q | خصوصا عجيبا] خصوصية عجيبة LNQ : خصيصا عجيبا k || ٥ البواسير] البواسر V : البواسير k | شيء] شيئا V | هذه] هذا V : هذه k | الموضوعة] om. L : الموضوعية N || ٦ إلاّ] om. V | بالفعل] om. L

Chapter Seven

On the fumigations that should be prescribed for this illness

(1) The remedies with which hemorrhoids are fumigated, dried,[199] and shrunk and that can be easily found are the following: resin from the sandarac tree [*Callitris quadrivalvis*], leek seed, snake's skin, colocynth [*Citrullus colocynthis* Schrad.], cotton[200] seed, harmel [*Peganum harmala*] seed, henbane [*Hyoscyamus albus* var. *niger*] seed, long birthwort [*Aristolochia longa*], [and] fenugreek [*Trigonella foenum graecum*] root. The physicians say that all these, [if] used as fumigations singly or compounded, are beneficial for the[201] illness of flatulence.[202]

(2) One of the compound remedies [to be used] for fumigation is [the following]: Take one part each of leek seed and of resin from the sandarac tree [and] half a part of bdellium; knead this with honey and fumigate with it.

الباب السابع

في ما ذكر لهذا المرض على جهة البخورات

(١) الأدوية التي يبخّر بها البواسير فتجفّفها وتذبلها وهي ممّا يسهل وجوده وهي هذه سندروس بزر كرّاث جلد حيّة حنظل حبّ القطن حبّ الحرمل بزر البنج زراوند طويل أصل الحلبة هذه كلّها قالت الأطبّاء يبخّر بها مفردة أو مجموعة فتنفع من علّة الأرواح.

(٢) ومن المركّبات للبخور يؤخذ بزر كرّاث وسندروس من كلّ واحد جزء مقل نصف جزء يجن بعسل ويبخّر به.

٢ البخورات] البخور LNQ || ٣ يبخّر بها البواسير] يبخّر البواسير بها NQ : تبخّر البواسير L | البواسير] البواسر V : البواسير k | فتجفّفها] om. פגמנ | وتذبلها] وتدخلها k : وتذبلها k emendavit | وهي] وهو k | ممّا] ما LNQ | وهي] هي L || ٤ بزر] وبزر NQ | حنظل] om. LNQ | البنج] بنج LNQ : حبّ الأسرار وهي حشيشة السرور add. NQ || ٥ أصل الحلبة] أصول الحلفا LNQ | أو مجموعة] ومجموعة V | فتنفع] فينتفع L || ٦ الأرواح] الأوجاع LNQ : أرواح k : הטחורים ס : של הטחורים מ add. : של טחורים דנ add. || ٧ للبخور] أنّ add. LNQ || ٨ جزء] om. k | يجن] تعجن LQ

(3) The fumigation[203] should be carried out in the following way: Dig a hole in the ground and make a coal fire in it. Cover the hole with an earthen pot [by] putting it upside down on the hole, and make a hole the size of a walnut in the bottom of the pot. Wrap a garment around the pot [and cover it] with earth so that nothing of the vapor escapes except through the opening in the pot. Then[204] throw some of the substance to be used for the fumigation on the fire through the opening in the pot. When the smoke rises, the [patient] should sit down on the pot, put his garments around him, and lower the round part of the buttocks as far as possible.[205] When he feels that the smoke[206] has finished, he should stand up and throw some more[207] [into the pot] and then once again sit on the bottom of the pot, as he did initially. One should do so for three consecutive times in one hour and should apply [this kind of fumigation] once a week.[208] This is the amount [of information] that [your] servant thinks is very useful and that can be derived from a book. As[209] for letting blood from [those hemorrhoids] from which no blood streams, or stopping the blood [flow] if it is excessive, or excising [hemorrhoids], or the ingestion of purgatives, if this becomes necessary in whatever circumstance—all this does not belong to that which should be included in this treatise.

(٣) وصفة التبخير أنْ يحفر حفرة في الأرض يكون فيها نار الفحم وتغطى الحفرة بقصرية فخار تكبّ على الحفرة ويكون قاع القصرية مثقوبا قدر الجوزة ويلفّ ثوب حوالي القصرية مع الأرض حتّى لا يخرج شيئا من البخار إلاّ من ثقب القصرية ثمّ يرمى من الشيء الذي يبخّر به على النار من ثقب القصرية فإذا طلع الدخان جلس الشخص على القصريّة وأدار الثياب حوله ويرخي عجل المقعدة ما أمكن فإذا أحسّ بالدخان قد نفذ يقوم ويرمي شيء آخر ويرجع ويقعد على قعر القصرية كما فعل أوّلا. يفعل هذا ثلاث مرّات متوالية في ساعة واحدة ويعتمد مثل هذا في كلّ جمعة دفعة. هذا قدر ما رأى الخادم أنّه يعظم نفعه ويمكن أنْ يستفاد من كتاب. وأمّا تسييل الدم ممّا لا يخرج منها دم أو قطع الدم إن أفرط أو ما يقطع منها أو شرب الأدوية المسهلة إن احتيج إليها في حالة من الحالات فليس ممّا ينبغي أنْ يوضع في هذه المقالة ولا يستنفع بها أيضا

---

١ التبخير] البخور LQ : לזה החולי ס add. | حفرة في الأرض] في الأرض حقرة LQ | الحفرة] حفرة k || ٢ قاع] قاعت Q | مثقوبا] مثقوبة Q : مثقوب L | ويلفّ ثوب حوالي] ويلف ثوبا حول NQ : يلف ثوب حول L || ٣ شيئا] شيء LNQ | البخار] البخور LNQ | ثمّ يرمى من الشيء الذي يبخّر به على النار من ثقب القصرية] פגמנ om. || ٤ الذي يبخّر] المتبخّر LNQ | ثقب] على add. V | القصرية] قصرية k | على] ثقب add. LNQ || ٥ حوله] om. LNQ | ويرخي] ويرفع k | عجل] عسل V : سل k | المقعدة] مقعدة NQ | أمكن] כדי שיקבל העשן בה יפה ס add. | أحسّ بالدخان] حسّ نار الدخان LNQ : أحسب الدخان k || ٦ يقوم] فيقوم Q : ويقوم N | شيء آخر] شيئا أخرى LNQ | آخر] من البخور add. NQ | كما فعل أوّلا] om. L | يفعل] ويفعل LNQ | هذا] هكذا NQ : هذه k | ثلاث] ثالث V : ثلاث k || ٧ ويعتمد مثل هذا] يفعل L | قدر] om. NQ || ٨ الخادم] المملوك الخادم NQ | ويمكن] ما يمكن V | من] ما V | وأمّا تسييل الدم ممّا لا يخرج منها دم أو قطع الدم إن أفرط أو] om. V : פמסגדנ om. | تسييل] تسهيل L : تسيل k | لا] لم L || ٩ احتيج] احتاج L || ١٠ الحالات] الحلات V | هذه] هذا V | أيضا أحد] inv. NQ

Nor would any one among those who look into any of these matters according to what is stated in the medical handbooks and encyclopedias benefit from it. On the contrary, sometimes someone who proceeds on the basis of books suffers severe harm, for remedies that make the blood flow or that retain it if it is excessive, or purgation of the bowels, or excision of the hemorrhoids should only be performed by an experienced physician[210] who takes into account the temperament of the patient, his age, [his] strength, the current time [of the year], and how far other illnesses and symptoms are associated with this illness.[211] All this should be directed by him in accordance with the situation at hand. May God—He is exalted—strengthen[212] the health of our master and relieve him of all this by[213] His grace, magnanimity, beneficence, favor, and goodness.

أحد ممّن ينظر في شيء من ذلك في ما قيل في كتب الطبّ والكنانيش الجامعة بل قد ربّما يتأذّى فاعل ذلك من الكتب أذية عظيمة إذ لا ينبغي أنْ يستعمل أدوية إطلاق الدم أو حبسه إنْ أفرط أو إسهال الطبع أو قطع البواسير إلاّ الطبيب المباشر الذي يعتبر مزاج المريض وسنّه وقوته والوقت الحاضر وما اقترن بهذا المرض من أمراض أخرى وأعراض ويدبّر لكلّ ذلك بحسب الحال الحاضر والله تعالى يمكّن صحّة سيّدنا ويغنيه عن جميع ذلك بمنّه وكرمه وطوله وفضله وجوده.

---

١ ممّن] فمن Q | ذلك] هذه الأمور NQ | في ما] ما قد L: قد NQ | كتب] كتاب NQ | والكنانيش الجامعة بل قد ربّما يتأذّى] ان Q | والكنانيش الجامعة] أو الكنانيش الجامع L || ٢ ربّما] بما N | الكتب] يجلب add. Q | لا ينبغي أنْ يستعمل] ينبغي أنْ لا يستعمل NQ: ينبغي أنْ تستعمل L: כי ראוי שיעשה פג | أدوية] L^2 || ٣ أفرط] إفراط V | أو إسهال] وأسهل L | البواسير] البواسر V | الطبيب المباشر] طبيب مباشر عارف Q: الطبيب المباشر العارف N: الطبيب العارف L || ٤ أمراض أخرى وأعراض] الأعراض الآخر V || ٥ ويدبّر لكلّ ذلك] وتدبير كلّ ذلك NQ: ويدبّر كلّ واحد L | تعالى] هو add. LQ | يمكّن صحّة] يكمل LNQ || ٦ ويغنيه عن] ويعينه على LNQ: وينفه k: وينفاه emendavit k | بمنّه ... وجوده] بمنّه وكرمه إذ هو ولي ذلك سبحانه والحمد لله وبه أثّق وهو حسبي ونعم الوكيل تمّت الرسالة الطبيّة في البواسير تأليف מרינו ורבינו משה ב״ר מימון הספרדי זצ״ל בעזרת שדי בהל״ו Q: بمنّه وكرمه إذ هو ولي ذلك سبحانه والحمد لله وبه أثّق وهو حسبي ونعم الوكيل تمّت الرسالة الطبيّة في البواسير تأليف מרינו ורבינו משה ב״ר מימון הספרדי זצ״ל ושלמא דרבנן ברוך שסייעני להשלימה N: والحمد لله وبه أثق تمّت الرسالة بحمد אלי״ו تعالى سبحانه L

[Manuscript **V** adds the following recipe:]

The composition[214] of a syrup that softens the stools and is good [for them]: [Take] ten dirhams of senna [Meccan senna (*Cassia acutifolia* Del., *Cassia angustifolia* Vahl., or *Cassia obovata* Coll.) or Spanish senna—probably the folioles of the bladdernut tree, *Colutea arboreacens*], eight dirhams of oxtongue, twenty leaves each of fresh roses and nenuphar (*Nymphaea lotus* and *Nymphaea caerulea*), half an ounce of Iraqi[215] violets, one dirham each of nard and mastic, and three dirhams of anise. Soak these remedies in three raṭls of hot water for a day and a night. The next day they should be boiled a few times, and all of it should be macerated and filtered over thirty[216] dirhams of husks[217] of old Indian laburnum. Strain all this over two raṭls of sugar and let it assume the consistency of a syrup. Then take three ounces of it with hot water in which fennel has been boiled. He says that one should also pay attention to one's reaction [to this drug]. For if one gets severe diarrhea, one[218] should take it only if one suffers from constipation; but if [the ingestion of this remedy] merely softens [one's stools], one may take it for two or three consecutive days, according to the effect one observes. May God provide benefit with it, if it is His will. Completed in Murcia in the new moon of Adar, in the year 1461, thank God. I have copied it from a book that was written in Málaga and completed on the last[?] fifth day, on the twentieth of the month Marcheshwan, in the year 5017 since the Creation [1257 CE].

◆

Manuscript V adds the following recipe:

نسخة الشراب الملين للطبع نافع سنا عشرة دراهم لسان ثور ثمانية دراهم ورد طري ونيلوفار من كلّ واحد عشرون ورقة بنفسج عراقي نصف أوقية سنبل ومصطكى من كلّ واحد درهم أنيسون ثلاثة دراهم تنقع الأدوية في ثلاثة أرطال ماء حارّ يوما وليلا ومن الغد يغلى غليات قليلة ويمرس الجميع ويصفّى على ثلاثين درهما فلوس خيار شنبر قديم ويصفّى الجميع على رطلين سوكر ويؤخذ له قوام الأشربة ويؤخذ منه ثلاثة أواق بماء حارّ قد غلي فيه رازيانج قال ويعتبر إجابته فإن أسهل إسهالا كثيرا يجب أن لا يتناول إلاّ عند تحجّر الطبع وإن ألان فقط يتناول اليومين متوالية أو ثلاثة بحسب ما يرى من فعله والله ينفع بذلك إن شاء الله. كملت بمورسيا ראש חדש אדר שנת רכ״א ש״ל. והעתקתיהו מספר שנכתב במלאקא והושלם في يوم خامس ماضي عشرين يوما من شهر مرحشون سنة خمس ألف وسبعة عشر للخليقا

١ الشراب] شرب k : השר אבו עמרם **פ** .add || ٢ عراقي] **פדמנ** .om || ٤ ثلاثين] ג׳ **פמנ** | فلوس] **פסדמנ** .om || ٥ سوكر] سكر k | الأشربة] الشربة k || ٦ إجابته] إنابته k || ٧ يجب أن لا يتناول] יעזבהו ולא יקח ממנו **פמנ** : יניחהו ולא יקח ממנו **ס**

The Hebrew Translation by Moses ben Samuel ibn Tibbon

(1) אמר משה בן עבד האלהים הקרטבי: היה בחור אחד מאנשי השכל והחכמה נכבד ונדיב מי שהנאני ענינו והפיק אלי עבודתו מצאהו חולי הטחורים ויתעוררו בו קצת העתים ורפא אותם במה שהיה המנהג לרפאותם עד שינוח כאבם ויכנס מה שיצא מן התוספות ההם לפנים מן הגוף והיה שב לעניינו בבריאות. ובעבור שנכפל זה עליו פעמים רבות חשב לחתכם לעקור החולי הזה מעיקרו עד שלא ישוב אליו עוד. והודעתיהו מה שיש בו מן הסכנה עם היות אלו התוספות לא נתאמת אם הם מן הכת שראוי לחתכם אם לא עם היות קצת האנשים חתכו אותם והתחדשו בהם תוספות אחרות כי הסבות המולידות לתוספות משונות היו נשארות בהם. ולכן נתחדשו בהם אחרות. ובחרתי אליו הנכונה וזכרתי לו הפנים האמתיים המבריאים מזה החולי וכל מה שדומה לו מן החליים הנושנים או הממעט לאילו החליים עד שיקל אותותם או לא ישאר להם כי אם רושם קטון מאד.

1 אמר] מאמר הטחורים להרב הפילוסוף רבינו משה זצ"ל אמר פ : המאמר בטחורים אמר ה | האלהים הקרטבי] האלהים הישראלי הקרטבי פ : האלהים הישראלי והקרטבי ה | היה] וזה ר | אחד] om. רנ || 2 נכבד] ונכבד ה | שהנאני] שהביאני ג | אלי] עלי ה | מצאהו] מצאתהו זנ | בו] om. ג || 3 העתים] עתים ג | ורפא] וירפא ר | שהיה] שיהיה ר : ז om. | המנהג] מנהג פהג || 4 ובעבור שנכפל זה עליו פעמים רבות חשב לחתכם לעקור החולי הזה מעיקרו עד שלא] om. נ | שנכפל] שנפל ה : שנכפל זה עליו פעמים רבות חשב לחתכם לעקור om. ר || 5 לעקור] ולעקור ה || 6 אלו] לו המנ | נתאמת] אצלי add. ג || 7 אם] עם נ | והתחדשו] וחדשו ה | בהם] om. ר | תוספות] התוספות פ || 8 משונות] הראשונות פגהר : המשונות נ || 9 הנכונה] הנכונות ה | הפנים האמתיים המבריאים מזה החולי וכל מה שדומה לו] om. פ || 10 שדומה] om. ה | הנושנים] הישנים ה | הממעט] הממעטים ר : המעט פגה | אותותם] סימניהם ר || 11 רושם] ראשם(!) נ : ראש ה

(2) והיא ההנהגה הטובה אשר ילך עליה בעת הבריאות מבלתי טעות ולא נזק וזה בהסתפק באכילה מה שיועיל כפי מה שראוי ועזוב כל דבר מזיק לחולי ההוא. וזאת היא הדרך אשר יקשה על כל החולים והבריאים וישובו מתרעמים על הרופא ומייחסים המלאכה מקצרת. ובקש ממנו בעבור מה שגדל עליו מן הכאב שאשים לו הנהגה יתנהג בה תמיד ועשיתי לו המאמר הזה הקצר רב התועלת כי אני כוונתי בו מן ההנהגה מה שיקל סבלו על הבחורים המתענגים ואין הכוונה בו הנהגת הבריאות על השלמות והתכלית ולא להכביד בכל הפנים אשר בהנהגת זה החולי ושמתי אותו שבעה שערים:

השער הראשון: מאמר כללי בהטיב הבישולים.

השער השני: הדבור במאכלים אשר ירחיק בעבור זה החולי.

השער השלישי: במאכלים אשר יכוון אליהם בעבור החולי הזה.

השער הרביעי: ברפואות הנפרדות והמורכבות אשר ירגיל לקיחתם.

השער החמישי: ברפואות המונחות אשר ירגילם גם כן.

השער הששי: במה שיסמוך עליו מן ההנהגה כאשר יתעורר זה החולי.

השער השביעי: במה שיתנהג בחולי הזה על צד העישונים.

---

1 מבלתי טעות ולא נזק] מבלי לאות ולא קוצר רוח ולא נזק **ר** || 2 באכילה] באכילת **נ** | מזיק] המזיק **ה** || 3 וזאת] זאת **פהנר** | יקשה] דרכה **פגהנר** add. | והבריאים] **ה** om. || 4 ממנו] ממני **פגהר** || 5 הנהגה] ההנהגה **נ** | יתנהג] שיתנהג **ג** | המאמר הזה הקצר] המאמר הקצר הזה **ג** : זה המאמר הקצר **ר** | אני] **פגה** om. | כוונתי] זאת **פ** add. | בו] לו **ר** || 6 סבלו] לו **נ** add. || 7 בכל] על כל **ר** | זה] זאת **פ** | ושמתי אותו] ושמתיו **ג** | אותו] בו **ר** || 9 הבישולים] הבישול **פגהנר** || 10 השער] **ר** om. | ירחיק] ראוי שירוחק **ס** | בעבור זה] בזה **פגה** | זה החולי] זהחולי הזה **ר** || 11 השער השלישי] השלישי **ר** | החולי הזה] זה החולי **פג** | הזה] **ר** om. || 12 השער] **ר** om. | ירגיל] ירגילו **פ** || 13 השער] **ר** om. | ירגילם] ירגיל בו **ה** || 14 השער] **ר** om. | יתעורר] תעורר **ה** || 15 השער] **ר** om. | שיתנהג] שנהיג **ר** | בחולי] לחולי **גהר** : על חולי **פ**

השער הראשון: מאמר כללי בהטיב הבישולים

(1) דע כי רוב החליים וגדוליהם אמנם התחדשם הוא בעבור רוע בישול באסטומכא כי המאכל אשר יפסד בשולו באסטומ׳ יהיה ההפסד ההוא גם כן הולך בבישול השני אשר בכבד ובבשול השלישי אשר בשאר האברים. והפסד הבישול יתחדש למה שיאכל מצד המאכלים באחד מד׳ פנים: אם מכמותם או מאיכותם או מרוע סדרם או מעת לקיחתם ואנחנו נבארם אחד אחד.

(2) אמנם הכמות עניינו ריבוי מה שיאכל וישתה כי המאכלים הטובים ואילו היו בתכלית הטוב כאשר תמלא האסטומ׳ מהם ירע בישולם. והניאות במה שיסמוך בזה שלא ישלים תאותו אבל ימשוך האדם ידו בעוד שנשאר מן התאוה שארית וישים הכוונה מן האסטומ׳ שלא תמשך עד שתצא כבועא. כי מן האנשים מי שתהיה תאותו חזקה עד שתמשך האסטומכא זאת המשיכה והוא עם זה יתאוה.

ואולם האיכות עניינו שלא יהיה המאכל איכות רע כי המאכלים הרעים אפילו יתבשלו בשול טוב לא יתיילד מהם דם טוב. והקודם ממה שיסמוך עליו בזה שלא יקח מן המאכלים מה שחמימותם ניכרת כחרדל ולא מה שקרירותו ניכר כקישואים. ולא מה שבו מרירות ניכר ככרפס והבליגאינש והקלקס או חדוד נכר כבצלים והשומים והצנון ולא חמוץ כחומץ והלימונש. וכן יהיה נשמר מכל מזון שיהיה לא ריח רע ומוסרח כמו

---

1 הבישולים] המאכלים נ״א הבישולים ג || 2 כי] om. נ | וגדוליהם] וגידוליהם מ | אמנם התחדשם הוא] התחדשם אמנם הוא ר | רוע] רוב פ | באסטומכא] האסטומכא פגהנר || 3 אשר] כאשר פגהר | באסטומ׳] באסטומכה פ : באסטומכא ה | הולך] om. ה || 4 בשאר האברים] באברים ה || 5 באחד מד׳] בארבעה ר | באחד מד׳ פנים אם מכמותם או מאיכותם או מרוע סדרם. או מעת לקיחתם ואנחנו] om. נ | אם] או גה || 6 ואנחנו נבארם] ונבארם ה || 7 מה שיאכל וישתה] המאכל והמשקה ג | ואילו] ולו ר | היו] היה ג || 8 והניאות] והקרוב ר || 9 האדם] אדם ה : ditt. נ | ידו] om. נ : בו ג | שנשאר] שתשאר ג || 10 מן האסטומ׳] באסטומ׳ ג | תמשך] תמשוך ג | כבועא] רעבה ה : כבועה ר | מי] om. גה | שתהיה] om. ה || 11 שתמשך] שתמשוך נ || 12 המאכל] למאכל ר | איכות] מאיכות ג | אפילו] ואפילו גהנ : ולו ר || 13 דם] בשול פגה || 14 המאכלים . . . השער השלישי: במאכלים אשר יכוין בעבור החולי הזה] (to 3.0) om. ה | שחמימותם] שמחמימותם נ : חומם ג | ניכרת] נכר ג | ניכר] נכרת ר || 15 שבו] ש- ר | והבליגאינש] והבליגאיניש נ : והבדנגאן ג : ובלינג׳ייש(?) פ : והבלנגאן ר | והקלקס] om. פגר || 16 חמוץ] חמימותו ר : כאתרוג ג add. | והלימונש] והלימונץ פר | וכן . . . ומה שדומה להם] om. פגר

הכאו והציר אל כבאב ומה שדומה להם. ובכלל יכוין מה שהגובר בטעמו התפלות והמתיקות והשמן כמיני הלחם הנהוגים או מיני הבשר והבצים הנהוגים והדבש והסוכר והדומה להם מן העפושים וכן מה שלן מן הבישולים שהתחיל בו העיפוש ומה שהתחיל בו העיפוש מן הפירות והשמנים מזה ישמר מאד מאד.

(3) אמר גאלינוס בזה הלשון המאכלים והמשקים יולידו הפסד כמו מה שיולידו הסמים הממיתים.

(4) ואולם רוע סדרם הוא שיקדים מה שראוי לאחר אותו וזה הטוב והניאות הוא שיקח האדם תבשיל אחד ואם אי אפשר מבלתי לקיחת בישולים רבים יקדים הקל שבמאכלים ויאחר הקשה ויקדים הירקות השלוקות לפני הביצים ויקדים הבצים לפני בשר העופות ובשר העופות לפני בשר הצאן. וכן יקדים מה שירכך הטבע ויאחר התבשיל שיכנס בו סומק או מי רימונים.

מן השער הזה גם כן מקום שתיית המים. וזה כי שתיית המים הקרים קודם האכילה מזקת מאד מולידה חליים קשים ושתייתם תוך הסעודה נזקם למטה מהקודם אבל היא מזיקה בבישול המאכל והטוב שבעתים ללקיחת המים הוא אחר האכילה כשעה.

(5) ואמנם עת לקיחתו הוא שאינה ראויה האכילה כי אם אחר הרעב האמתי וישמר להכניס מאכל על מאכל וכן לא יאכל כי אם אחר שיקדים התעמלות או התנועה תעורר החום קצת התעוררות ויזהר מהתנועה אחר האכילה עד שתתבשל וכל תנועה אחר האכילה מפסדת הבשול ר״ל כל תנועה תנועת התעמלות או תנועת המשגל או המרחץ או תנועה נפשית וכאשר יסמך על זה השעור אשר זכרנו בלקיחת המאכל והמשתה היה זה מספיק מאד בטוב הבישול בכלל.

---

1 הכאו] = *אלכאמך | שהגובר] עליו ג add. | התפלות] תפלות ג || 2 מיני] מי מ | והדבש] ולא יקח הדבש ג || 3 שהתחיל] שהתחילו גנר | ומה שהתחיל בו העיפוש] נ om. || 4 מזה] ומזה גנ || 5 והמשקים] המעופשים פ add. : המתעפשים ג add. | הפסד] ההפסד ר | כמו] כפי ר | מה] ג om. | שיולידו] ר om. || 7 סדרם] עכולם מנ | הוא] מה ר add. | וזה] כי ר add. || 8 יקדים] יקח ג || 9 הקל] הדק פגר | השלוקות] השלוקים ר | ויקדים הבצים] נ om. : והבצים ג || 10 ובשר העופות] והעופות יקדים ג : ובשר העופות יקדים גר : יקדים פ || 11 סומק] סומאיק נ : סומאק פג : הסומאק ר | או] ו- ר || 12 מן] ומן פנר | גם כן] ר om. | וזה כי שתיית המים] ג om. | הקרים] ר om. || 13 מזקת] מזיק ר | מולידה] מוליד ר | נזקם] ג om. : נזק ר : נזקה פנ | נזקם למטה מהקודם] למטה מהקודם יהיה נזקם ג | היא] הוא ר || 14 מזיקה] מזיק ר : מאד פ add. | כשעה] בשעה סגנ || 15 שאינה] שאינינה ג | האכילה] לאכילה ג || 16 וישמר להכניס מאכל על מאכל] ר om. | התעמלות] ההתעמלות פג | התנועה] תנועה פנ || 17 החום] חום ר | שתתבשל] שיתבשל ר || 18 האכילה] אכילה גר | התעמלות] עמל ג | המשגל] משגל גנר || 19 המרחץ] מרחץ פגנר | השעור] השער פגמנ | בלקיחת המאכל והמשתה] פ om. || 20 היה זה] הוא דרך ג

השער השני: במאכלים אשר ירחיק בעבור החולי הזה

(1) כבר נודע כי היולד רוב אילו הטחורים הוא מליחה שחורה ואולם הולדם מריבוי הדם הוא מעט ויותר מעט מזה הולדם מלחה לבנה והנראים תמיד הם המתיילדים מהמרה השחורה וזה כי הדם כאשר ירבה בו הליחה השחורה יתעבה הדם ויעכר וימאסוהו האברים ותדחה הליחה ההיא מאבר אל אבר עד שתרד העכירות ההיא והשמרים ההם בתחתית הגוף לכבדותם ועובי חמרם ויתמלאו מהם גידי פי הטבעת וימשכו ויתרחבו וישיגם חום המקומות ההם ולחותם ויתיילדו התוספות ההם והם הטחורים.

(2) ומהם מה שיתפתחו וזבים והוא הקל ומהם מה שהם סתומות לא יזוב מהם דבר ואותם אשר יזובו אין ראוי להפסיק זיבתם כי הוא ביטחון מחליים קשים מאד מהם השטות ומיני המלנכוניאה וחולי הנופל. ואותם אשר לא יזובו ראוי שיזיב דמיהם או יחתכו אם אפשר ואין דבר מזה כוונת המאמר הזה כי לא חובר להסתפק בלתי רופא ולא להשלים רפואת מיני החולי הזה.

(3) ואומנם זכרנו מה שזכרנוהו כדי שידע אדוני יגדל שלומו כי עיקר הדברים בעניינים השמירה מלקיחת המאכלים המולידים המרה השחורה והמעבים הדם והמעכירים אותו כמו הפולים והעדשים והיישאש והכרוב והבליינינש והדגים ובשר השור והעזים והבשר המליח. וכן המאכלים העבים כמו החטה המבושלת והעיסה המבושלת והתמרים והגבינה הישנה ולחם מצה ולחם בלתי אפוי כל צרכו. וכן המאכלים רב המותרות כעופות המים וראשי הבהמות וכן כל מה שישחיר הדם או ייבשהו כמו המורי

---

1 השער] פרק נ | החולי הזה] זה החולי ג || 2 היולד] הולדת ג | ואולם] ואמנם נר || 3 מעט מזה] מזה מעט יהיה ג || 4 וזה כי הדם כאשר ירבה בו הליחה השחורה] om. מנ | ירבה] תרבה ג || 5 ההיא] ההוא ג || 6 גידי] גידים פ || 7 ההם] om. פר | והם] שהם ג || 8 מה] מי ר | וזבים] ויזובו פגנר || 9 הוא] היא פנר | קשים] מאד add. פג | מאד] מהאד ר || 10 מהם] והם ג : הם פ | השטות] מעט השטות ר | ומיני] ו- ג | המלנכוניאה] המלאנקוניא ר : המלאנקוניאה פ : המלאנכוניא ג | שיזיב] שיזובו ר || 11 מזה] מזיק פ | המאמר הזה] זה המאמר ר | בלתי] מבלתי פגנר || 12 להשלים] השלים נ | רפואת] om. ג : רפואות נ || 13 שלומו] שמו ר | עיקר הדברים בעניינים השמירה מלקיחת המאכלים המולידים המרה השחורה והמעבים הדם] om. נ | הדברים] הדבר פג || 14 בעניינים] הוא add. ג : בעניינם ר | המרה] om. ג : המרירה פ || 15 והמעכירים] והעוכרים ר : ומעכירים פ | והיישאש והכרוב] כמו הכרוב ר : והייאשש נ : וגיישאש פ : והישש ג | והבליינינש] והבליינג׳ניש פ : והבילינינש נ : והבלגינש הוא בדנגאן בע׳ ג : והבלינגאן ר || 16 השור] שור נ | המליח] המלוח ג | העבים] מ[1] : הרעים מ : העבים הרעים נ | המבושלת] המבושלים ר || 17 ולחם מצה ולחם בלתי אפוי כל צרכו] ולחם בלתי אפוי כל צרכו ולחם מצה ג || 18 רב] רבי ג | כעופות] כגון עופות ג | המורי] המוריס פגר

והחומץ לאילו כולם לא יקרב בשום פנים. ודע כי מאילו המאכלים הנזכרים ג׳ מאכלים הם יותר רעים בזה החולי ולהם סגולה בהולדתם ויעוררו כאבם. והם הבלינגאנש והתמרים וראשי הבהמות וכלל המאכלים אשר ירחיק מן המאכלים הנהוגים אצלינו הם אילו הי״ח מאכלים והם פולים ועדשים ויישאש והכרוב והבלינגייש והדגים ובשר השור ובשר העזים ובשר מלוח וראשי הבהמות ועופות המים והמצה ולחם בלתי אפוי כל צרכו והעיסה המבושלת והחטה המבושלת והגבינה הישנה והתמרים והתרמוסים הנקראים פייזולש ומן התבלין מה שירחיק גם כן החומץ והמוריס וכבר שמנו אותם נגד העין כדי שיקל לראותם תמיד וירחק מהם ומה שזולת זה מן המאכלים הנהוגים מפורסם וראוי שיכוין תמיד רכות הטבע ויזהר מיבשותו בזה החולי מאד ויהיה הרכבת המאכלים לעולם מרככים כמו לימונייה בזרע קרטם כנרה בלע״ז או מה שיתוקן בסוכר או יבושל בירקות המרככות לטבע כמו הסלקא והמלווא והאספינאגי וימעיט מתבשיל האורז מה שיוכל כי הוא ייבש הטבע עם היות בו גם כן עובי ויזהר מהרבות המלח או התבלין במאכל כי זה ממה שישרוף הדם ויעבהו.

---

1 לאילו כולם] לכל אלו ג | מאילו] אלו ר | הנזכרים] הנהוגים אצלינו פ .add || 2 בהולדתם] בתולדתם גר | ויעוררו] ויעורר ג | הבלינגאנש] הבלייג׳ינש פ : הבליאנגש נ : הבלנגאן ר : הבדנגאן ג || 4 הם] הנה הם ג : הנה פנ | אילו] אלה פ | פולים] הפולים ר | פולים ועדשים ויישאש והכרוב והבלינגייש] הבדנגאן והפולים והעדשים ויישש וכרוב ג | ויישאש] ר .om : וייאשש פ | ויישאש והכרוב והבלינגייש] וכרוב והבלנגאן היישש ר | והבלינגייש] והבלינג׳יניאש פ || 5 ובשר העזים] והעז ג | מלוח] מליח פר || 6 והעיסה המבושלת] ועיסה מבושלת ג | והחטה המבושלת] פג .om | הישנה] ג .om || 7 הנקראים פייזולש] גר .om : הספודלש פ | פייזולש] פיירולש נ | מה] פ .om | מה שירחיק] ירחיק ג | כן] ג .om || 8 כדי] כנגד ר | שיקל] שנוכל ג || 9 מפורסם] ומפורסם ר | וראוי] ר .om | רכות] ברכות ג : דקות נ || 10 מרככים] מורכבים פג : מרכבים ר | לימונייה] למוניא נר | קרטם] הקרטם ר | כנרה בלע״ז] גר .om | כנרה] כנרא נ : בודה פ || 11 בירקות] המבשלות ר .add | המרככות] המרכבות פרנ | לטבע] הטבע ג | כמו] ג .om | הסלקא] הסלקה פ | והמלווא] והמלווש פנר : והכנומא(?) ג | והאספינאגי] ואספינך ג : והאספיניאג׳ פ : והאשפינאק ר : והאספינג נ || 12 ייבש] מייבש ג | היות בו] שבו ג : בו פ | המלח] מלח ג || 13 התבלין] תבלין ג | ממה] במה פ : מה ג

השער השלישי: במאכלים אשר יכוון בעבור החולי הזה

(1) בשר התרנגולות השמנות והמרק שלהם הוא הטוב שיזונו בו בעלי החולי הזה וכן הקטנים מן הצאן מבושל בחלמון ביצה ואכילת חלב הכליות והאליה הצלויה מועיל להם. וכן הגירבאג' והזירבאג' עם שקדים או עם פסתק וסוכר ומעט חומץ והכרתי מועיל בזה החולי בסגולתו יבשלהו ויאכלהו חם בשמן שומשמין או יעשה ממנו עוגה בחלמון ביצה.

(2) וכן מי הזרעונים מועילים מאד אם שיבשל בו מה שיאכל או שבשלו הזרעונים בשמן שקדים וישתה המים ההם. וממה שראוי גם כן שיסמוך עליו לטבל בו הפנים והאגוז האינדי והתאנים היבשים והשמנים מהם יותר טובים ואניס ילקחו אילו מחוברים או נפרדים ומעט מצימוקים עם שקדים גם כן טבול טוב ומה שזולת אלה מן המאכלים הנהוגים לא יכוין אליהם ולא ירחיקם כהרחקת הקודם זכרם בשער אשר לפני זה.

---

1 השלישי] הרביעי ג | אשר יכוון] שיכוון ג | בעבור החולי הזה] עבור זה החולי ג || 2 השמנות] om. מ | והמרק שלהם] om. ג | הוא] והוא ר || 4 הגירבאג'] גרבאג ר : הגיראבנג' פ : הזירבאג' ג : הגירא ה | והזירבאג'] ואלזירבג ר : והזרדאבאג' פ : הזיבג ה : מטעם עשוי מכמון כי זיר בלשון פרס כמון וב<...> הוא תבשיל פ add. | פסתק] פשתוק ר | ומעט] ממעט ה || 5 מועיל] לו ה add. | יבשלהו] יבשלוהו נ : יבשלנו ג | ויאכלהו] ויאכלנו ג | חם] רותח ר | עוגה] פג om. || 6 בחלמון] בחלבון ר | ביצה] פ om. || 7 שיבשל] שיתבשל פ | בו] ר om. | שבשלו] שיבושלו פגר : שיבשלו ה || 8 לטבל] לטפל ר : לטבול ג | בו] ה om. | הפנים] הפאנים ג || 9 האינדי] הנדי פג : ההנדי ר | היבשים] היבשות ג | והשמנים מהם יותר טובים] והשמנות מהם יותר טובות ג | ואניס] ואנוס מנ : ואתם מ[1] : והאניסון ג : ואניסון פ | ילקחו אילו מחוברים או נפרדים ומעט מצימוקים עם שקדים גם כן טבול טוב] ר om. | אילו] אלה ה || 10 גם כן] גה om. || 11 ולא] ה om. | כהרחקת] הרחקת פגה | בשער אשר לפני זה] ר om.

השער הרביעי: ברפואות הנפרדות והמורכבות אשר יסמוך על לקיחתם

(1) והם כל אחד מן המירובלנש החמשה וזה כשישחוק דרהם וחצי מאחד מהם ויחבר אליו כמשקלו סוכר ויאכל האבק במי הזרעונים וכן האניסון יקח ממנו משקל שני דרהם שחוקים עם משקלו סוכר וכן לשון השור ירתיח ממנו משקל ג׳ דרכמונים ויסונן על סוכר וכן המשי הנא יבושל ממנו משקל דרהם ויסונן על סוכר וכן מיץ הענבים יסונן על סוכר או על מן וישתה. וכל עת שייבש הטבע הטוב ממה שירככנו הקסיא פישטולא כי הוא עם שלשולו יזכך הדם ומזה סיג הברזל יוקח ממנו משקל דרהם וחצי ויורחץ אחר שישחקהו ויושלך בחצי ליטרא מיץ ענבים שנתבשל עד שיחסר שלישיתו וישתה וכן המסיש יועיל לטחורים השתייה וההכנסה בפי הטבעת.

(2) ומן המורכבים האטריפל הקטון כל אחת מנסחותיו ומרקחת סיג הברזל כל אחד מנסחותיו וגרגרי המקל הוא הדליום כל אחד מנסחותיו.

(3) וכבר חברתי לאדוני מרקחת ראוי שיתמיד לקיחתו כל הימים זולת ימי חוזק החום וחוזק הקור כי אז אינו ראוי ותהיה לקיחתו כאשר יוקח במים חמים שהרתיחו

---

3 והם] והיא ר | המירובלנש] המירבולנש הר : המרובאליש נ : המראבולנש פ : המירובלנש ה׳ מיני ההלילג ג | כשישחוק] שישחוק פ | דרהם] דרכמון ר || 4 כמשקלו] כמותו ר | סוכר] סוכרי ר : סוכאר ג : סוקרי ה | הזרעונים] זרעונים גהר | האניסון] אניסון גה | משקל] om. ה || 5 דרהם] דרכמונים פר : דרכמני נ | שחוקים] שחוק ג | משקלו] משקל ג | סוכר] סוכרי ר : סוקרי ה : ויאכל ג .add | דרכמונים] דרהם גה | ויסונן] יסונן ה || 6 סוכר] סוכרי ר : סוקרי ה | וכן המשי הנא יבושל ממנו משקל דרהם ויסונן על סוכר] מנ .om | וכן המשי הנא] והמשי החי ג | וכן המשי . . . וישתה] וכן מיץ הענבים יסונן על סוקרי וכן המשי הנא יבושל ממנו משקל הרה ויסונן על סוכרי או על מן וישתה ה | סוכר] סוכרי ר | וכן] ג .om | מיץ הענבים] הר״ז משרת היינזובי מ[1] : הר׳ז משרת היינזובי נ .add || 7 סוכר] סוכרי ר : סוקרי ה | מן] מו מנ : מאן ר : מים ג | הטוב] ר .om : יקח ר[1] | ממה] מה פ | שירככנו] שירככהו ר | הקסיא פישטולא] קשיא פישטולא הנר : קשיא פשטולה פ : הכיאר שנבר ג || 8 יזכך] ירכך ה | ומזה] ג .om : ומזג ה | יוקח] וקח ה | ויורחץ] וירוחץ ג || 9 אחר] אחרי נ : עד ג | ויושלך] וישליך ג | שנתבשל] מבושל ג | שיחסר] שחסר פהנ | וישתה] וישתהו פהר || 10 המסיש] המצי מ[1] : המאסיס ר : המאאסיש פ : המאאסיש נ : הבסבסא ג || 11 המורכבים] הוא ג .add | הקטון] קטון ג : האריקטן ה | אחת] אחד פה | ומרקחת סיג הברזל כל אחד מנסחותיו] גהמנר .om || 12 וגרגרי המקל הוא הדליום כל אחד מנסחותיו] מנ .om | המקל הוא] ר .om | הוא הדליום] ג .om | אחד] אחת ר || 13 ראוי] הראוי פ | שיתמיד לקיחתו] שיתמידהו ה | חוזק החום וחוזק הקור] החום החזק והקור החזק ג || 14 ראוי] טוב ה | ותהיה] וכאשר מ | כאשר יוקח] ג .om | כאשר . . . ממנו] ה .om | שהרתיחו] הרתיחו פנר : שבושל ג

בהם לשון השור והלקיחה ממנו מד׳ דרכמ׳ עד ג׳ תארו הליליג׳ אינדי וכאבולי ובליליג׳ ואמליליג ואניסון מ״א אונק׳ בורק הוא דאליום ח׳ דרכמ׳ ציץ וורדים ד׳ דרכמ׳ משתיק ומאסיש מ״א ג׳ דרכמ׳ אשפיק ב׳ דרכמ׳ שיטרג׳ אינדי הוא קאבשיה ד׳ דרכמ׳ יודקו הסמים וילתתם בד׳ אונק׳ שמן שקדים ויולשו בב׳ ליט׳ ממשקה לשון שור.

(4) תואר משקה לשון השור ישרה ג׳ אונק׳ מלשון השור בב׳ ליט׳ ממים חמים יום ולילה ויורתח בבקר ויסונן על ב׳ ליט׳ משקה וורדים לחים ויושב על האש עד שיהיה לו עצמות האשרוב ויולשו בו הסמים. וכן חברתי זה המשקה יוקח בכל שבוע ג׳ ימים כל ימי הקור ותהיה לקיחתו בימים שלא יקח מרקחת או ילקח במקום המרקחת לפי מה שיקל זה לאדוני. ותארו לשון השור ג׳ דרכמ׳ משי נא חצי דרהם אמלג׳ חצי דרהם מאסיש רביע דרהם אניסון דרהם שומר לח י׳ לבבות וורד בזמנו ה׳ פרחים ירתיח הכל ויעצרהו ויסננהו על ב׳ אונק׳ סוכר. ובזמן הקיץ ישרה אילו הסמנים בעצמם מלבד המאסיש והאניס עם ו׳ דרכמ׳ תמראינדי מנוקה שרוי בליט׳ מים ומחרתו יסונן על ב׳ אונק׳ סוכר ויקחהו.

---

1 לשון השור] לסאן אלתור ג | מד׳] מג׳ עד ד׳ ג | דרכמ׳] דרה׳ ה | עד] אל ר | תארו] יקח ג add. | הליליג׳ אינדי] הלילג׳ הנדי פג : הלילג׳ אינדי נר | וכאבולי] וכאבלי פג | ובליליג׳] ובלילג ר : ובלילג׳ גנ : ובאלילג׳ ה || 2 ואמליליג] ואמלג׳ פנ : ואמלג גר | אונק׳] אוקיו׳ ר : אוקי׳ גה : אוקיה פ | בורק הוא דאליום] מוקל ג : דליום הירוק ר | דרכמ׳] דרהם ג : דרה׳ ה | ד׳] נ om. | דרכמ׳] דרה׳ גה | משתיק] מסטכי ר : משטיק גהנ || 3 ומאסיש] בסבסא ג : ומאסיס הר : זרע כרתי ג add. | ג׳] ד׳ ה | דרכמ׳] דרה׳ גה | אשפיק] סנבל הוא אשפיק ר : סונבול ג | ב׳] ג׳ נ | דרכמ׳] דרה׳ ג : דר׳ ה | שיטרג׳ אינדי] שטרג אינדי ר : שיטרג הנדי ה׳ דר׳ ג : שיטרג׳ הנדי פ : שטראג׳ אינדי ה | קאבשיה] קאבשי ר : קבשיאה ג : קבשאה פ : קנסייאה ה | דרכמ׳] דרה׳ ג : דר׳ ה || 4 וילתתם] וילותתו ג | אונק׳] אוקיות פר : אוקיו ה | ליט׳] אוקיא ג | לשון שור] לשון השור פגהנר || 5 לשון השור] לשון שור ג | אונק׳] אוקיות פר : אוקיו ה | מלשון השור] מלשון שור ג : לשון השור הר | ממים] מים פגה || 6 ויורתח בבקר] ובבקר יורתחו ג : יורתח בבקר נ : ויורתחו בבקר ה | ויסונן] ויוסנן פ : ויסוננו ג | משקה] ממשקה ג : שרה בו ר || 7 לו] ה om. | האשרוב] האישרוף ה | בו] ה om. | הסמים] הסמנים פנר | יוקח] נ om. || 8 כל ימי] ר om. | בימים] ביום ג | מרקחת] המרקחת פגר || 9 לאדוני] על אדני ר | ותארו] ילקח ג add. | השור] שור פגנר | דרכמ׳] דרה׳ ג : דר׳ ה | נא] חי ג | אמלג׳] אמלג נר : אמלאג׳ ה | אמלג׳ חצי דרהם] ג om. || 10 מאסיש] מאסיס ר : בסבסא ג : וכן מאסיש ה | רביע] חצי גנ | רביע דרהם] ה om. | אניסון] ואניש ה : לח ג add. | י׳] ו׳ נ | לבבות] לביבות ג || 11 הכל] ויסחטנו ג add. | אונק׳] אוקיו׳ הר : אוקיות פ | סוכר] סוקרי ה : סוכרי ר | ובזמן] ובעת פ | הסמנים] סמים ג || 12 המאסיש] המאסיס ה : הבסבאסה הוא מאסיס ר : הבסבסא ג | ו׳] פה om. | דרכמ׳] דרה׳ גה | תמראינדי] תמרי׳ אינדי ה : תמר הנדי ג : תמרינדי נ : תמר אינדיש ר || 13 אונק׳] אוקיו׳ ה : אוקיות פ | סוכר] סוקרי ה | ויקחהו] ויקחנו ג

(5) וזכר הראזי גרגרים ירגילם ושבחם מאד וערב בעבורם. תארם אהלילג׳ כאבולי ובליליג׳ ואמליג׳ מ״א חלק סיג ברזל חצי חלק דאליום ב׳ חלק׳ יחובר במי הכרתי ויעשה גרגרים ויורגלו.

(6) תאר חוקנה מועיל מאד מן הטחורים מי הכרתי ב׳ אונק׳ מי כרפס אונק׳ חמאת בקר ב׳ אונק׳ שמן אגוזים ושמן אלחנה הרטוב או שמן אל כרוע הוא קטפוס מ״א אונק׳ שמן צנון חצי אונק׳ וערב הכל וירתיחהו ויתחקן בו בכל שני חדשים פעם אחת או בכל ג׳ חדשים פעם אחת לבד אפשר שירפאם מכל וכל.

(7) וזכר הראזי שיקח ה׳ דרכמ׳ עלי הדפלה הוא הנק׳ מורט ויודק היטב וישליך עליו ג׳ דרכמ׳ שמן זית טוב וירתיחהו רתיחות ויסננהו ויכניסהו אם היו הטחורים בפנים או יושם עליהם אם היו מבחוץ. הנה אמרו כי זאת רפואה מועילה נפלאה לרפאות הטחורים ולא יצטרכו לזולתה.

1 גרגרים] יאכילם add. ה | ירגילם ושבחם מאד] ירגילם מאד שבחם ר | בעבורם] ערובם ג | אהלילג׳ כאבולי] הילילג׳ כאבלי פ : הלילג כאבלי ג : אהליליאג כאבולי ר || 2 ובליליג׳] ובלילג גנר : ובלילג׳ ה | ואמליג׳] ואמלג׳ פ : ואמלג גנ : ואמילג ר | חלק] חלקים שוים ג | דאליום] מקול ג : מוקל הוא דאליום ר || 3 ויורגלו] om. ה || 4 מועיל] מועילה פהנר | מאד] om. ג | הכרתי] כרתי ג | אונק׳] אוקיו׳ הר : אוקיות פ | מי כרפס אונק׳] om. ה | אונק׳] אוקיה פ : אוקי׳ ר | חמאת בקר ב׳ אונק׳] om. גה || 5 אונק׳] אוקיו׳ ר : אוקיות פ | ושמן אלחנה] שמן אלחנא ג | אל] om. ר | הוא קטפוס] om. גר | קטפוס] קטאפוס ה | אונק׳] אוקיה פ : אוקי׳ גהר : שמן אגוזים add. ה || 6 צנון] צנונות ג | אונק׳] אוקיה פ : אוקי׳ גהר | וערב] יערב פהר : יעורב ג | וירתיחהו] ויורתח ג | ויתחקן] ויחקן ה : ויחקון ג | בכל שני חדשים פעם אחת או] om. פגה | או בכל ג׳ חדשים פעם אחת] om. נ || 7 בכל ג׳] בג׳ ה || 8 שיקח] שיוקח פהר | דרכמ׳] הרהם ג | הדפלה] דפלא פגה : דפלה ר | הוא הנק׳ מורט] om. ר | ויודק] הדק add. ר || 9 ג׳] שלושים פסדר | דרכמ׳] דרה׳ גה | טוב] om. ר | רתיחות] om. הר | ויכניסהו] במוך add. פהגר || 10 היו] יהיו ג | מבחוץ] בחוץ פגהנר | אמרו כי זאת] זה אמרו שהוא ר | זאת] זה פגנ | רפואה] הרפואה ה | מועילה] om. פגהר | לרפאות] לרפא ג || 11 ולא] לא ג | יצטרכו] יצטרך ר

השער החמשי: ברפואות המונחות אשר ירגילם גם כן

(1) השמנים אשר ראוי שיתמיד עשייתם נפרדים או מורכבים הם אילו שמן אל נארגיל הוא אגוז הינדי ושמן אל כרוע הוא קטאפוסיא ושמן אשפיק ושמן אל יסמין הוא זאברי ושמן אל באדנגאן כל אילו יועילו לטחורים וכן הדיליום וכן מיץ המרור יתיך הטחורים.

(2) ומן המורכבים הדיליום עם שמן סיסמן יועיל לטחורים ולפרק וכן מרהם הנכלי או הטראי הנעשה עם הדקלים ושמן הוורדים וכן הדיליום ושמן הוורדים.

(3) תאר רפואה ראוי להתמיד עשייתה כי היא תתיכם מאד יקח אחד מן השמנים הנזכרים ב׳ אונק׳ ומן המרהם הנכלי אונק׳ דאליום ירוק שחוק הונף בנפה אונק׳ יערב הכל על אש רכה ואחר כן יושם במכתש עופרת ויושם עליו רביע דרהם זעפרן שחוק ויניעהו עם יד עופרת עשויה ביד המכתש בשמש יום שלם בשמש הסרטן ויהיה מי שיניעהו יושב בצל והמכתש בשמש עד שיצא כח העופרת ומה שיותך ממנו ויתערב עם השמנים וישוב שחור הכל ויתעבה הכל ולא יסור להכניס מן המשיחה בכל עת רחיצתו כי זה הטוב לעשותו להסירם באורך הזמן.

---

1 גם כן] om. ר || 2 נפרדים] הם ה add. | אל נארגיל] אל נרגיל פ : אל הנרגיל ג || 3 הינדי] הונדי מנ : אינדי ה : אנדי פ | הוא קטאפוסיא] om. ג | קטאפוסיא] קטאפוסיאה פ : קטפוסיאה ר | אשפיק] אספיק הנ : סומבול ג | יסמין] יאסמין פנ : יאסמאן ג || 4 זאברי] זבר פ : זנאברי ג : זנברי ר : זברי ה : ושמן אי זאנדי(!) נ add. | באדנגאן] באדנגן ה : בלנגאן ר : בדנג׳אן ג | הדיליום] המוקל ג : הדילום נ || 6 הדיליום] המוקל ג | סיסמן] סמאסן(!) ר : סיסאן נ | יועיל] יועילו נ | ולפרק] ולסדקי המעי ג : ולסדק הרפ | מרהם הנכלי] הר״ז משיחה הדקלית מ׳נ || 7 או] הוא פגה | הטראי . . . הדקלים] om. ר | עם] מן ה | הדיליום] המוקל ג : המקל אלזרקא הירוק ר || 8 תאר] om. ג | להתמיד] שיתמיד נ | תתיכם] יתיכם ר || 9 הנזכרים] om. ה | ב׳ אונק׳] אוקיא ה | אונק׳] אוקיו׳ ר : אוקיות ג : אוקאות פ | המרהם] מרהם ר | אונק׳] אוקי׳ גהר : אוקיא פ | דאליום ירוק] מוקל זרק ר : מוקל ירוק ג : דליום ירוק ה | שחוק] om. נ : שחור(!) פ | הונף] העבירו ר : ומנופה ג : ומונף פ | אונק׳] אוקי׳ ר : אוקיות ג : אוקיה פ : אוקיא ה || 10 רכה] רפה ה || 11 עם יד עופרת עשויה ביד המכתש] עם כלי עופרת ג : עם עלי עופרת פה : בעלה מעופרת ר | הסרטן] סרטן נ | מי] מה ג || 12 והמכתש] יושב ה add. || 13 השמנים] הסמנים פגהר | רחיצתו] om. ר || 14 הטוב לעשותו] הנאות רחיצתו ועשיתו ר | לעשותו] לעשות ה

(4) וכן עצור העופרת לבדו אם יתמיד עשייתו יתיך הטחורים ויניח כאבם והוא שתשים אחד מאילו השמנים במכתש העופרת ותניעהו בעופרת לשמש החזקה ימים עד שיתעבה וזהו שיקרא עצירת העופרת ויהיה רחיצתו תמיד במים מתוקים וישמר משבת על אבני שייש או לנגוע פי הטבעת במים קרים ואפילו בזמן הקיץ.

---

1 עצור] עשות ה | כאבם] הכאבים ג || 2 השמנים] הסמנים פגהר | העופרת] עופרת פגנר : ה om. | ותניעהו] ויניעהו הפ | בעופרת] ר om. || 3 שיתעבה] שתתעבה פה | וזהו שיקרא עצירת העופרת] ה om. | שיקרא עצירת העופרת] עצירת העופרת הנק׳ ג | רחיצתו] הרחיצה ג || 4 על] אל מנ | פי] בפי ה | ואפילו] אפי׳ ג

השער הששי: במה שיסמוך עליו מן ההנהגה בהתעורר זה החולי

(1) ידוע כי כל החליים הנושנים לא ישארו על ענין אחד אבל ינוחו פעם ואחר כן יתעורר ויגדל בו ימים וירד זמן אחר וכן בעלי הטחורים יתעוררו בהם פעמים ויעשה בו בועא ויגדל כאבם וימנע הטבע לקוצר המעברים בעבור הנפח ופעמים יצא מהם ויצא הנפח בחוץ ויתחזק כאבם וישיג מזה קדחת וצער.

(2) והראוי שיתחיל בו הוא שיקיז מן הבאסליק הוא הגיד התחתון מן הזרוע אם היה הכח סובל ולהקיז מן הוריד אשר בין הארכובה הוא יותר מועיל. ואם לא יוכל אם בעבור השנים או הזמן או זולתם מן המונעים הוצאת הדם יעשה כוסות המציצה בין היריכים ואחר הניקיון ידקדק מאכלו וישימהו מזונות מרככים כמו מרק התרנגולים או אישפינאך או בלידאש או קרטם הוא בורא עם סוכר.

(3) ואחרי כן ישתדל להניח הכאב ברפואות המונחות אשר יכניסם או שיושמו על מה שיצא מהם או בישיבה במימות המניחות לכאב המתיכות הנפח ומהם הישיבה במים חמים שנתבשל בהם עלי אלתיאה או שרש אלתיאה הוא כטמי או כרונה רייל או עדשים קלופים או קמומילה או אניט או זרע פשתן יבושל כל אחד מאילו או מחוברים

3 ידוע] כבר נודע ר | פעם] אחר פעם ה .add || 4 יתעורר ויגדל בו ימים וירד זמן אחר וכן בעלי הטחורים] פ .om | בו ימים וירד זמן אחר וכן בעלי הטחורים יתעוררו בהם פעמים ויעשה בו בועא ויגדל] גנ .om | פעמים] ר .om || 5 בועא] נפח או בועא ר | המעברים] המעברות פהג | מהם] דבר ר .add || 6 ויצא] ג .om | ויתחזק] ויחזק נ | מזה] ה .om || 7 בו] ר .om | הבאסליק] הבסליק פה : הבאסילק ג | הוא הגיד התחתון מן הזרוע] ר .om | הגיד] הציר נ | אם היה הכח סובל] אם יסבול הכח ג || 8 היה] יהיה פ | הוריד] הגיד ג | הוא] פנ .om : ו-ה || 9 הוצאת הדם] ההקזה ג : הוצאתו ר | יעשה] יעשו ג || 10 היריכים] הירך ר | מאכלו] במאכלו פה | מרככים] מורכבים פר || 11 אישפינאך] אשפינאקש ה : אישפינג פ : אספינק ר | בלידאש] בלידש פגהר : בליאדש נ | קרטם] קרטוש ה | הוא בורא] או בורה פ : בוצא בלעז ר : ה׳ זעפרן גני ג : הוא בוריה ה | עם] או ג | סוכר] סוקרי ה : סוקר ג || 12 ואחרי] ואחר פגהנ | להניח] להשקיט ג : בהניח ר || 13 המניחות] המשקיטות ג | הנפח] לנפח ר | ומהם] ה .om : מהם ג || 14 חמים] ה .om | שנתבשל] נתבשל פהנר : שבושלו ג | אלתיאה] מלבא ויסקו מ[1] : אלטיאה נ : כטמי ר .add | שרש אלתיאה] שרשה ה : שרשו ג | הוא] או פ | הוא כטמי] גר .om | כרונה רייל] הר״ז <רו>סמרינו מ[1] : קרונא ריא׳ ה : קורונא ריאל ר : קרונה רייל פ : כליל מלך ג || 15 קלופים] מפוצלים ג | קמומילה] באבונג ר : בבונג ג : קמומילא נ | אניט] אניש ה : שבת ג

או מה שיוכל מהם עד שיצא כח הרפואות במים וישב בהם והם חמים ולא יסור משבת במים עד שיחוש בקור ויצא מהם וישוב לחממם ואמנם מה שיעשהו מלוגמה או ישב עליו ויניח הכאב ויתיך הנפח הם אילו הדברים תעשה מקמח אלתיאה בשמן שירג׳ הוא עצידה ושמן אנידה או תרנגולת ואם יחבר אליהם מעט מזעפראן יהיה יותר טוב להניח הכאב.

(4) אחר שמן גרגרי האנפירשגאש אונק׳ יתיך בו ב׳ דרכמ׳ אצטורקה לוקיטה ושני דרכמ׳ דיליום וימשחהו.

(5) אחר שמן וורדים וחלמון ביצה ושומן אנידה או שומן תרנגולת אם לא ימצא מאנידה וזעפרן יותך השומן בשמן הורדים ויקרר וימשח בו אחר שיחובר בו חלמון ביצה ומעט זעפרן וימרסהו ויעשה.

(6) אחר זכרו אבן ואפד יוקח משמן וורד טוב אונק׳ ושעוה לבנה ג׳ אונק׳ וישימהו בכלי זכוכית ויושם כלי הזכוכית במים חמים והאש תחת המים וירתיחו עד שתתך השעוה וכאשר ישוב עב יזה עליו מי וורדים טפה אחר טפה ויגיסהו בכלי הגסה טובה והוא על האש עד שלא ישאר דבר ממי הורד וימשח בו הנה הוא אמר כי יניח הכאב הנחה נפלאה מיד.

1 מה] פ .om || 2 במים] ג .om | לחממם] לחמם מנ | ואמנם מה] ומה ג | מלוגמה] מלוגמא גהר || 3 ויניח] וישקיט ג | הכאב] מכאב מ | הנפח] הבועא ר | הם אילו הדברים] הוא זה ה | אילו] אלה ר | הדברים] עצירה ר .add | אלתיאה] אלטיאה ר | שירג׳] איריאוס מ[1] || 4 עצידה] מנ .om | אנידה] אנדי ה : אנדא גר : אל באט בע׳ ג[1] | יחבר] יערב ה | אליהם] אליה ג : שם ה | מזעפראן] זעפראן גהנר | יהיה] הוא פ | להניח] לבשקיט ג || 6 האנפירשגאש] הנפרישגאש ה : האנפרשגש ג : אל משמש ג[1] : האינפרשגאש נ : האינפרישגש פ : האנפרשגיש ר | אונק׳] אוקי׳ גהר : אוקיה פ | בו] ר .om | דרכמ׳] דרה׳ ג : דר׳ ה | אצטורקה לוקיטה] אצטורק ליקידא ר : אצטורקא ליקידה פ : אצטורקה לוקיטא נ : אסטוראקי לחה ג : אשטורק לוקידא ה || 7 דרכמ׳] דרה׳ גה | דיליום] מוקול ג : דאליום הנ : דליום ר : פ .om | וימשחהו] וימשח בו פגהר || 8 אנידה] אנידא ג : אינדי ה | אם] או ר : ואם פ | אם לא ימצא מאנידה ה .om || 9 מאנידה] מאנידא ג : מאניז נ | וזעפרן יותך השומן בשמן הורדים ויקרר וימשח בו אחר שיחובר בו חלמון ביצה] פגהמנ .om || 10 ומעט] ישים מעט פ | וימרסהו] ה .om || 11 זכרו אבן ואפד] ה .om | אונק׳] אוקיא ה : אוקי׳ ר : אוקיה פ | ושעוה] שעוה פג : ומשעוה הר | אונק׳] אוקיות פ : אוקיו׳ הר || 12 הזכוכית] זכוכית המנ | וירתיחו] וירתיחהו גה : וירתיח פר | שתתך] שיתך ג : ר .om : שתותך ה || 13 ישוב] יהיה ה | ויגיסהו] ר .om | הגסה] ר .om || 14 ישאר] ישאיר נ | הנה הוא אמר כי יניח] הוא הנה אמר כי יניח מ : ויניח ה הנה הוא יניח ר : הנה הוא אמר כי הוא ישקיט ג || 15 הנחה נפלאה מיד] הנחה טובה ונפלאה ה : בטוב כל דרך פלא ג : הנחה נפלאה מאד מ

(7) אחר זכרו הראזי: תותיא רחוצה ב׳ דרכמונים ליסיאום אינדי דרהם יולש בקירוטי נעשה משמן וורדים ושעוה לבנה.

(8) אחר זכרו אבן ציני קרונה רייל ועדשים קלופים ואלתיאה מ״א חלק ישחקהו וינפהו בנפה ויחובר בחלמון ביצה ושמן וורדים ויכניסהו או ימשח בו. וממה שהוא מניח הכאב ומתיך הנפח שיתיך שומן אנדה בשמן וורדים ויחבר אל אונק׳ מזה שמינית אונק׳ מזעפרן ודרהם דאליום שחוק ודק ככוחל ויכניסהו

(9) והחזק שבכל ההרכבות להניח הכאב זה אשר זכרו אבן ציני ותארם סרפינו ב׳ דרהם ודאליום ב׳ דרכמ׳ ואצטרוקא ליקיטה דרהם אופי חצי דרהם שמן גרגרי אנפירשיגש אונק׳ וחצי יותכו השרפים בשמן על האש ואחר כן יושלך עליהם חצי דרהם קשתרון שחוק וימרסהו מריסה טובה כדי שיתערב הכל ויכניסהו או ימשח בו. ואין ראוי שיעשה זה כי אם אחר שטרח ויגע ולא הניח הכאב. ועצירת העופרת לבדה תניח הכאב כשתעשה באחד מן השמנים הקודם זכרם או בחמאה שהרתיח אותה והוסרה קצפה וזה יותר טוב מכל דבר בהתיך הנפח והניח הכאב. ואמרו כי לשומן דג שייט עם שמן הוורדים סגולה נפלאה בהניח כאב הטחורים. ואין ראוי שיעשה דבר מאילו הרפואות המונחות בעת הכאב והנפח כי אם בהיותם חמים בפועל.

---

1 אחר זכרו הראזי] ראזי אחר ה | הראזי] יקח ג .add | תותיא] תותיה ר | דרכמונים] דרה׳ גה | ליסיאום] ליציאום ה : כאולן ג | אינדי] הנדי ג || 2 בקירוטי] בקירושי נ | נעשה] יעשה ה || 3 אחר זכרו אבן ציני] אבן סיני אחר ה | ציני] סינא פ : סיני נר | קרונה רייל] קרונא רייל ה : מלילוט ה[1] : קרונה ליאל פ : כליל המלך ג : קרונא ריאל ר : כרונא רייל נ | ואלתיאה] ואלטיה כטמי ר : ואלטיאה ג : ואלתיקה ה | ואלתיאה מ״א חלק ישחקהו וינפהו בנפה ויחובר בחלמון ביצה ושמן וורדים] נ .om | מ״א חלק] ה .om : מ״א פ : מ״א בשוה ג | ישחקהו וינפהו] וישחקם ויניפם ה : יוכתו וינופו ג : ישחקהו ויעבירהו ר || 4 בחלמון] בחלבון ר : ends here ר || 5 מניח] משקיט ג | ומתיך] ומתיר ג : ומניח ה | הנפח] הוא ג .add | שיתיך] שיקח ג | אנדה] אנידי ה : אנידה פ : אנידא ג : אנדא נ | אונק׳] אוקיה פ : אוקי׳ ה || 6 אונק׳] אוקיה פ : אוקי׳ ה | דאליום] כאולן ג : דליום ה | ככוחל] ככחול פה : כמן כחול ג | ויכניסהו] והכניסהו ה || 7 להניח] להשקיט ג | ציני] סיני ה : סינא פ | ותארם] ותארו פהג : ילקח ג .add | סרפינו] פ .om : סניפי ה : סראפין ג || 8 ב׳ דרהם] פגה .om | ודאליום] כאולן ג : דאליום פ | ב׳ דרכמ׳] מ״א ב׳ דרה׳ גה | ואצטרוקא ליקיטה] ואשטורק לוקידא ה : סטוראקי לחה ג : ואצטרוקא ליקיטא נ : ואצטורק ליקידה פ | אופי] אפיון ג || 9 אנפירשיגש] הר״ז ברקוק מ׳[1] : אלמשמש ג : אנפרישגש פה : אנפירשג נ | אונק׳] אוקי׳ ה : אוקיה פ | יותכו] יותרו ה || 10 קשתרון] קסטורי ג : קשטרון ה : קשטורן פ | וימרסהו] וממרסהו ה | מריסה טובה] מרוס טוב ג : יפה ה | כדי] עד ג | ואין ראוי] וזה אין ראוי ג || 11 שיעשה] לעשות ה | זה] ג .om | ולא הניח] לבשקיט ג | תניח] תשקיט ג || 12 הקודם] שקדם ג | והוסרה] והוסר גה || 13 טוב] ה .om | בהתיך הנפח והניח] להתיך הנפח ולהשקיט ג | דג שייט] הר״ז השקנקור מ׳[1] : הדג השייט ג || 14 הוורדים] ורדים ג | בהניח] להשקיט ג

השער השביעי: במה שנזכר לזה החולי על צד העישון

(1) הסמים אשר יעשן בהם הטחורים ויתיכם והם מה שיקל למצאם הם אילו קלאשה וזרע כרתי ועור הנחש וקולוקינטידש וזרע מוך וזרע שיקודה וזרע אירבה סנטא ארישטלוגיאה לונגה ושורש פנגרג אילו כולם אמרו הרופאים שיעשן בהם נפרדים או מורכבים ויועילו מחולי הרוחות של הטחורים.

(2) ויש מן המורכבות לעשונים יקח זרע כרתי וקלאשה מ״א חלק דאליום חצי חלק יולש בדבש ויעשן בו.

(3) ותואר העישון שיחפור חפירה בארץ ותשים בה אש מפחם ותכסה החפירה בקערה גדולה של חרס ויחפה אותה על החפירה ויהיה מושב הקערה נקוב כשעור אגוז וישים בגדים סביב הקערה אצל הארץ עד שלא יצא דבר מן העשן כי אם מנקב הקערה וכאשר יעלה העשן ישב האיש על הקערה ויקיף הבגדים סביבו ויוציא פי הטבעת כל אשר יוכל וכאשר ירגיש בעשן שכלה יקום וישליך דבר אחר וישוב וישב על מושב הקערה כאשר עשה ראשונה יעשה כן ג׳ פעמ׳ רצופים בשעה אחת ויעשה זה בכל שבוע פעם אחת. זה הוא השעור שראה העבד שהוא ירבה תועלתו. ואפשר לקחת מן הספרים מה שיחתך מהם או שתיית הסמים המשלשלים אם הוצרך אליהם בעת מן עתים ואין זה ממה שראוי שיושם בזה המאמר. ולא יקבל בהם תועלת גם כן אחד ממי שישתכל בדבר

1 השער] ends here ה | לזה] בזה ג || 2 יעשן] יחמם מ | הטחורים] om. פ | והם מה שיקל למצאם הם אילו] והם קלים להמצא אלו הם ג || 3 קלאשה] הר״ז סנדרוס וירניץ מ[1] : סנדרו <...> ג[1] : קלאשא נ | הנחש] נחש פגנ | וקולוקינטידש] וקולקינדידש נ : וחנטל ג | שיקודה] חרמל ג : שקודא פ | אירבה סנטא] אירבה סנטה פ : אירבא סנטא ג : הר״ז יושקיאמו מ[1] || 4 ארישטלוגיאה לונגה] וזראונד ארוך ג : אריסטוליגיא לונגה נ : ואריסטלוגייה ארוכה פ | פנגרג] חלבא ג : פנגרגי נ : פניגריג פ || 5 של הטחורים] של טחורים נ : om. פג || 6 יקח] om. ג | וקלאשה] וקלאשא ג : וקלשא פ | דאליום] מוקול ג || 7 יולש בדבש ויעשן בו] יולשו בדבש ויעשן בהם ג || 8 ותואר] תואר ג | חפירה] חפיפה פ | בה אש מפחם] בו אש פחם ג | החפירה] החפיפה פ || 9 בקערה] בקרקע פ | של חרס] om. ג | ויחפה אותה על החפירה] om. ג | מושב הקערה] המושב בקערה ג | נקוב כשעור אגוז וישים בגדים סביב הקערה] om. נ || 10 סביב] סביבות ג | אצל הארץ] om. ג | העשן] העשון פ | מנקב הקערה] מהנקב של הקערה ג || 11 ויוציא פי הטבעת כל אשר יוכל] ויקבל העשן בפי הטבעת ג || 12 רגיש בעשן שכלה] יכלה העשן ג | יקום וישליך דבר אחר וישוב וישב על מושב הקערה כאשר עשה ראשונה] ישליך על האש מהדברים הנזכרים ג׳ או ד׳ פעמים ג || 13 זה] om. פ || 14 פעם אחת] א׳ פעם ג | ואפשר לקחת מן הספרים מה שיחתך מהם או שתיית הסמים המשלשלים אם הוצרך אליהם בעת מן עתים] om. ג || 16 בהם] מהם פ

מזה במה שנאמר בספרי הרפואות והחבורים הכוללים אבל יזיק אולי העושה זה מן הספרים הזק גדול כי אין ראוי שיעשה רפואת הגרת הדם או עצירת דם גבר או שלשל הטבע או חתוך הטחורים כי אם הרופא המובהק אשר ידע מזג החולה ושניו וכחו והעת ההווה ומה שיקובץ עם זה החולי מחליים אחרים או מקרים וינהיג כל זה לפי העניין וכאשר הוא שם ואלהים ישלח בריאות לאדני ואל יצריכהו לכל זה. נשלם והמאמר.

The manuscripts מפנ add the following recipe:

נסחת אשרוב מרכך הטבע מועיל בע״ה: שנאי׳ דרכמ׳ לשון שור ח׳ דרכמ׳ ורד רטוב ונילופר מ״א כ׳ עלים ויאולש חצי אונק׳ אשפיק ומשטיק מ״א דרהם אניסון ג׳ דרכמ׳ ישרה הסמים בג׳ ליט׳ מים חמים יום ולילה ומחרתו ירתיחהו רתיחות מעטות וימרס הכל ויסנן על ג׳ דרכמ׳ קסיא פישטולא ישנה ויזכך הכל על ב׳ ליט׳ סוכר ויקח לו עצמות האשרוב ויקח ממנו ג׳ אונק׳ במים חמים שהרתיח בהם שומר אמר ויסתכל בפעולתו ואם ישלשל שלשול רב יעזבהו ולא יקח ממנו כי אם אצל יבשות הטבע ואם ירך הטבע לבד יקחהו ב׳ ימים רצופים או ג׳ לפי מה שנראה עושהו ויקבל תועלת בזה בע״ה.

1 במה] כמו **ג** | כמה שנאמר] שאמרו **פ** | אבל יזיק אולי] אבל אולי יזיק **נ** : אולי יזיק **פג** || 2 אין] **פג** om. | עצירת דם] עצירתו **פג** | דם] אם : **פג** add. || 3 הטבע] הבטן **נ** || 4 זה החולי] החולי הזה **ג** | העניין] ההוה **פג** add. || 5 ואלהים] והאלהים **ג** : וה׳ **נ** | בריאות] רפואה ובריאות **פ** | לכל זה] כל זה אמן **פ** | נשלם והמאמר] תם מאמר הטחורים ת״ל **פ** : נשלם המאמר הזה העתקת החכם הכולל ר׳ משה בן החכם הכולל ר׳ שמואל אבן תבון ברוך נותן לעיף כח ולאין אונים עצה ירבה ב״ה וב׳ שמו ית׳ **ג** | 8 נסחת] השר אבו עמרם **פ** add. || 9 אונק׳] אוקיה **פ** | ומשטיק] ומסטיק **פ** | אניסון] אניס **פ** || 10 רתיחות] **מנ** om. || 11 פישטולא] פשטולה **פ** || 12 אונק׳] אוקיות **פ** | שומר] הר״ז פינוקלו **מ**[1] : הר״ז פינוקלו **נ** add. || 14 שנראה] שיראה **פנ**

The Hebrew Translation by
Zeraḥyah ben Isaac ben She᾽altiel Ḥen

המאמר ברפואת הטחורים

(1) אמר משה בן עביד אלה הישראלי הקרטבי: היה בחור אחד מבעלי הדעת וההבנה ומיוחס ומאנשים גדולים היה עלי להשגיח בעניינו מצאוהו טחורים בפי טבעתו והיו מתעוררות בו לקצת העתים והיה מרפאם כנהוג עד שהיה מצטמק מה שהיה נוסף מהם ויוצא והיו חוזרים לפנימה לגוף והיה רוכב וחוזר לעשות ענייניו כמו שהיה עושה בזמן בריאותו. וכששב לו זה פעמים רבות חשב להכריתם ולהפסיק זה החולי מעליו מעקרו. והודענוהו מה שבזה מן העיון עם היות אלו התוספות לא התאמת בם אם הם מכת המכות מה שיהיה עובר חתוכו אם לא עם היות קצת בני אדם שחתכם ונתחדשו תוספות אחרות כיון שהסבות המולידות לאלו היותר טוב בהם היה שהיו נשארות ועל כן התחדש להם. ויעצתי אותו בישר וזכרתי לו הפנים האמתים המרפאים בזה החולי וכל מה שידמהו מן החליים הארוכים או הממעטים לאילו החליים עד שיקלו ולא ישאר להם אלא רושם מועט.

(2) והיא ההנהגה הטובה אשר ילך בה בזמן הבריאות מבלתי ליאות ולא דוחק וזה בקצרך על מה שיפעל על מה שראוי ולעזוב כל דבר מזיק לאותו החולי. אילו הדרכים אשר יקשה לכתם על החולים והבריאים וישובו לאשמה על הרופא ותהיה המלאכה נערכת לקיצור. ובקש ממנו למה שגדל עליו מן האנחה מחליו שאחבר לו הנהגה יתנהג בה תמיד וחברתי לו זה המאמר הקטן המרובה התועלת כי אני קצרתי בה מן ההנהגה מה שיקל לסבלה על הבחורים המעולים הנכבדים ואין הכוונה בה להנהיג הבריאות על השלמות ולא אגנה על כל פנים בהנהגת זה החולי. ושמתיו לשבעה שערים:

---

6 להכריתם] לחתכם **ד**[1] || 7 העיון] הסכנה **ד**[1] || 11 שידמהו] שדומה לו **ד**[1] || 15 לכתם] דרכם **ד**[1] || לאשמה] מתרעמים **ד**[1] || 19 ולא אגנה על כל פנים] ולא להכביד בכל הפנים **ד**[1]

השער הראשון: מאמר כללי בהטבת העיכול.

השער השני: במזונות אשר צריך לעזבם בזה החולי.

השער השלישי: במזונות אשר יכוון אליהם מצד זה החולי.

השער הרביעי: ברפואות נפרדות ומורכבות אשר ירגיל לקחת אותם.

השער החמישי: ברפואות המונחות אשר ירגילם גם כן.

השער הששי: במה שישען עליו מן ההנהגה בהתעורר זה החולי.

השער השביעי: במה שינהיג לזה החולי על דרך העישון.

השער הראשון: מאמר כללי בהטבת העיכול

(1) דע כי רוב החליים והיותר גדולים אמנם יתחדשו מפני ריעות העיכול באסטומ׳ כי המזון כשיפסד עכולו באסטומ׳ יהיה אותו ההפסד הולך גם כן בעיכול השני אשר בכבד ובעיכול השלישי ההווה בשאר האיברים. והפסד העיכולים יתחדשו מפני מה שיהיה אדם אוכל מן המזונות מאחד מד׳ פנים: או מאיכותם או מכמותם או מרוע הרכבתם או מזמן לקיחתם ואנו מבארים כל אחת ואחת.

(2) אמנם מהכמות עניינה ריבוי מה שיהיה אוכל ושותה ממזון טוב ואפילו היה בתכלית מן הטובה כשיתמלא האסטומ׳ מהמזון ההוא תעשה אוכל רע. והקרוב לעשות בזה הוא שלא יספיק תאוותו אלא שיסתלק אדם מהאכילה וישאיר מתאוותו השארות וישים כוונתו מאסטומכ׳ שלא תתמשך עד שתצא כמו המורסא כי יש מבני אדם שיש להם תאוה חזקה עד גבול שתתמשך האסטומ׳ מהם זאת ההמשכה ועם כל זה הוא מתאוה.

ואמנם האיכות עניינו שלא יהיה המזון בעל איכות רע כי המזונות הרעות ואפילו נתבשלו יפה מה שאפשר לא יאכל מן המזונות מה שחמימותם נראה כחרדל ולא מה שקרירותו נכר כקישואים ולא מה שבו מרירות ניכר כמו הכרפס והמלגגי והקלקס או חריפות נראה כבצלים והשומים והצנון ולא חמוצים כמו החֹמֶוץ(!) והלימון. ובכלל יכון לאכול מה שיגבר על מזונו התפל והמתיקות והדשנות כמיני הלחם המורגל או מיני הבשר והביצות הנהוגות לאכול והדבש והסוכר ודומה לו. וכן יהיה נשמר מכל מזון שיהיה לו ריח מוסרח כמו הכמך והציר ואל כמחב ומה שדומה לאלו מן הדברים המתעפשים. וכן מה שלן מן הבישולים והתחיל להתעפש כמו הפירות והשמנים ומזה צריך לשמור מאד.

(3) אמ׳ גליאנוס בזה הלשון המזונות והיינות המעופשות מולידות הפסד כמו שיולידו הסמים הממיתים.

(4) אבל רוע עכולם הוא שיקדים מה שראוי לאחרו כי היותר משובח והיותר טוב הוא שיקח האדם מזון אחד ואם הוא מוכרח לאכול תבשילים הרבה יקדים היותר דק ויאחר היותר נעצר ויקדים הירקות המבושלות על הביצות ויקדים הבצות על בשר העופות ובשר העופות יקדים על בשר הצאן וכן יקדים מה שיחליק הבטן ויאחר מה שיכנס בו הסומאק ומי רימונים. ומזה השער גם כן מקום שתיית המים כי שתיית המים הקרים קודם המזון מזיק מאד ומוליד חליים קשים וכשישתנו עם המזון פחות הזק אבל יזיק בעכול המזון והזמנים שהם טובים לשתות המים הם אחר המזון כשעה אחת.

---

8 והקרוב] והנאות ד[2] || 9 יספיק] ישלים ד[2] || 13 כחרדל . . . ניכר כמו] ד[1] || 18 כמחב] = *כבאב || 19 והשמנים] והמשיחות ד[1] || 24 מזון] תבשיל ד[1] || 25 נעצר] קשה ד[1] || 28 עם המזון] תוך הסעודה ד[1]

(5) ואמנם זמן קחתו המזון אין ראוי לאכול אלא על הרעב הצודק וישמר מהיותו משים מזון על מזון וכן לא יאכל עד שיהיה טורח או יעשה תנועתו תלהיב החמימות קצת להבות וישמר מהתנועה אחר המזון עד שיתעכל ולא שום תנועה ותשמיש ולא מרחץ ולא תנועה נפשיית וכשיהיה סומך על זה השער אשר זכרנוהו יקח המזון והיין יהיה זה מספיק מאד בטוב העכול בכלל.

2 תלהיב] תעורר **ד**[1] || 3 להבות] התעוררות **ד**[1]

השער השני: במזון הנעזב לפי זה החולי

(1) ידוע כי רוב תולדת אילו הטחורים מן הליחה המלינקוניק אבל תולדתה מריבוי הדם מעט יקרה ופחות מזה תולדתם מן הליחה הלבנה ומה שאנו רואים תמיד שנולדים מהמרה השחורה כי הדם כשיתרבה בעד הליחה המילינקוניקה יתעבה הדם וישוב עכור ויתפשט באברים וידחה אותה הליחה מאבר אל אבר עד שישקע אותו המותר והעכירות בתחתון הגוף לכבדותו ועובי עצמותו ויתמלאו מהם גידי פי הטבעת ויתמשכו ויתרחבו ויהיה נמשך אחר זה חמימות המקום ולחותו ויתילדו אותן התוספות והם הטחורים.

(2) ומהם מה שיפתח ויהיה נגר והוא היותר נקל ומהם סגורות לא יגר מהם שום דבר ואותם שהם נגרים אין ראוי להפסיק הגרתם שהם מצילים ומבטיחים מחליים קשים מאד מהם השטות ומיני המילינקוניאה והויציאו. וכן אותם שלא יהיה נגרים אין ראוי שיגר דמיהם או יחתכו אם יתכן ואין שום דבר מזה כוונת זה המאמר כי לא חובר לבלתי היות צורך לפעולת רופא ולא להספקת מיני זה החולי.

(3) ואומנם זכרנו מה שזכרנו למען ידע אדוננו יתמיד השם טובו כי עקר הענין בענינם הוא להשמר מלאכול המזונות המילינקוניקי המעבות לדם העוכרות לו כמו הפולים והעדשים והֵיגֵי והכרוביות והמלונג'אני והדגים ובשרי השור והעזים והמליח מן הבשר הנק' בדיד וכן המזונות העבים כמו ההריס ופיתותי לחם מבושלים והזלביא והתמרים והגבינה הישנה והמצה והעוגות האפויות על גחלים וכן המזונות רבי המותרות כמו צפורי המימות ועופות האגמים וראשי הבהמות וכן כל דבר שמשחיר הדם או ייבשהו כמו הכותח והחומץ אלו כולם לא תקרב אליהם בשום פנים. ודע כי מאלו המזונות הנזכרות ג' מזונות מהם היותר רעים ולהם סגולה בתולדתו ויעוררו כאבם והם המלינגאן והתמרים וראשי הבהמות כל אילו המזונות הם הנעזבות מן המזונות המורגלות במקומינו הנה אילו השמונה עשר מאכלים והם החומץ והעדשים והויגי והכרוביות והמלינגאני והסומק ובשר הבקר ובשר העזים והצלי וראשי הבהמות ועופות המים והמצה האפויות על הגחלים הקאטיף הזלאביה הריפות והלחם השרוי עם המרק וחתיכות בשר זה נקרא תראיד והגבינה הישנה התמרים הפיישול ומה שיתוקן בו המזון ממה שיעזוב והם החומץ והכותח והנה שמנום נוכח העיניים כדי שיקל

---

2 המלינקוניק] אלו הן שמוליד אומורי עבים ומלינקוניקי ד[1] || 5 והעכירות] והשמר ד[1] || 10 אין ראוי שיגר] ראוי שיזוב ד[1] || 11 יתכן] אפשר ד[1] || 12 לבלתי היות צורך לפעולת רופא] להסתפק מבלתי רופא ד[1] | להספקת] להשלים רפואת ד[1] || 14 המעבות לדם] המעבות הדם מוליד אומורי מלנקוניקי ד[1] || 16 בדיד] = *קדיד | ההריס] הריפות ד[1] | והזלביא] והעיסה המבושלת ד[1] || 20 היותר] הם יותר ד[1] || 22 החומץ] הפולים ד[1] || 23 והויגי] ויישאש ד[1] | והצלי] ובשר מלוח ד[1] || 24 האפויות על הגחלים הקאטיף הזלאביה] ולחם בלתי אפוי כל צרכו והעסה המבושלת והחטה המבושלת ד[1]

ראייתם תמיד למען יעוזבו ואין מאילו מן המזונות הנהוגה התרה וראוי שיכוין תמיד חלקות הטבע ויהיה נשמר מיבשותה בזאת המחלה ותהיה הרכבת המזון לעולם מחליקה כמו לימונייא הכרטם המזרחי או מה שיהיה מתוקן עם סוכר או יבושל עם הירקות המחליקות לטבע כמו הסילקא בלע׳ בלידי והמלווא והאספינך וימעיט מתבשיל האורז מה שאפשר כי הוא מייבש הטבע עם היותו גם כן בעובי וישמר מריבוי המלח והתבלין בתבשיל כי זה ממה שישרוף הדם ויעבה אותו.

1 ואין מאילו מן המזונות הנהוגה התרה] ומה שזולת אילו מן המאכלים מפורסם **ד**[1] || 3 הכרטם המזרחי] כזרע כרטם כנרה בלע׳ **ד**[1] || 5 בעובי] בו עובי **ד**[1]

השער השלישי: במזונות אשר יכונו מצד זה החולי

(1) בשר התרנגולות השמנות ומרקם יותר מעולה ממה שיזון בו בעל זה החולי וכן בשר בן שנתו מן הצאן מבושל עם אודם הביצות ואכילת שומן האליה והכליות צלוים מועיל להם והזירבאג עם שקדים או עם הפסתיק וסוכר ומעט מהחומץ והכרתי מועיל בזה החולי עם הסגולה שבהם יבושל בו או יאכל מבושל עם שירג׳ או יעשה ממנו עוגה עם אודם הביצה.

(2) וכן מי הזירעונים מועיל מאד או שיבושלו הזירעונים עם שמן שקדים ויועיל וישתה אותו המים. וממה שראוי שיסמוך עליו כשיקום מן השולחן והוא פאניד והאגוז ההודויי והתאנים היבשים והתאנים המנותחים הם יותר טובים ואניסן יוקחו אילו אם מורכבים או נפרדים ומעט צימוקים עם השקדים כמו כן טובים על המזון ומה שזולת אלה מן המזונות הנהוגות לא יכון להם ולא יעוזבו כמו שקדם זה בשער אשר קודם זה.

השער הרביעי: ברפואות הנפרדות והמורכבות אשר יסמוך בלקיחתם

(1) והם כל אחד מהמירובולני והוא שיהיה שוחק מאחד מהם מתקל ויחובר אל כמוהו סוכר וישתנו במי זרעונים וכן האניסון יוקח ממנו משקל ב׳ דרהם שחוקים עשוי עם כמוהו סוכר וכן לשון השור ירתיח ממנו משקל ג׳ דרהם ויסונן על סוכר וכן משרת היינזובי יסנן על סוכר או על מנה וישתה. וכל אשר יתקשה הטבע מה שיוכל להחליקו בו הוא בקסיאה פישטולא כי הוא עם שלשולו יזכך הדם ומזה פירוייני יוקח ממנו משקל דרהם וחצי וירחץ אחר השחיקה וישרה בחצי ליטרא יין וישתה וכן המאצי יועיל לטחורים לשתות ולטבול.

(2) ומן המורכבים האטריפל הקטן כל אחת מנסחאותיו ומרקחת הפירוייני על חילוף נסח<אותיו>.

(3) והנה חוברה לאדונינו מרקחת יתמיד ליקח אותו כשיוקח במים חמים שהורתח בו לשון השור והלקוח ממנו מד׳ דרהם עד ג׳ דרהם ומעשהו מירובולני הינדי כיבולי בליליג אימליג ואניסון מ״א אונק׳ דיליאו ג׳טם ח׳ דרהם ורדים ד׳ דרה׳ מצטיכי ומאצי מכ״א ג׳ דרה׳ אשפיקה דרהם שיטרג׳ הנדי ד׳ דרהם ישחק הרפואות ויולשו עם ד׳ אונק׳ שמן שקדים ויולשו עם ב׳ ליט׳ אשרוב לשון השור.

(4) מעשה אשרוב לשון השור תשרה ג׳ אונק׳ לשון השור בב׳ ליט׳ מים חמים יומם ולילה ויבשל בבקר ויסנן על ב׳ ליט׳ אשרוב רוסד חדש ויושב לאש עד שיקרו לו עצמות האשרוב ויולש בו הרפואות וכן חברתי זה בישול יקחנו בכל שבוע ג׳ ימים כל ימי הקור ויהיה לקיחתו בימים שלא יקח המרקחת או שיוקח במקום המרקחת לפי מה שיקל זה על אדונינו ומעשהו לשון השור ג׳ דרהם משי נא חצי דרהם מאץ רביעית דרהם אניסון דרהם שומר לח י׳ לבבות וורדים בזמנם ה׳ פרחים ירתיח וימרס ויסנן על ב׳ אונק׳ סוכר. ובזמן הקיץ תשרה אלו הרפואות בעצמם מלבד המאץ והאניסון עם ו׳ דרהם מתמרי הודו מנוקה ומותך בליט׳ מים וממחרת יסנן זה על ב׳ אונק׳ סוכר ויקחהו.

---

5 סוכר] וכן המשי הנא יבושל ממנו משקל דרהם ויסונן על סוכר ד[1] .add || 6 משרת היינזובי] מיץ הענבים ד[1] || 7 פירוייני] סיג הברזל ד[1] || 12 אותו] כל הימים זולת ימי חוזק החום וחוזק הקור כי אז אין ראוי ולקיחתו תהיה במים חמים ד[1] .add || 14 דיליאו] בורק הוא דילאום ד[1] || 15 שיטרג׳] טאציאה ד[1] || 19 הרפואות] הסממנין ד[1] || 24 ומותך] שרוי ד[1]

(5) וזכר האלרזי גרעינים שיתמיד ומצאם טובים והבטיח עליהם ומעשיהם מירובולני כיבולי ובליליג׳ ואמליג׳ מ״א חלק פירוייני חצי חלק דיליאו ב׳ חלקים יקבצם במי הכרתי וילושם וירגילם.

(6) מעשה קרישטירי מועילים מאד מן הטחורים מי כרתי ב׳ אונק׳ מי כרפס אונק׳ שמן בקר שני אונק׳ שמן אגוזים ושמן אלחנה הרטוב או שמן קיק שמן צנון חצי אונק׳ יעורב הכל וירתיחם ויעשה קרישטיר בו בב׳ חדשי׳ פעם אחת או בכל ג׳ חדשי׳ פעם אחת ואפשר שירפאו לגמרי.

(7) וזכר הראזי שיוקח ד׳ דרה׳ עלי דפלה וידקו היטב ויושמו עליו ל׳ דרהם שמן טוב וירתיחהו רתיחות ויסונן ויטבול במסונן שלו אם היו הטחורים פנימה או ימשח עליהם אם יהיו מבחוץ. הנה אמרו כי זאת רפואה מופלאה לרפאת הטחורים ואין צריך לזולתה.

---

1 גרעינים] ר״ל פילולי **ד**[1] || 5 שמן] חמאת **ד**[1] | קיק] אלכרוע הוא קט<פוס> **ד**[1] || 8 דפלה] הוא הנק׳ מורט **ד**[1]

השער החמישי: ברפואות המונחות אשר ירגיל גם כן

(1) המשיחות אשר ראוי שיתמיד לעשותם נפרדים או מורכבים הם אלו שמן אל נארגיל הוא אגוז הינדי ושמן אל כרוע הוא קטאפוסיה שמן אספיק שמן אל יסמין הוא זאברי שמן אל בדנגאן כל אילו יועילו לטחורים.

(2) ומן המורכבות הדיליאו עם שמן השומשמין הוא סיסמן יועיל לטחורים ולבקיעות וכן המשיחה הדקליית בלע' דיאפלמה ושמן רושד וכן הדיליא הג'טן ושמן רושד.

(3) רפואה ראוי להתמידה והיא תצמק הטחורים מאד יוקח מאחת מהמשיחות הנזכרים ב' אונק' ומן הדיאפלמה אונק' דיליו ג'טן שחוק ומנופה אונק' יעורב הכל על אש רכה ואחר כן יושם במכתש של עופרת וישים בו רביעית דרה' כרכום שחוק ויחכך עם יד עופרת עשויה ביד המכתש לשמש יום שלם בשמש הסרטן ויהיה מי שימעך ישב לצל והשמן לשמש עד תצא כח העופרת ומה שיהיה נתך ויערב הרפואות וישחיר הכל ויתעבה הכל ולא יסור מסבול אותו בכל עת שהוא רוחץ וזה היותר טוב ממה שיוכל לעשותו להסירם באורך הזמן.

(4) וכן מיץ העופרת כשיתמיד לסבל<ה> תצמק הטחורים ותשכיך כאבם והוא שתשים אחת מאילו הרפואות במכתש עופרת ויחכך עם העופרת לשמש החזק ימ' עד שיתעבה וזה הוא הנק' מיץ העופרת ויהיה הרחיצה תמיד במים המתוקים וישמר מהיותו יושב על השיש או לרחוץ פי הטבעת במים קרים ואפי' בזמן הקיץ.

---

12 ויערב הרפואות] ויתערב עם הסמנים ד[1] | וישחיר הכל] וישוב שחור הכל ד[1] || 13 ולא יסור מסבול אותו בכל עת שהוא רוחץ] ולא יסור להכניס מן המשיחה בכל עת רחיצתו ד[1] || 16 ויחכך עם העופרת] ותניעהו בעופרת ד[1]

השער הששי: במה שישען מן ההנהגה בהתעורר זה החולי

(1) ידוע כי כל החליים הארוכים אינם נשארים על ענין אחד אבל תנוח פעם אחת ואחר כן תתעורר ויגדל בו ימים ויפחות תחילה וכן בעלי הטחורים יתעוררו בהם לפעמים ויבואו לידי מורסא ויתחזק כאבם וימנע הטבע מפני צרות המעברות בעבור המורסא ואפשר שיצאו מהם לחוץ ויתמרסמו ויתחזק כאבם וישיג מזה קדחת חדה וסערה.

(2) ותחילת מה שראוי שיתחיל בהקזה בגיד מן הבאסיליק אם יהיה הכח סובל ולהקיז מן הארכובה יותר מועיל מכל דבר. ואמנם אם לא יעזרנו הכח או מפני השנים או זולתם ממונעי הוצאת הדם יתלה הכוסות בין היריכים ואחר ההרקה תהיה מדקדק המזון ותשימנו עם רפואה כמו מרקי התרנגולים אם מלוכיא או אישפינג או עם ולירי או כרכום מזרחי.

(3) ואחר זה תתעסק בהשקטת הכאב עם הרפואות המושמות אשר הם מוסבלות או ימשח על מה שיצא מהם ובישיבה במימות המחוממות לכאב המתיר למורסא מאותה הישיבה במימות חמות שבושל בהם עלי מלוא וייסק או שרשי מלוא וייסקו או רוסמרינו או עדשים קלופים או קמומילא או אניט או זרע פשתן יבושל כל אחד מאילו או יחד או מה שיהיה אצלך מהם עד שתצא כח הרפואה במים וישב בם בעודנו חם ולא יסור מהיותו עומד באותן המים עד שירגיש בקרירות ויצא ממנו ויחזור לחממו. אבל מה שימשח בו וישב עליו וישכך הכאב ויתיר המורסא תחלתם פַּרְנַטַה מקמח נקי ולבן עם שמן שירג׳ ושמן אנידה או שומן תרנוגלות ואם חובר אליו מעט מכרכום היה זה יותר מחמם.

(4) אחר שמן ממה שבתוך גרעיני הברקוק אונק׳ יתיר בב׳ דרהם מאשטורג נגר וב׳ דרהם דיליאו וימשח בהם.

(5) אחר שמן וורדים ואדמי ביצות ושומן אניטרה או שומן תרנוגלת אם לא תמצא שומן אניטרה יתיר השומן בשמן הוורדים ויקרר וימשח בו אחר מה שיחובר אליו אודם ביצה וכרכום וימעך ויעשה בו.

(6) אחרת זכרה בן יפד יוקח משמן וורד טוב אונק׳ שעוה לבנה שלישית אונק׳ וישימנו בכלי זכוכית ותשים אותו הכלי במים חמים והאש תחת המים והוא ירתח עד

---

4 ויפחות תחילה] וירד זמן אחר ד[1] || 13 המושמות] המונחות ד[1] || 19 פַּרְנַטַה] אלתיאה ד[1] || 22 הברקוק] (?) ד[1]

שיתך השעוה ובשובו צרותו יזה עליו מי וורדים טפה אחר טפה ויחבט בכף חבטה יפה בעודנו על האש עד שלא ישאר שום דבר ממי הוורדים ויעשה בו כי הוא אמר <כי> יחמם חימום נפלא מיד.

(7) אחרת זכרה אל ראזי: תוטיאה רחוצה ב׳ דרהם כולאן הינדי דרהם יולש עם צירותו עשוי משמן וורדים ושעוה לבנה.

(8) אחרת זכרה בן צינא אזמרינו ועדשים מנוקים מקלפתן ומלוא ויסק מ״א חלק ישחק זה וינופה ויקבץ במוח הביצות ושמן הוורדים ויסבול או ימשח בו. וממה שהוא משכך מתיר המורסא שיתיר שומן האניטרה בשמן וורדים יחובר אליו מזה שמינית דרהם כרכום ודרהם דיליאו שחוק ומנופה כמו הכחל ויעשה ויסבול.

(9) ומן המורכבים הגדולים לשכך הוא זה אשר זכרו בן צינא וזה מעשהו סרפינו דיליאו מ״א ב׳ דרהם אשטורג׳ נגר דרהם אופיום חצי דרהם שמן הגרעינים של הברקוק אונק׳ וחצי תתיר הגומי בשמן על האש ואחרי כן ישים עליהם חצי דרהם קשטור שחוק וימעך זה מעיכה טובה ויסבל או ימשח בו וזה אין ראוי שיעשה אלא עד שייגעו בתחבולות ולא ישכך הכאב. ומיץ העופרת משכך הכאב כשיהיו נעשים באחת מהמשיחות שקדמו או בחמאה שבושלה אותה והוסר קצפו וזה דבר מופלג בהתרה ובשכך הכאב. ואמרו כי לשומן הסקנקור עם שמן וורדים מופלא בהשקטת הכאב מהטחורים. ואין ראוי לעשות שום דבר מאילו הרפואות המושמות במורסא אלא בעודם חמות בפועל.

2 <כי> יחמם חימום נפלא] כי יניח הכאב הנחה נפלאה **ד**[1] || 4 כולאן] ליסיאו **ד**[1] || 14 ומיץ] ועצירת **ד**[1] || 16 הסקנקור] דג שוטו **ד**[1]

השער השביעי: במה שנזכר לזה החולי על דרך העישון

(1) הרפואות אשר יעושן בהם הטחורים ויבשם ויצמקם והם עניינים קרוב מציאותם והם סנדרוס זרע כרתי עור הנחש וקולוקינטידה גרעיני צמר גפן גרעיני שיקוטה יושקיאמו ארישטולו׳ ארוכה שורש פינגרג אילו כולם אמרו הרופאים יעושן בהם או כל אחת לבדה או יחד ויועילו מחולי הרוחות של טחורים.

(2) וכן מן המורכבים לעשן יוקח זרע כרתי וסנדרוס מ״א חלק דיליאו חצי חלק יולש עם דבש ויתעשן בו.

(3) ומעשה העישון הוא שיחפור חפירה בארץ יהיה בה אש פיחם ויכסה החפירה עם כלי נקוב כשעור לוזה ויכרוך בגדים סביב החרס הנקוב עם הארץ עד שלא יצא שום דבר מן האיד אלא מנקב החרס ואחרי כן ישליך מדבר אשר יעשן בו על האש מנקב הכלי וכעלות העשן ישב האדם על הכלי ויקיף בבגדים סביבו וירפה מושקולי שלפי הטבעת כל מה שיוכל וכשירגיש בעשן שכלה יקום וישליך דבר אחר וישוב וישב ויעמד על כרכוב הכלי כל מה שיוכל ויעשה כן ג׳ פעמ׳ רצופים בשעה אחת ויעשה כן בכל שבוע פעם אחת. זה הוא מה שראה העבד שהוא שיועיל מאד. וחסרנו מה שבספרים מזה מה שיחתכו מהם או הרפואות המשלשלות אם יצטרך אליהם בענין מן הענינים ואין ממה שראוי שיושם בזה המאמר. ולא יהיה מועיל לשום אדם שהיה רואה בשום דבר מזה במה שאמרו בספרי הרפואות והסדרים המקבצים אבל אפשר שיזיק העושה זה מן הספרים הזק גדול כיון שאין ראוי לעשות רפואת התרת הדם או עצורו אם יתרבה או דלדול הטבע או חיתוך הטחורים אלא הרופא המהיר אשר ידע מזג החולה ושניו וכחו והזמן ההוה ומה שנתחבר בזה החולי ממקרים אחרים וינהיג כל זה כפי העניין ההוה בעת ההיא והבורא יתעלה יתן בריאות ולא יצטרך אל כל זה אדונינו.

---

3 סנדרוס] קלאשה וירניץ בלע׳ **ד**[1] || 4 יושקיאמו] אירבה סנטה **ד**[1] || 8 ומעשה] תואר **ד**[2] || 9 לוזה] אגוז **ד**[1] || 11 וירפה מושקולי שלפי הטבעת] ויוציא פי הטבעת **ד**[1] || 12 שכלה] **ד**[1] || 14 מאד] רפואה לכאב טחורים: שלוק בצלים לבנים היטב ותכתוש אותם עם חמאת בקר ושים עליהם ויועיל **ד**[1] add. || 17 והסדרים המקבצים] והחבורים הכוללים **ד**[1]

The manuscript adds the following recipe:

נוסח האשרוב המחליק הטבע מועיל בג״ה: תקח סנא י׳ דרכ׳ לשון שור ח׳ דרכ׳ וורדים לחים ונינופר מ״א כ׳ עלים ויאולי חצי אונק׳ ספיק ומצטקי מ״א דרהם אניסן ג׳ דרכ׳ ישרה הרפואות בג׳ ליט׳ מים חמים יום ולילה ובבקר ירתיחם מעט וימרס אלה הכל ויסנן על ל׳ דרכ׳ מקסיא פישטול ויסנן הכל על ב׳ ליט׳ סוכר וישלים בשולו כשאר האשרובי ויקח ממנו ג׳ אונק׳ במים חמים שיבושל בו פינוקלי אמר ויתבונן מעשהו ואם ישלשל שלשול מרובה ראוי שלא יקחנו אלא בהיות בטנו עצור ואם יחליק טוב ואם לא יקח ממנו שני ימים רצופים או ג׳ לפי מה שיראה מפעולתו וממעשהו ויקבל תועלת בע״ה. <נ>שלם המאמר.

The Anonymous Hebrew Translation

המאמר בטחורים לרמב"ם ז"ל

(1) אמר משה בן עבד האלהים הישראלי הקרטבי ירחמהו האל: היה בחור אחד מאנשי המעלה והתבונה נדיב ונכבד שהנאני ענינו והפיק אלי עבודתו מצאהו חולי הטחורים בתושבתו והיה מתעורר בו קצת העתים והיה מרפא אותם במה שהיה המנהג לרפאותם בו עד שינוח כאבם ויכנס מה שיצא מן התוספות ההם אל פנימי הגוף והיה אז שב לעניינו בבריאות. ובעבור שנכפל זה עליו פעמים רבות חשב לחתכם כדי לשרש החולי הזה מעיקרו עד שלא ישוב אליו עוד. והודעתיהו מה שיש בזה מן הסכנה עם היות אלו התוספות לא נתאמת אם הם מן המין שראוי לחתכם אם לא עם היות קצת אנשים שחתכו אותם נתחדשו בהם תוספות אחרות כי הסבות המולידות לתוספות הראשונות היו נשארות בהם. ולכן נתחדשו להם אחרות. ובחרתי אליו הדרך הנכונה וזכרתי לו הפנים האמתיים המבריאים מזה החולי וכל מה שדומה לו מן החליים הנושנים או הממעטים לאילו החליים עד שיקל טורחם וכובד משאם ולא ישאר להם כי אם רושם מועט מאד.

(2) והיא ההנהגה הטובה אשר ילך בה בעת הבריאות מבלי עמל ולאות וקוצר רוח וזה בהסתפק באכילת מה שיועיל כפי מה שראוי ועזיבת כל דבר מזיק לחולי הזה. וזאת היא הדרך אשר יקשה ללכת בה על כל החולים ועל הבריאים ויתרעמו על הרופאים וייחסו אותו לקצורם במלאכה. ובקש ממני זה האיש בעבור מה שגדל עליו מן הכאב שאניח לו הנהגה יתנהג בה תמיד וסדרתי לו זה המאמר הקצר הרב התועלת לפי שאני כוונתי בו מן ההנהגה מה שיקל סבלו על הבחורים המתענגים ואין הכוונה בו הנהגת הבריאות על השלמות והתכלית ולא להכביד כל הפנים אשר בהנהגת זה החולי ושמתי אותו שבעה שערים:

3 המעלה והתבונה] השכל והחכמה ס[1] || 8 המין] הכת ס[1]

השער הראשון: מאמר כללי בהטבת העכולים.

השער השני: הדבור במזונות אשר ראוי שירוחק בעבור זה החולי.

השער <השלישי: במאכלים אשר ראוי שיכוון אליהם בעבור החולי הזה>

השער הרביעי: בתרופות הנפרדות והמורכבות אשר ירגיל לקיחתם.

השער החמישי: בתרופות המונחות אשר ירגילם גם כן.

השער הששי: במה שיסמוך עליו מן ההנהגה בעת התעוררות זה החולי.

השער השביעי: במה שיונהג בחולי הזה בדרך העישונים.

---

3 השער] <...> ס[1]

השער הראשון: מאמר כללי בהטבת העכולים

(1) דע כי רוב החליים והיותר גדולים שבהם התחדשם הוא אמנם בעבור רוע בישול האצטומכא ועכולו כי המאכל כאשר יפסד עכולו באצטומ׳ יהיה ההפסד ההוא גם כן הולך בבישול השני אשר בכבד ובבשול השלישי אשר באברים. והפסד הבישול יתחדש במה שיאכל מארבעה פנים: אם מכמותם אם מאיכותם או מעת אשר אין ראוי לקחתם או מרוע סדורם ואנחנו נבארם אחת לאחת.

(2) אולם הכמות עניינו ריבוי מה שיאכל וישתה כי המאכלים הטובים ואפילו יהיו בתכלית הטוב כאשר ימלא האצטומכא מהם ירע עכולם. והראוי לסמוך עליו בזה הוא שלא ישלים האדם תאותו אבל ימשוך ידו מהאכילה קודם שישבע וישים הכונה להרגיל האצטו׳ שלא תמשך ותצא ותגדל כמורסא. כי יש מן האנשים שתאותו חזקה עד גבול שתמשך אצטומכתו זה ההמשך והוא עם כל זה יתאוה.

ואולם האיכות עניינו שלא יהיה למאכל איכות רע כי המאכלים הרעים ואפילו יתבשלו בשול טוב ויתעכלו עכול יפה לא יתיילד מהם דם טוב. והיותר ראוי שיסמך עליו בזה שלא יקח מן המאכלים מה שחמימותם ניכרת כחרדל ולא מה שקרירותם נכרת כקישואים ולא מה שבו מרירות ניכר ככרפס והבדנגאן או חריפות נכר כבצלים והשומים והצנון ולא חמיצות ניכר כלימון והחומץ. ובכלל יכוין אל מה שהגובר בטעמו התפלות והמתיקות והשמניות כמיני הלחם הנהוגים ומיני הבשר והביצים הנהוגים והדבש והסוכר ודומיהם. וכן ישמר מכל מאכל אשר לו ריח נבאש כמיני הכותח ואל עציר והדומה להם וכן התבשיל שלן לילה והתחיל בו השנוי. וכן מה שהתחיל בו העפוש מן הפירות והשמנים וישמר מכל זה מאד מאד.

(3) אמ׳ גי׳ בזה הלשון המאכלים והמשקי׳ המעופשים יולידו הפסד כמו מה שיולידוהו הסמים הממיתים.

(4) ואולם מרוע סדורם הוא אם יקדמו מה שראוי לאחרו וזה כי הטוב והניאות הוא שיקח האדם מטעם א׳ לבד ואם אי אפשר מבלתי לקיחת מאכלים רבים ומטעמים שונים ראוי שיקדים הדק שבהם ויאחר הקשה ויקדים הירקות השלוקים על הביצים ויקדים הבצים לפני בשר העופות ובשר העופות קודם בשר הצאן וכן יקדים מה שירכך הטבע ויאחר התבשיל הנקרא סומאקיה ורמאניה. ומזה השער גם כן עת שתיית המים וזה כי שתיית המים הקרים קודם אכילה מזיק מאד מוליד חליים קשים ושתייתם תוך הסעודה מזיק יותר מעט מהקודם אבל מזיק בבישול המאכל והטוב שבעתים ללקיחת המים הוא אחר האכילה בשעה.

---

4 אשר] ההוה ס[1] add.

(5) ואמנם עת לקיחת המזון הנה הוא שאין ראוי שיאכל כי אם אחר הרעב האמתי וכן לא יאכל כי אם אחר שיקדים התעמלות או תנועה תעורר החום קצת התעוררות ויזהר מהתנועה אחר האכילה עד שיתבשל המזון וכל תנועה אחר האכילה מפסדת העכול ר״ל כל תנועה כתנועת המשגל או המרחץ והתעמלות והתנועות הנפשיות וכאשר יסמוך על זה השעור אשר זכרנו בלקיחת המאכל והמשתה הנה זה מספיק מאד בהטיב העכול בכלל בע״ה.

השער השני: במזונות אשר ראוי שירוחקו בעבור זה החולי

(1) כבר נודע כי רוב הולד אילו הטחורים הוא מליחה שחורית ואולם הולדם מריבוי הדם הוא על המעט ויותר מעט מזה הולדם מלחה לבנה והנראה תמיד שהם מתיילדים מן השחורה וזה כי הדם כאשר תרבה בו הליחה השחורה יתעבה הדם ויעכר וכשישקה הטבע האברים ימאסוהו ותדחה הליחה ההיא מאבר אל אבר עד שתרד העכירות ההיא והשמרים ההם בשפל הגוף לכבדותם ועובי חמרם ויתמלאו מהם עורקי פי הטבעת וימשכו ויתרחבו וישיגם חום המקומות ההם ולחותם ויתיילדו אלו התוספות והם הטחורים.

(2) ומהם מה שיתנפחו ויתפתחו ויזובו והוא המין היותר קל מהם ומהם שהם סתומות לא יזוב מהם דבר ואותם אשר יזובו אין ראוי להפסיק זיבתן כי היא ביטחון מחליים קשים מאד מהם השטות ומיני המלנכוניא וחולי הכפיה. ואותם אשר לא יזובו ראוי שיזוב דמם או יחתכו אם אפשר ואין דבר מזה כוונת המאמר כי לא חובר להסתפק מבלתי שמוש הרופא ולא להשלים מיני רפואת החולי הזה.

(3) ואומנם זכרתי מה שזכרתי כדי שידע אדוני יגדל כבודו כי עיקר הדבר ברפואתם השמירה מלקיחת המאכלים המולידים השחורה והמעבים הדם והעוכרים אותו כמו הפולים והעדשים ומיני הקיטנית והכרוב והבדאנגאן והסומק והתמרים ובשר הבקר והעז והבשר המליח וכן המאכלים העבים כמו החטה המבושלת והריסה והטריאה והגבינה הישנה ולחם המצה והצפיחית וכן המאכלים רבי המותרות כעופות המים וראשי הבהמות וכן כל מה שיעכר הדם או ייבשהו כמורייס והחומץ אלו כולם לא יקרב אליהם בשום פנים. ודע כי מאלו המאכלים הנזכרים שלשה מהם רעים ביותר לזה החולי ולזה סגולה בהולדתו ויעוררו הכאב ממנו כמו הבדאנגאן והתמרים וראשי הבהמות וכלל המאכלים אשר ראוי שירוחקו מן המאכלים הנהוגים אצלינו הם אלו השמונה עשר מאכלים אשר קדם זכרם והם פולים ועדשים וכרוב ובדאנגאן וקוטנית ודגים ובשר השור ובשר העזים ובשר מליח וראשי הבהמות ועופות המים והמצה ולחם בלתי אפוי והעיסה המבושלת והריסה והגבינה הישנה והתמרים והתרמוסים ומן הטבולים מה שירחיק מהם ג״כ הם החומץ והמוריס וכבר שמנו אותם נוכח העין כדי שיקל לראותם תמיד ויתרחק מהם ומה שזולת זה מן המאכלים הנהוגים הנה הם

---

22 כמו] והם ס[1]

מותרים וראוי שיכוין תמיד לרכך הטבע ויזהר מאד מיבשותו בזה החולי ויהיה הרכבת המאכלים תמיד מרככים כמו לימוניא בזרע קרטם או מה שיתוקן בסוכרי או יבושל בירקות מרככות לטבע כסלק ואל קטף ואלאספינאך ואם יו<...> אלאורז ימעיט בשולו מה שאפשר לפי שהוא ייבש הטבע עם שבו גם כן עובי העצם ויזהר מהרבות המלח והתבלין במאכל כי זה ממה שישרוף הדם ויעבהו.

השער השלישי: במאכלים אשר ראוי שיכוון אליהם בעבור החולי הזה

(1) בשר התרנגולות השמנה והמרק שלה הוא היותר טוב שיזונו בו בעלי זה החולי וכן כבש בן שנתו מבושל בחלמון ביצה ואכילת חלב הכליות והאליה הצלויה מועילה להם וכן המטעם הנק' זירבאג עם שקדים או עם פסתק וסוכר ומעט חומץ והכרתי מועיל בזה החולי בסגולתו יבושל בו או יאכל קלוי בשמן שומשמין או יעשה ממנו עוגה בחלמון ביצה.

(2) וכן מי הזרעונים מועילים מאד שיבשל בו מה שיאכל או שיבושלו הזרעונים בשמן שקדים מתוקים וישתה המים ההם. וממה שראוי שיסמוך עליו להרגילו הפאניד והאגוז והתאנים היבשים והדבלה מהם באניסון יותר טוב יקח מאלו מקובצים או נפרדים ומעט צימוקים עם שקדים גם כן טוב להרגילם ומה שזולת אלה מן המזונות הנהוגים לא יכוון אליהם גם לא ירחיקם הרחקת אותם שקדם זכרם.

השער הרביעי: ברפואות הנפרדות והמורכבות אשר יסמוך על לקיחתם

(1) והם כל אחד מן המיראבולרוש החמשה וזה כשישחוק מאחד מהם שקל וחצי ויחבר אליו כמותו סוכרי ויאכל האבק מזה במי זרעונים וכן האניס יקח ממנו משקל שני דרהם שחוק ומנופה עם משקלו סוכרי וכן בוגלושא ירתיח ממנו משקל שלשה דר׳ ויסונן על סוכרי וכן המשי הנא יבושל ממנו משקל דרהם ויסונן על סוכרי וכן שתיית אלענאב יסונן על סוכרי או תרנגבין וישתה. וכל עת שתיבש הטבע הטוב ממה שירככהו הוא כיאר שנבר כי הוא עם שהוא משלשל יזכך הדם וכן סיג הברזל יקח ממנו משקל דרהם וחצי ויורחץ אחר שישחקהו בחצי ליטרא מיין ענבים שנתבשל עד שנחסר שלישיתו וישתה וכן המאסיש יועיל לטחורים השתייה וגם הנחתה בפי הטבעת וכן האמלג׳ יועיל מזה שתייתם והנחתם בפי הטבעת.

(2) ומן המורכבות האטריפל כפי התחלף נוסחותיו וגרגרי הדליום כל אחת מנסחותיו גם כן.

(3) וכבר חברתי לאדוני מרקחת ראוי שיקחהו כל הימים תמיד זולת ימי חזוק החום וחזוק הקור כי אז איננו ראוי לקחתו ותהיה לקיחתו כאשר לוקח במים חמים שהרתיחו בהם לשון השור והלקיחה ממנו מד׳ דרהם אל ג׳ וזה תארו הליליג׳ הנדי וכבולי ואמלאג׳ ואניסון מכ״א אוקיא דיליום אזרק ח׳ דר׳ פרחי ורדים ד׳ ד׳ מצטכי ומסיאש מכ״א ג׳ ד׳ סנבל ב׳ דרהם שהטרג׳ הנדי ד׳ דר׳ יודקו הסמנים ויושרו בד׳ אוקיות שמן שקדים ויולשו בב׳ ליטרי׳ ממשקה לשון השור הוא בוגלושא.

(4) וזה תאר משקה בוגלושא ישרה ג׳ אוקיו׳ בוגלושא בב׳ ליטרין מים חמים יום ולילה ויורתח בבקר ויסונן על שני ליטרי שרה בו ורדים לחים ויושב על האש עד שיהיה לו עצמות האישרוף ויולשו בו הסמים הנזכרים. וכן חברתי ג״כ זה המשקה יוקח בכל שבוע ג׳ ימים רצופים בכל ימי הקור ותהיה לקיחתו בימים שלא יקח בהם המרקחת הנזכר או יקח אותו תחת המרקחת לפי מה שיקל זה על אדוני ותארו שיקח בוגלושא ג׳ ד׳ משי נא חצי דר׳ מאסיש רביע דר׳ אניש דרהם שומר לח מלא יד ורדים לחים ה׳ פרחים ירתיח הכל ויעצרהו על שתי אוקיות סוכרי. ובזמן הקיץ ישרה אילו הסמים בעצמם מלבד המאסיש והאניש עם ו׳ דר׳ תמרינדיש מנוקים שרויים בליט׳ מים ולמחורתו יסונן זה על שתי אוקיות סוכרי ויקחהו.

(5) וזכר הראזי גרגרים ירגילם ושבחם מאד והבטיח עליהם ותארם הליליג כאבולי ובליליג ואימלאג מכ״א חלק סיג ברזל חצי חלק מקל אזרק שני חלקים יחובר זה במי הכרתי ויעשה גרגירים ויורגלו.

(6) תאר חקנה מועילה מאד מן הטחורים מי הכרתי שתי אוקיות מי כרפס אוקי׳ חמאת בקר שתי אוקיות שמן שקדים ושמן אל חב אל כצרה או שמן כרוע מכ״א אוקיא ומשמן הצנון חצי אוקיא יעורב הכל וירתיחהו ויחקן בו בכל שני חדשים או בכל ג׳ חדשים פעם אחת אפש׳ שירפאם מכל וכל.

(7) וזכר הראזי שיוקח ה׳ דר׳ מעלי הדפלה ותודק היטב הדק וישליך עליה שלושים דרהם שמן זית טוב וירתיחהו ויסננהו ויכניסהו במוך או בצמר אם היו הטחורים בפנים ואם היו מחוץ יונח עליהם ואמרו שזה רפואה נפלאה לרפואת הטחורים ולא יצטרך לזולתם.

השער החמשי: ברפואות המונחות אשר ראוי שיורגלו ג״כ

(1) השמנים אשר ראוי שלהתמיד עשייתם נפרדים או מורכבים הם אלו שמן אל נארג׳יל ושמן אל כרוע ושמן אל בלסאן ושמן סנבל ושמן אליסמין ושמן אל בדאנגאן כל אילו יועילו לטחורים וכן הדילי וכן המיץ המרור יתיך הטחורים.

(2) ומן המורכבים הדיללי עם סמסם יועיל מהטחורים והסדיקות וכן מרהם אל נכלי ושמן ורד וכן הדילי עם שמן ורד.

(3) תאר רפואה ראוי להתמיד עשייתה כי היא תתיכם ותסירם יוקח מאחד מאלו השמנים הנזכרים שתי אוקיות ומן המרהם אל נכלי אוקי׳ דיללי שחוק ומנופה אוקי׳ יעורב הכל ויושם על אש נחה ואחר יושם במכתש עופרת ויושם עליו רביע דר׳ זעפראן שחוק ויניעהו בטס עופרת לשמש יום שלם ויהיה מי שיניעהו יושב בצל והמכתש לשמש חזק כדי שיצא כח העופרת ומה שיותך ממנו ויתערב עם הסמנים ישחיר הכל ויעבהו ויונח אחר כל רחיצה ממנו ולא יסור מעשות כן כי זה יסירם אם ירגיל הנחתו עליהם.

(4) וכן עצור העופרת לבדו כשירגיל הנחתו עליהם יכמוש אותם וישקיט כאבם ותואר עשית עצור העופרת הוא שיושם אחד מאילו השמנים במכתש עופרת לשמש החזק ימים עד שיתעבה וזהו אשר יקרא עצור העופרת וראוי שתהיה הרחיצה תמיד במים מתוקים חמים ויזהר מלישב על האבנים או מליגע תושבתו במים קרים ואפי׳ בימי הקיץ והבן זה ודעהו.

השער הששי: במה שיסמך עליו מן ההנהגה בעת התעוררות זה החולי

(1) כבר נודע כי כל החליים הנושנים לא ישארו על ענין אחד אבל ינוחו פעם ואחר כן יתעוררו ויגדלו ימים מספר ואחר יקחו בירידה מעט מעט וכן בעלי הטחורים יתעורר בהם החולי לעתים ויתחזק בהם כאבם ויעשה נפח או בועה וימנע הטבע לצרות המעברים מעשות המורסא ולא יצא מהם דבר לחוץ מן התושבת וישיג העלול מזה קדחת וצער.

(2) ותחילת מה שראוי לעשות בו הוא שימהר להקיז מהבסליק אם יהיה הכח סובל ולהקיז מהעורק אשר מן הארכובה היותר מועיל להם. ואם לא יסבול הכח אם בעבור השנים או הזמן או זולת זה מן מונעי ההקזה יתלה כוסות המציצה בירכים ואחר הוצאת הדם ידקדק המזון ויזונהו במזונות מרככים כמו מרק אפרוחי התרנגולים באספינאך ואל קטף ואל סלק או קרטם וסוכר.

(3) ואח״כ ישתדל להשקיט הכאב בתרופות המושמות אם הם מחוץ או יכניס בפנים במוך אם הם בפנים או יושמו תחבושת על מה שיצא מהם לחוץ וג״כ ישקוט הכאב בישיבה במימות המשקיטים הכאב המתיכים הנפח או המורסות ומזה הישיבה במים חמים שנתבשל בהם עלי כטמי או שרש כטמי או מלילוט או עדשים קלופים או באבונג או שבת או זרע פשתן יבושל אחד מאילו או כלם מחוברים או קצתם עד שיצא כח הסמים במים וישב בהם בעודם חמים ולא יסור משבת באלו המים עד שירגיש שנתקררו ואז יצא מהם ויוסיף לחממם ולשבת בהם. ואולם מה שיונח אספלנית עליו מחוץ או ישב עליו וישקיט הכאב ויתיך הנפח והמורסא הנה הם אלה הדברים אשר אזכרם ראשונה לשה(?) תעשה מקמח החטים הנקי בשמן שומשמין ושומן בט הוא אנידה ושומן תרנגולת ואם יחובר אליהם מעט זעפראן הוא היותר טוב להשקיט הכאב.

(4) אחר שמן גרגרי אלמשמש הם אלברקוקיש יותך ממנו אוקי׳ ויותך בו שני דרהם מיעה סאילה הוא אשטורק ליקידא וב׳ דר׳ דילי וימשח בו.

(5) אחר שמן וורדים וחלמון ביצה וחלב אנידא או תרנגולת וזעפראן יותך השומן בשמן ורדים ויניחהו להתקרר ויחבר אל זה חלמון ביצה ומעט זעפרן וימרסהו יפה וימשח בו.

(6) אחר זכרו בן ואפד יוקח משמן ורד טוב אוקי׳ ומשעוה לבנה ג׳ אוקיות וישימנה בכלי זכוכית או מזוגג וישים זה הכלי במים חמים והאש תחת המים וירתיח עד שתותך השעוה וכאשר ישוב כדמות משיחה יזה עליו ממי ורדים טפה אחר טפה וינער אותו בכלי ניעור יפה מבלי השקט והוא על האש עד לא ישאר דבר ממי הורד וימשח בו הנה הוא אמר כי זה ישקיט הכאב השקט נפלא.

(7) אחר זכרו הראזי תותיה רחוצה ב׳ דרהם ליסיום אינדי דר׳ יולש זה בקירוטי נעשה משמן וורד ושעוה לבנה.

(8) אחר זכרו ב״ס מלילוט ועדשים קלופים וכטמי מכ״א חלק יודק כ״ז וינופה ויחובר בחלמון ביצה ושמן ורד ויעשה. וממה שהוא משקיט הכאב ומתיך הנפח והמורסות שיתיך שמן אנידא בשמן וורדים ויחבר אל זה זעפרן שמינית דר׳ באוקי׳ מזה ודרהם דיללי שחוק ויודק הכל כמו הכחול ויכניסהו בצמר או מוך או יניחנו עליהם אם הם מחוץ.

(9) והחזק שבהרכבות להשקיט הכאב הוא זה אשר זכרו ב״ס ותארו סכבנג׳ דיללי מכ״א ב׳ דר׳ אשטורק ליקידא דר׳ אפיון חצי דר׳ שמן גרעיני האלברקוק אוקי׳ וחצי יותכו הגימש בשמן על האש ואחר ישליך עליהם חצי דר׳ גנדבא דסתר הוא קשטור שחוק ויעורב זה עירוב יפה ויכניסהו בצמר או במוך בפנים או ימשח בו מחוץ וזה אין ראוי שיעשה כי אם אחר שיגע וטרח להשקיט הכאב ולא עלה בידו. ועצירת העופרת הנזכרת למעלה לבדה תשקיט הכאב כאשר תעשה בא׳ השמנים שקדם זכרם או בחמאה שהרתיח אותה והוסר קצפה והוא היותר טוב מכל דבר להתיך הנפח ולהשקיט הכאב. ואמרו כי לשמן הסקנקור עם שמן ורד סגולה נפלאה להשקיט כאב הטחורים. ואין ראוי שיעשה דבר מאילו התרופות המונחות בעת הכאב והנפח כי אם בהיותם חמים בפעל.

השער השביעי: במה שנזכור לזה החולי על צד העישון

(1) הסמים אשר יעושן בהם הטחורים ויתיכם וייבשם וזה ממה שיקל מציאותם הם אלו סנדרוס הוא קלאשה וזרע כרתי ועור נחש וקולוקינטידה וזרע צמר גפן וזרע חרמל וזרע אל בנג׳ וזראונד ארוך ושרש פניגריג אילו כולם אמרו הרופאים יעושן בהם נפרדים או מחוברים ויועילו מחולי הטחורים.

(2) ומן המורכבים לעשונים שיוקח זרע כרתי וקלאשה מכ״א חלק דילי חצי חלק ויולש בדבש ויעושן בו.

(3) ותואר העישון לזה החולי שיחפור חפירה בארץ וישים בה אש פחם ותכסה החפירה בקערה גדולה של חרס ויחפה אותה על החפירה ויהיה תחתית הקערה נקוב נקב כשעור אגוז ויכסה בגדים סביב הקערה בארץ עד שלא יצא דבר מן העשן כי אם מנקב הקערה ואחר ישים באש הדבר אשר יעושן בו דרך נקב הקערה וכאשר יעלה העשן ישב האיש על הקערה ויקיף בגדיו סביבו יפה וידחוף פי הטבעת עד שיוציאנו כל מה שיוכל כדי שיקבל העשן בה יפה וכאשר ירגיש שכלה העשן וישליך דבר אחר וישוב וישב על מושב הקערה לקבל העשן כבראשונה כן יעשה שלשה פעמים רצופות בשעה אחת ויעשה זה בשבוע פעם אחת. זה הוא השעור שראה העבד שהוא ירבה תועלתו. ואפש׳ לקחת מן הספרים מה שיחתוך אותם או שתיית המשלשלים אם הוצרך אליהם בעת מן עתים ואין זה ממה שראוי שיושם בזה המאמר. ולא יקבל בהם תועלת גם כן אחד ממי שישתדל בדבר מזה במה שנאמר בספרי הרפואות והחבורים הכוללים אבל אולי יזיק העושה זה מן הספרים הזק גדול ואין ראוי שתעשה רפואה להגיר הדם או לעצור אותו אם גבר או לשלשל הטבע בסם משלשל או לחתוך הטחורים כי אם בעצת רופא מובהק אשר ידע מזג החולה ושניו וכחו והעת ההווה ומה שיתחבר עם זה החולי מחליים אחרים או מקרים וינהיג בזה לפי הענין ההוה וכאשר הוא שם והאלהים ית׳ ישלח רפואת אדוני ואל יצריכהו לדבר מזה.

---

21 שיתחבר] שיקובץ ס[1] || 23 רפואת] בריאות ס[2] | לדבר מזה] כל זה ס[2] | מזה] נשלם המוסר البواسير ס[1] .add

The manuscript adds the following recipe:

נסחת אשרופ מרכך הטבע מועיל בע"ה: סנא י' ד' לסאן אלתור הוא בוגלושא ח' דר' ורד רטוב ונילופר מכ"א כ' ד' פרחים ויאולש חצי אוק' אישפיק כרתי ומשטיק מכ"א דר' אניש ג' ד' ישרו כל אלו הסמים בג' ליטרי מים חמים יום ולילה ומחורתו ירתיחהו רתיחות מועטות וימרס הכל ויסנן על ל' דר' כיאר שנבר ישן ויזכך הכל על ב' ליטרי סוכר עד שיקח עצמות האישרוף ויקח ממנו ג' אוקיות במים חמים שהרתיח בהם שומר ויסתכל בפעולתו ואם ישלשל שלשול רב יניחהו ולא יקח ממנו כי אם בעת שיעצר הטבע ויתיבש ואם רכך הטבע לבד יקח ממנו שני ימים רצופים או שלשה לפי מה שיראה ממעשהו ויועיל בזה אם ירצה השם ית' ונשלם המאמר בעזרת האל יתברך.

1 אשרופ] אשרוב ס[1]

The Latin Translation by Giovanni da Capua

Incipit tractatus de curatione emorroidum

(1) Inquit Moyses filius Abdelle israhelitus cordubensis: Fuit quidam iuvenis virorum scientie et intelligentie de genere nobilium hominum quem habebam in cura. Advenerunt sibi emorroides in orificio oris ani que per tempora cotidie excitabantur quas curabat sicut solebat donec exsiccabatur quod erat superfluum in eis et exibant, et postea reintrabant intus, et equitabat et faciebat facta sua sicut solebat facere in tempore sue sanitatis. Et cum reiteraret ei pluries hoc negotium, proposuit decidere eas et exterminare hanc egritudinem a se totaliter, donec non rediret sibi, cui ostendimus quantum providentie exigitur in hoc casu, cum fuerint hee additiones de quibus non est determinatum cum veritate utrum sint de genere earum quarum incisio est possibilis vel non,

---

1 Incipit tractatus de curatione emoroidarum] HW : incipit de emorroidibus M : tractatus rabi moysi de emorchoydibus V : pars de regimine emorrodarum U || 2 filius] M : filii HTUVW | Abdelle] HT : abdele MUVW | israhelitus] M : israhelite UVW : ysraelite T : isehelet H || 3 intelligentie] *add.* MTUVW et | nobilium] HM : nobilissimo TUVW || 4 cura] MTUVW : curam H | Advenerunt sibi emoroides] HM : advenerunt ei emorchoydes TUV : advenerit ei emoroidarum W | oris ani] M : eius ani H : ani eius UVW || 5 que] HTUVW : qui M | cotidie] HM : continue TUVW | excitabantur] HTUVW : incitabatur M || 6 exsiccabatur] MTUV : exicabatur H : exsiccabantur W | exibant] MTUVW : exibat H | reintrabant] M : reintrabat H : intrabant TUVW || 8 et] *om.* M | reiteraret] HM : reiteraretur TUVW | pluries hoc negotium] M : hoc negotium pluries HTUVW | 9 decidere eas] HW : eas decidere TUV : eas recidere M | exterminare] HMW : determinare UV : terminare T | hanc egritudinem a se] HMW : a se hanc egritudinem TUV | donec non] H : ita quod non M : donec TUVW || 10 rediret] HM : redirent TUV : redient W | sibi] HMVW : *om.* TU | providentie] MT : provintie H : pro iure UV : purdentie W || 11 additiones] *add.* TUVW tales

cum aliqui fuerint qui eas inciderint et ex hoc innovate sunt alie additiones; ex quo melius est in causis generativis istarum quod remaneant, quia propter hoc fuerunt generate alie.

Et consului ei recte et ostendi ei verum modum sanativum huius infirmitatis et quidquid est possibile estimari de egritudinibus longis, aut diminutivis harum egritudinum donec allevientur et non remaneat de eis nisi modicum vestigium.

(2) Et est regimen bonum quo debet procedere tempore sanitatis, absque fatigatione et angustia, et hoc quando defecerit comedere rem utilem et relinquere rem nocivam huic infirmitati. Hii modi, qui sunt difficilis processus egris et sanis, convertuntur ad medicum et inculpant eum, et erit ars reputata in defectum. Et petiit a me, cum fuerit ei augmentatus dolor ab eius egritudine, quod compilarem sibi regimen quo regeretur continuo; cui compilavi hunc tractatum parvum et multi iuvamenti et utilitatis, quoniam ego abbreviavi in ipso regimen quod erit facilis tollerantie iuvenibus delicatis et nobilibus. Et non est intentionis eius regere sanitatem absolute et perfecte, et non aggravabo totaliter in curatione huius infirmitatis. Et posui ipsum in .vii. capitula:

---

1 aliqui] *add.* U non | inciderint] HTUVW : inciderunt M | et ex hoc] HTUW : et M : ex hoc V || 2 est] *add.* H al' .A. quod rem generate | istarum] HTVW : istorum U : earum M || 4 consului ei] HUW : consului MZ : consilium ei T | recte] *tr.* M *post* ostendi ei : *add.* T tradidi || 5 quidquid] HMW : secundum quem TU : quamquem V || 6 aut] HM : et TUVW | diminutivis] HUV : diminutis MW : diuturnis T | non] HTUVW : nihil M || 7 eis] MTUVW : ipsis H || 8 Et] M : hoc H : *om.* TUVW | quo] HTUVW : quod M || 9 defecerit] HTUVW : defecerint M || 10 relinquere] HTUVW : dimittere M | infirmitati] *add.* M et | Hii modi] HMV : huiusmodi TUW || 11 sanis] *add.* M quando obmittuntur | medicum] HMTVW : modicum U | et inculpant eum] M : in culpam TUV : inculpantur W : in culpa H || 12 defectum] MTUVW : effectum H | fuerit] HM : fuerat TUVW | ei] HTUVW : *om.* M || 13 regimen] *add.* H in || 14 regeretur] HTUVW : regeret se M | hunc] HTUVW : *om.* M | et] HM : *om.* TUVW || 15 et utilitatis] H : et multe utilitatis TUVW : *om.* M | abbreviavi] HTUVW : abreviabo M | in ipso regimen] HTUVW : regimen in ipso M | erit] HM : erat TUVW || 16 tollerantie] *add.* in M || 17 eius] HTUVW : huius tractatus M | absolute et perfecte] HTUVW : perfectam et absolute M | aggravabo] HMVW : aggregabo TU || 18 huius infirmitatis] H : infirmitatis huius TUVW : huius egritudinis M | ipsum] HTUVW : hunc tractatum M

Capitulum primum est tractatus universalis de rectificatione digestionis.

Capitulum secundum de cibariis que oportet evitare in hac egritudine.

Capitulum tertium de cibariis que oportet attendere ex parte huius egritudinis.

Capitulum quartum de medicinis simplicibus et compositis quibus oportet uti assidue.

(**H26vb**) Capitulum quintum de medicinis apponendis quibus oportet uti similiter.

Capitulum sextum de regimine cui debet homo appodiari quando excitatur hec egritudo.

Capitulum septimum de hiis quibus debet regere hanc egritudinem per modum fumigationis.

---

1 tractatus universalis] HTUVW : tractare universaliter M || 3 secundum] *add.* TUVW est | evitare . . . egritudine] HMTVW : attendere ex parte cibi huius egritudinis U || 5 tertium] *add.* TUVW est | que] MTUVW : quibus H || 7 quartum] *add.* TUVW est || 8 assidue] HTUVW : continuo M || 9 quintum] *add.* TUV est | apponendis] HTUV : localibus M : *om.* W || 10 oportet uti] HTUVW : uti debet M | similiter] *om.* M || 11 sextum] *add.* TUVW est | debet homo] HTUVW : oportet hominem M || 13 septimum] *add.* est TUV | hiis] HTUVW : illis M

[Capitulum primum]

[Tractatus universalis de rectificatione digestionis]

(1) Scito quod plurima pars egritudinum, et difficiliorum, causatur ex malitia digestionis in stomaco, que quidem malitia procedit etiam in secundam digestionem que est in epate et in tertiam digestionem que fit in membris. Sed corruptio digestionum que causatur ex parte qua homo sumit de cibo erit ex una quatuor causarum, videlicet aut ex parte quantitatis aut ex parte qualitatis aut ex mala ipsorum ordinatione seu compositione aut ex tempore sumptionis ipsorum; quarum quamlibet determinabimus.

(2) Ex parte quantitatis est ex multitudine eius quod comedit et bibit boni cibi; qui, quamvis sit ultime bonitatis, quando repletur stomacus de illo cibo facit malam digestionem. Et quod propinquius est faciendum in hoc casu est quod non compleat appetitum suum, sed recedat a comestione et relinquat de ipsius appetitu aliquod residuum; et apponat suam intentionem super stomaco quod non extendatur donec fiat ut apostema, quoniam sunt aliqui habentes fortem appetitum quorum stomacus extenditur extensione tali—et cum hoc totum appetunt, quod est ab appetitu.

Ex parte qualitatis vero quando cibus est male qualitatis; nam mali cibi, quamvis sint bene digesti quantum est possibile, non generant bonum sanguinem. Et primum quod est tenendum in hoc casu est non comedere de cibis quorum caliditas est apparens, sicut est sinapis; nec

---

1 Capitulum ... digestionis] *om.* MTU | capitulum primum] *add.* V est || 3 et difficiliorum] HM : difficilium TUVW || 4 procedit] MTUV : procedet HW || 5 in[3]] MTUVW : *om.* H | tertiam digestionem] HUVW : tertiam M : tercia digestione T || 6 digestionum] HMW : digestionis TUV || 7 sumit] MTUVW : sumet H | cibo] MT : cibis HUVW || 8 ex parte[2]] HM : *om.* TUVW || 9 tempore] HM : parte TUVW || 11 parte quantitatis] *tr.* H | est] HTVW : quidem MU | bibit] *add.* M homo || 12 bonitatis] *add.* M tamen || 13 de] H : ex M : *om.* TUVW | illo] MTUVW : bono H | propinquius] HM : propinquus TUVW || 14 compleat] HTUVW : repleat M || 15 ipsius] HTUVW : eius M | aliquod] HM : aliquid V : aid W : ad TU || 16 extendatur] M : attrahatur HTUVW || 18 extenditur extensione] M : attrahitur attractione HTUVW | tali—et cum hoc totum (talis H) appetunt] MH : *om.* TUVW | quod] H : que TUVW : *om.* M || 20 qualitatis vero] *tr.* TUV || 23 caliditas] HTUVW : malicia in caliditate M

de hiis quorum frigiditas est abundans, sicut sunt citrolli; nec de hiis in quibus est amaritudo manifesta, sicut apium et melangane; vel acuitas manifesta, sicut cepe et allea et radices; nec acetosa, ut acetum et lemones. Sed communiter comedat ea in quibus abundat insipiditas et dulcedo et pinguedo, sicut genera panis usitati aut genera carnium et ova que consueverunt comedi, et mel et zuccarum et hiis similia. Similiter caveat sibi ab omni cibo habenti malum odorem ut camach et brodia salitorum et hiis similibus ex rebus putrefactis, similiter ferculis permanentibus per noctem et incipientibus putrefieri, et fructibus et oleis qui inceperunt putrefieri. Ab omnibus hiis oportet cavere.

(3) Inquit Galienus: cibi et potus et vina putrefacta generant corruptionem quemadmodum venena mortifera generant.

(4) Sed malitia eorum digestionis (**H27ra**) ex malitia ordinationis est quia preponit quod debet postponere. Nam laudabilius et melius est quod sumat homo unum ferculum; et si fuerit incitatus ad plura, comedat primo quod subtilius et postponat grossius; et preponantur olera cocta ovis, et preponantur ova carnibus avium, et carnes avium preponantur carnibus ovinis. Similiter preponatur quod lenificat ventrem et postponantur fercula sumachina et granatina.

Et in hoc casu etiam habet locum potus aque, quia potus aque frigide ante cibum ledit multum; generat enim difficiles egritudines.

1 est] HTUVW : *om.* M || 3 et allea] HM : alleum V : aleum TU : allium W || 4 lemones] H limones TUVW | communiter] TUVW : *om.* HM | abundat] HV : habundat MTU : habundant W | insipiditas] MTUVW : insiditas H || 8 brodia] HM : brodiis TUVW | et] *add.* H de | putrefactis] HM : putrefactivis TUVW | similiter] *add.* M caveat sibi a || 9 et fructibus . . . putrefieri] *om.* TU || 10 oleis] HV : oleribus M : oleris W | Ab omnibus hiis oportet cavere] HUVW : *om.* M || 12 generant] HTUVW, *tr.* H *ante* venena : *om.* M || 13 malitia eorum digestionis ex malitia ordinationis] H : malitia digestionis ciborum ex malitia (*del.* digestionis est) : ordinationis M : malitia ordinis TUV : malitia digestionis W || 16 subtilius] *add.* M est | preponantur] MTUV : preponatur H | olera] *del.* H grossa || 17 cocta] *add.* M et elixata | preponantur] *om.* M | preponantur] MTUVW : preponatur H || 18 ovinis] MTUVW : ovibus H | preponatur quod lenificat] HTUVW : preponantur que lenificant M || 19 fercula] HM : cibaria TUVW | sumachina] MTU : sumacina H : summativa VW | granatina] MTU : generativa HVW || 21 multum] HM : *tr.* H *post* generat : nimis TUVW

Potus vero eius cum ipso cibo est minoris lesionis, ledit tamen digestionem cibi. Hore autem que bone sunt ad potandum aquam sunt post cibum per horam.

(5) Tempus vero acceptionis cibi est quoniam non decet comedere nisi cum vera fame, et caveat sibi apponere cibum supra cibum. Similiter non comedat donec prius laboraverit aut exercuerit motum cuius caliditas inflammaverit aliquid inflammationis; et caveat a motu post cibum donec digeratur, quia omnis motus post cibum corrumpit digestionem, scilicet omnis motus qui est motus laboris et exercitii et coitus et balneum et omnis motus animalis. Et quando rexerit se secundum hunc predictum modum in assumptione cibi et potus, erit hoc sufficiens valde in bonitate digestionis universaliter.

---

1 ipso cibo] MH : cibo ipso VW : cibo TU || 2 bone sunt] HTUVW : sunt bone M, *del.* M sunt *post* bone | aquam] *om.* M || 6 prius] *del.* H non || 7 caveat] *add.* TUVW sibi || 8 cibum] *om.* H || 9 exercitii] MTVW : exercitus H : exercitium U | et] HTUVW : ut M || 10 et omnis motus animalis] HTUVW : *om.* M || 11 predictum modum] HM : *tr.* TUVW | hoc] H : *om.* M : homo TUVW || 12 universaliter] HTVW : *mg.* U : *om.* M

[Capitulum secundum]

[De cibariis que oportet evitare in hac egritudine]

(1) Manifestum est quoniam plurimum generationis emorroidum est ab humore melancolico, sed generatio earum ex multitudine sanguinis raro contingit, et rarius contingit ipsarum generatio ex flegmate. Sed quas videmus cotidie generantur ex colera nigra, nam quando multiplicatur in sanguine humor melancolicus, ingrossatur sanguis et redditur turbidus et abhorrent ipsum membra; et expellitur de membro ad membrum donec profundatur illa superfluitas et turbulentia in inferiori parte corporis propter eius gravitatem et ipsius substantie grossiciem, ex qua implentur vene ani et contrahuntur et dilatantur.

Et sequitur ad hoc caliditas loci et ipsius humiditas et generantur ille additiones, que sunt emorroides.

(2) Quarum alique sunt que aperiuntur, et fluit ab eis sanguis, et sunt leviores aliis; alie vero sunt cece, a quibus nichil fluit. Fluxum vero illarum que fluunt non convenit constringere, quia liberant et conservant a multis infirmitatibus difficilibus valde, quarum sunt mania et melancolia et epilentia. Illas vero que non fluunt, decet aperire ita quod fluant aut quod incidantur, si est possibile—de quibus non est intentio huius tractatus, quia compilatus est non ad exigentiam operationis (**H27rb**) medici nec ad sufficientiam curationis specierum huius egritudinis.

---

1 Capitulum . . . oportet evitare (debent evitari H)] HMW : de emoroydibus T : *om.* UV | secundum] *add.* W est || 2 cibariis] TW : cibis HM | in hac egritudine] W : secundum hanc egritudinem H : *om.* MTUV || 4 earum] MTUV : eorum HW || 5 ipsarum] HTUVW : earum M || 6 cotidie] MTUVW : continue H || 8 expellitur] *add.* H ipsum : *del.* V membrum || 10 gravitatem] HTUVW : gravitudinem M || 11 implentur] HTUVW : implete M | et contrahuntur] TUVW : et attrahantur H : distrahuntur M || 12 ad hoc caliditas loci et ipsius] HM : caliditas loci ad hoc (hanc T) TUVW | generantur] *add.* H vel nascuntur || 13 emorroydes] TUV : emorroyde HMW || 14 quarum alique] HM : de quibus alique TUV : quarum aliqua W || 15 aliis] HM : *om.* TUVW | vero] HM : *om.* TUVW | Fluxum] HM : fluxus TUVW || 16 convenit] HTUVW : oportet M | conservant] HTUV : conservatur W : preservant M || 17 difficilibus valde] HM : *om.* TUVW | quarum] HTUVW : ut M | et melancolia et epilentia (epilensia T)] TUW : melancolia et epilentia V : melancolia lepra epylentia etc. M : malanconia et epilensia H || 18 ita] *om.* HM | quod] *om.* TUVW || 19 est possibile] *tr.* TUVW || 20 medici nec] HM : medicine sed TU : medicine sed nec V : medicine nec W

(3) Verumtamen ponimus istud ut sciat dominus noster (cuius gloriam Deus conservet) quoniam radix huius rei est cavere a cibariis melancolicis ingrossantibus sanguinem et perturbantibus ipsum, sicut sunt fabe, lenticule, vegi, caules, melangane, pisces, carnes bovine et caprine, carnes salite que dicuntur cadir; similiter a cibariis grossis, sicut sunt granum coctum, fragmenta panis cocta et pasta cocta, dactili, caseus vetus, panis azimus, et panis non bene coctus seu panis coctus super carbonibus; similiter a cibariis multarum superfluitatum, sicut sunt aves aquatice et capita animalium; similiter ab omnibus que denigrant sanguinem vel exsiccant ipsum, sicut sunt salsamentum et acetum. Ad omnia huiusmodi non est aliquo modo accedendum. Et scito quod horum predictorum cibariorum tria sunt peiora in hac egritudine, et habent proprietatem in ipsius generatione et provocant dolorem earum, ut sunt melangane, dactili, et capita animalium. Omnia hec cibaria debent relinqui ex cibariis usitatis in locis nostris que sunt .xviii. cibaria, scilicet acetum, lenticule, vegi, caules, melangane, sumach, pisces, carnes vaccine et caprine, omne assatum, capita, aves aquatice, panis azimus, placentule cocte supra carbonibus seu panis non bene coctus, catif, zalbia, granum coctum, panis infusus in brodio, et frusta carnium que dicuntur cathir, caseus vetus, dactili,

---

1 istud] HVW : illud MTU || 2 gloriam Deus] *tr.* HW | quoniam] HTUV : quod M : quando W || 3 sanguinem et perturbantibus (turbantibus V) ipsum] HTUVW : et perturbantibus sanguinem M || 4 vegi] TUVW : vergi H : veg M || 5 salite] HM : *om.* TUVW || 6 cocta[1]] HMT : cocti U : *om.* W | et pasta cocta] *om.* H || 7 seu panis] HW : sive panis TUV : vel M || 8 super] MW : supra H : sub TUV | similiter] *add.* M caveat || 10 sunt] HTUVW : *om.* M | salsamentum] *add.* M quod dicitur oxomogarum || 11 et] HM : vel TUVW | ad] HTVW : et ad M : et U | aliquo modo] TUVW : *tr.* M *post* accedendum : *om.* H || 13 in ipsius generatione] HTUV : ipsius generatione W : in generationem ipsius M | et provocant] TUV : et provocat W : et incitant et provocant HM || 14 earum] HM : *om.* TUVW | ut] HMT : et UVW || 16 .xviii. cibaria] HM : *tr.* TUVW | caules] HUVW : caulis MT || 17 vaccine et caprine] H : vaccine et caprine et M : caprine et vaccine TUVW || 18 placentule . . . seu panis] *om.* M | supra] H : super W : sub TUV || 19 coctus] *del.* M cadir al. | catif, zalbia] H : catiff zalbia vel salvia M : catisialbia V : caciszalbia UW : catissalbia T || 20 frusta] M : frustra HTUVW | cathir] M : tachir H : ruche TUV : ruthe W

faseoli. Et ea cum quibus preparatur cibus que evitanda sunt sunt acetum et salsamentum. Posuimus hec ante oculos ut facilis sit eorum visio cotidie, ut reliquantur; nec aliquod illorum debet concedi. Et oportet semper quod attendatur circa lenitatem nature et caveat ab eius exsiccatione in hac egritudine nimis. Et sit semper compositio cibi lenitiva, ut lemonia cum croco orientali, vel sit dulcis cum zuccaro; vel coquatur cum oleribus lenientibus naturam, ut cum bletis, malva, et spinachiis. Et parcat cibariis de granis risi quantumcumque poterit, quoniam exsiccat naturam cum sit etiam ingrossativum. Et caveat a multiplicatione salis et specierum in ipsis ferculis, quoniam sunt ex hiis que urunt sanguinem et ingrossant.

1 que evitanda sunt sunt] M : sunt que evitanda sunt H : sicut TUV : sunt W || 2 salsamentum] *add.* H aliter obsomagarum | hec] HTU : hoc MVW | oculos] *add.* TUVW tuos | eorum] HTUVW : eius M || 3 ut] TUVW : et M : vel H | nec] HW : nec ad TUV : illa cibaria nec M | illorum] HM : horum TUVW | concedi] M : assumi H : absolui TUVW || 4 semper quod attendatur] HTUVW : quod attendatur semper M || 6 lemonia] *add.* M facta | orientali] HM : *om.* TUVW | sit dulcis] HTUV : sint dulcis W : sit dulcius M || 7 naturam] *add.* M cibus | cum bletis (bledis H)] HTUV : est bletis W : sunt blete M | et spinachiis] H : et spinachia M : spinachiis TUV : spinatiis W || 8 parcat] HTUVW : caveat a M | de granis] M : granis H : grani TUVW || 9 exsiccat] HW : exsiccant MTUV | etiam] MTUVW : *om.* H || 11 sanguinem et] *add.* TUVW ipsum

[Capitulum tertium]

[De cibis que oportet attendere ex parte huius egritudinis]

(1) Cibi vero qui sunt attendendi in hac egritudine sunt carnes gallinarum pinguium, et iura earum sunt meliora omnibus quibus possint nutriri patientes hanc egritudinem; similiter carnes ovine annicule elixate cum vitellis ovorum; similiter comedere caudam pinguem et renes assatos iuvat eos; similiter gudbet et zirbeg cum amigdalis aut festucis et zuccaro et modico aceto. Porri vero iuvant in hac egritudine ex proprietate (**H27va**) que est in ipsis. Coquantur et comedantur calida cum oleo sisamino, vel comedat ea cocta cum sirag aut faciat ex eis placentulas cum vitellis ovorum.

(2) Similiter aqua cicerum iuvat nimis, vel quod coquantur cum eis que debent comedi vel coquantur cicera cum oleo amigdalarum et bibat illam aquam. Et ex hiis super quibus debent fundari cum surrexerint a mensa sunt penidii et nuces indie et ficus sicce et pingues et anisum. Accipiantur ista simul vel per se, et parum de passulis cum amigdalis

---

1 Capitulum . . . egritudinis] HW : de cibis eligendis M : de cibis aprosimandis T : *om.* UV | tertium] *add.* W est || 2 cibis] cibariis W | oportet] debent H || 3 Cibi] MTUVW : si cibi H | sunt attendendi] H : attendendi sunt UVW : eligendi sunt et attendendi M || 4 earum] HTUVW : ipsarum M | omnibus quibus possint] H : omnibus quibus possunt M : que possunt TUV : que possint W || 5 patientes] MTUVW : patiens H | ovine] *scripsit supra* H .s. masculine | annicule] HVW : agnicule TU : aut avicule M || 7 gudbet et] TVW : gudbed et U : guthe et H : *om.* M | zirbeg] H : zirberg M : zibeg TUW : cibeg V | festucis] HTUVW : fisticis M || 8 zuccaro] MTUVW : zucharum H | ex] TUVW : *om.* HM || 9 in ipsis (ipsius H)] *add.* TVW si : *add.* U sed | calida] HTUVW : calidi M || 10 ea cocta] HW : ea TUV : eos M | sirag] H, *mg.* H [vit]ella ovorum : syrag M : syrach TUVW | placentulas] MTUVW : placentula H || 12 cicerum] HM : seminum eorum TUVW | quod] HM : *om.* TUVW | coquantur] MTUVW : coquatur H | cum eis que debent comedi vel coquantur] HTUVW : *om.* M || 13 comedi vel] *add.* H quod | cicera] H : cycera M : semina TUVW || 14 super quibus] MW : super que TUV : supra quibus H | debent] HTUVW : oportet M | surrexerint] TUVW : surrexerit HM || 15 yndie] H : inde MTUVW || 16 et parum de passulis] HTUVW : vel de passulis parum M

etiam bonum est super cibum. Ad alia vero cibaria usitata preter ista, non attendat nec relinquantur quemadmodum debent relinqui ea que memorata sunt in capitulo precedenti.

---

1 etiam] HW : et est M : etiam est TU : est V | est] H : *om.* MTUVW | super] HM : post TUVW | preter ista non attendat] HM : non attendat post ista W : non accedat post ista TU || 2 relinquantur] HMVW : relinquatur TU | debent] HMTUV : debet W || 3 memorata] HTUW : dicta M

[Capitulum quartum]

[De medicinis simplicibus et compositis quibus oportet uti assidue]

(1) Medicine vero simplices et composite que sunt sumende in hac egritudine sunt quodlibet genus mirabolanorum quinque, id est ut teratur de quolibet aur. .i. et apponatur tantumdem de zuccaro et bibat ipsum cum aqua cicerum. Similiter accipiantur ʒ .ii. anisi triti mixti cum tantumdem zuccari. Similiter coquatur de lingua bovis ʒ .iii. et coletur super zuccarum. Item sete crude; accipiatur ʒ .i. et coletur super zuccarum. Item decoctio iuiubarum; coletur super zuccarum vel mannam et bibatur. Et quandocumque exsiccata fuerit natura, melius cum quo poterit lenire ipsam est cassia fistula, nam cum eius laxatione subtiliat sanguinem. Et ex hiis est ferrugo ferri, quando accipitur de ipsa ʒ .i. et sem., et teratur et abluatur post eius triturationem et infundatur in media lib. vini, et bibatur. Item macis iuvat emorroidas ad bibendum et tenendum.

(2) Et ex medicinis compositis sunt trifera parva secundum diversitatem suarum descriptionum et electuarium ferruginis secundum diversitatem suarum descriptionum.

---

1 Capitulum . . . compositis] HW : *mg.* M cap. 4 de medicinis : de medicinis simplicibus et compositis T : *om.* UV || 2 quibus . . . assidue] W : super quibus oportet figi in ipsarum administratione H : *om.* MTUV || 4 sunt] *om.* H || 5 quolibet] *add.* TUVW ipsorum || 6 cicerum] *scripsi* : citoniorum M : citrum H : seminum TUVW | accipiantur] MTUVW : accipiatur H | anisi triti mixti] H : anisi commixti M : anisorum mixtorum TUVW || 7 zuccari] HTUVW : de zuccaro M | coquatur] MTUV : coquantur HW || 8 item sete . . . coletur super zuccarum] *om.* U | coletur super (supra H, desuper T) zuccarum] HTVW : tantumdem zucchari M || 9 decoctio] HMTW : coctio U : de croco V | super] MUVW : supra H : desuper T || 10 mannam] MTUVW : manna H | quandocumque] HUVW : cum M : quantumque T | exsiccata fuerit natura] H : fuerit exsiccata natura M : natura fuerit exsiccata U : fuerit natura exsiccata TVW || 11 poterit lenire] HM : *tr.* TUVW (poteris TUV) | laxatione] HTUVW : lenitione M || 12 ferrugo] HTUVW : erugo M || 13 et] *om.* TUVW | et teratur] HW : et teritur M : teratur TUV | abluatur] H : abluitur M : abluatur bene TUVW | infundatur] HTUVW : infunditur M || 14 media lib.] HM : lib. sem. UVW : libra sem. T | bibatur] HTUVW, *add.* H al. musti cocti usque ad consumptionem 3[e] partis : bibitur M, *add.* M vel in media lib. musti cocti usque ad consumptionem sue tertie partis || 15 et] *add.* TVW ad | tenendum] *add.* H vel ad intromittendum in anum || 17 et] *om.* M || 18 descriptionum] HM : compositionum TUVW

(3) Et ecce compositum est domino nostro electuarium quod debet continuare preter quam in tempore estatis intense caliditatis et in diebus intense frigiditatis, quando accipitur cum aqua calida in qua decocta fuerit buglossa, et dosis eius est a ʒ .iii. usque ad .iv. Et eius compositio est hec: Rx mirabolanorum indorum, kebulorum, bellericorum, et emblicorum, anisi, ana ℥ .i.; bdellii ʒ .viii.; frondium rosarum ʒ .iv.; masticis, macis, ana ʒ .iii.; spice ʒ .ii.; setarag indi (id est tapsie) ʒ .iv. Terantur medicine et fricentur cum ʒ .iv. olei amigdalarum et conficiantur cum .ii. lib. sirupi de lingua bovis.

(4) Modus vero sirupi lingue bovis est quod infu(**H27vb**)ndantur ℥ .iii. lingue bovis in .ii. lib. aque calide per diem et noctem, et in mane vero coquatur et coletur super .ii. lib. sirupi rosati novi, et redeat ad ignem ut acquiratur ei modus sirupi, et conficiantur cum ipso medicine predicte. Item composui hanc decoctionem quam debet accipere qualibet ebdomada per tres dies quolibet die hiemis; et sit eius acceptio in diebus quibus non accipiet electuarium, seu recipiatur loco electuarii, secundum quod erit facile domino nostro. Et modus eius est: Rx buglosse ʒ .iii., sete crude ʒ sem., emblici ʒ sem., macis ʒ quartam, anisi ʒ .i., turionum feniculorum viridium .x. numero, rosarum recentium in suo tempore .v. numero; coquantur et colentur exprimendo super duabus ℥ zuccari. Tempore vero estatis infundantur eedem medicine

1 debet continuare] *tr.* TUVW || 2 estatis] *add.* TUVW et | et in diebus] HTUVW : in temporibus autem M || 3 quando] HTUVW : quandoque M || 4 fuerit] HTUVW : sit M || 5 kebulorum] *om.* HM || 6 et] HM : *om.* TUVW | emblicorum] *add.* HM et kebulorum | anisi] *add.* TUVW omnium | frondium . . . .iv.] *om.* H || 7 spice ʒ .ii.] *tr.* M *post* ʒ .iv. | setarag] M : serarag H : sararag UW : surarag V : setarag . . . est *om.* T | indi] MTUVW : yndii H | id est tapsie] H : id est cassie lignee TUVW : *om.* M || 9 lingua bovis] HM : buglossa TUVW || 10 Modus . . . est quod] *om.* TUV | modus . . . .iii. lingue bovis] *om.* W || 11 ℥ .iii.] MTUV : *tr.* H | lingue bovis] HM : de buglossa TUV | et in] H : in M : *om.* TUVW || 12 super] MTUV : supra H : *om.* W | redeat] MTUVW : reddat H || 14 composui hanc] HTUV : compositio (compō) in hanc W : composui M | decoctionem] HTUVW : coctionem M || 15 per tres dies] HTUVW : tribus diebus et M || 16 diebus] *add.* TUV in | accipiet] M : recipit H : recipiet TUVW | electuarii] HTUVW : electuariorum M || 18 ʒ .iii.] HTUVW : ℥ .iii. al. ʒ .iii. M | ʒ^{2}] MTUVW : ℥ H || 21 duabus ℥] HM : ℥ .ii. TUVW | eedem] HTUVW : predicte M

(preter macem et anisum) cum ʒ .vi. tamarindi mundati et incisi in lib. i aque; in crastino vero coletur hoc totum super .ii. ℥ zuccari et sumatur.

(5) Et scripsit Alrasis pillulas quas invenit esse bonas, et certificatus est super eis quibus uti debet. Et modus earum est: Rx mirabolanorum kebulorum, bellericorum, et emblicorum, ana partem .i.; ferruginis partem sem.; bdellii partes .ii.; congregentur cum succo porri et fiant pillule quibus utatur cotidie.

(6) Operatio clisteris iuvativi in hac egritudine emorroidum: Rx succi porri ℥ .ii., succi apii ℥ .i., butiri vaccini ℥ .ii., olei nucum, et olei alcanne viridis aut olei kik (id est cataputie), ana ℥ .i., olei radicum ℥ sem.; misceantur omnia et bulliant et fiat clistere cum eis per duos menses una vice post aliam, aut quibuslibet tribus mensibus semel, et possibile est sanari totaliter.

(7) Et scripsit Alrasis quod accipiantur ʒ .iv. foliorum daple et terantur bene, et ponantur super illud ʒ .xxx. boni olei et bulliat duabus bullitionibus, deinde coletur et immittatur intus si emorroides sint intus, aut ungatur extra si fuerint extra. Dixerunt enim quoniam hec est medicina mirabilis, cum qua non indigebit alia.

---

1 ʒ] MTUVW : ℥ H | tamarindi mundati] HMVW : tamarindorum mundatis TU | in lib. i] HTUV : in .i. lib. M : in libr. in libr. .i. W || 2 .ii. ℥] HM : ℥ .ii. TUVW | sumatur] HTUVW : bibatur M || 4 eis] MTUVW : hiis H || 5 et] *om.* H || 6 partem] *om.* H || 7 utatur] MTUV : utetur H : *om.* W || 9 et] *om.* M || 10 alcanne] MTV : alchane HW : calcanne U | kik] HM : *vacat* TUVW || 11 eis] HM : tamen TU : *om.* VW || 12 una] HM : varia TUVW | aut quibuslibet] HM : in quibuslibet TUV : quibus W || 13 sanari totaliter] *tr.* M || 14 ʒ] MTUVW : ℥ H | foliorum] *om.* M | daple] MW, *add.* M al. tassie vel tapsie : dalpe H : duple U : daptucle? V : danuple T || 15 illud] HM : illum TUVW | .xxx.] HTUVW : .xx. M | boni olei] *tr.* TUVW || 16 immittatur] HMW : immitantur TU : inmitetur V | emorroydes] TUV : emorroyde HMW | sint] MTUVW : fuerint H || 17 ungatur] HUVW, *add.* U scilicet : inungatur M | hec] TUVW : *om.* HM || 18 cum qua non] HM : cum nunquam TUVW | indigebit] HT : indigebat UVW : indigetur M

[Capitulum quintum]

[De medicinis apponendis quibus oportet uti similiter]

(1) Unctiones autem que debent fieri, simpliciter aut composite, hee sunt: oleum nargil (id est nucis indice), oleum kik, oleum spice, oleum ismini; omnia ista iuvant emorroidibus. Similiter bdellium et succus scariole soluit emorroidas.

(2) Ex compositis autem est bdellium cum oleo sisamino, et illud iuvat emorroidas et fissuras. Similiter emplastrum dyapalma et oleum rosatum; similiter bdellium et oleum rosatum.

(3) Medicina quam debet continuare, quia exsiccat emorroidas, est quod accipiatur ex una unctionum predictarum ℥ .ii., dyapalme ℥ .i., bdellii triti et cribellati ℥ .i.; misceantur omnia super lento igne, deinde ponantur in mortario plumbi et (**H28ra**) ponatur in ipso ʒ quarta croci triti et fricetur cum manu plumbea facta sicut manus mortarii ad solem per diem naturalem in sole cancri. Ille vero qui fricat, sedeat in umbra; mortarium autem stet in sole donec exeat virtus plumbi et quod ex eo dissoluitur misceatur cum medicinis et nigrescat totum et inspissetur. Et non desinat tollerare ipsum quandocumque abluitur, et hoc est melius quod fieri possit ad delendum eas in processu temporis.

---

1 capitulum . . . oportet uti similiter (uti debes H)] HW : *mg.* M capitulum quintum de medicinis apponendis : de unctionibus fiendis T : *om.* UV | quintum] *add.* W est || 2 apponendis] *om.* W || 3 simpliciter aut] HTUVW : simplices et M || 4 nargil] HM : nargilli TUVW | id est . . . indice] MTUVW : *mg.* H | indice] HTUVW : inde M | oleum[2]] *add.* M de | kik] *add.* M id est cataputie | oleum[4]] *om.* TUVW || 5 ismini] H : iesumii M : iesminum W : ieseminum UV : yesiminum T | emorroydibus . . . soluit emorroydas] H : *om.* MTUVW || 7 ex . . . iuvat] *om.* TUVW | et illud] M : *om.* H || 8 emorroydas et fissuras] H : etiam cissuras M : emorroidibus et fissuris TUV : emorroydis scissuris W | Similiter] HTUVW : et M || 9 similiter bdellium et oleum rosatum] HTUVW : solum vel cum bdellio omnia ista iuvant emoroydas M || 10 quia] HTUVW : que M || 11 est quod accipiatur ex una] HM : accipiatur una TVW : accipiat unam U || 12 ℥ i.] HM : *om.* TUVW || 13 ponantur] M : ponat H : ponatur TUVW | plumbi] HTUVW : plumbeo M | ʒ quarta] H : ʒ .iv. M : quarta ʒ TUVW || 14 mortarii] MTUVW : mortari H || 15 in sole cancri] *om.* M | Ille vero] HMU : *tr.* TW : nota ille V || 16 stet] TUVW : sit HM | quod] HM : *om.* UVW || 17 dissoluitur] *add.* TUVW et | et] HM : donec TUVW | totum] *om.* TUV || 18 non] HM : *om.* TUVW | abluitur] HTUVW : lavat se M || 19 eas] HTUVW : emorroydas M | temporis] HMV : temporum TUW

(4) Et succus plumbi per se, quando continuaverit tenere ipsam, exsiccat emorroidas et sedat dolorem ipsarum. Et eius modus talis est: ponatur aliqua predictarum medicinarum in mortario plumbeo et fricet cum plumbo ad fortem solem per dies donec inspissetur, et hoc dicitur succus plumbi. Et sit eius ablutio cotidie in aqua dulci, et evitet sedere super marmorem et ablutionem ani cum aqua frigida, et etiam in estate.

---

1 Et succus] M : similiter ablutio HTUVW | continuaverit] HTUVW : continuaret M | tenere ipsam] H : tenere ipsum M : earum passio TUVW || 2 emorroydas] HUVW : eas M : emorroydes T || 4 fricet] MVW : ficet H : fricetur TU | fortem solem] *tr.* H | hoc] HTUV : hic MW || 5 dulci] *add.* H tepida || 6 et] MTUVW : aut H | et etiam] HM : et V : etiam TUW

[Capitulum sextum]

[De regimine cui debet hominem appodiari quando excitatur hec egritudo]

(1) Notum est quod egritudines longe non semper remanent in eodem modo, sed aliquo tempore quiescunt et postea incitantur et augmentantur per aliquos dies et decrescunt alio tempore. Sic se habent emorroides: aliquo tempore incitantur et perveniunt in apostemationem cum augmentatione doloris, et constipatur natura propter angustiam meatuum causa apostematis. Et possibile est eas exire extra, et apostemantur et augmentatur dolor earum et advenit ex hoc febris et molestia.

(2) Et primum quod oportet fieri est ut incipiatur a flebotomia vene basilice, si virtus concedit. Et flebotomia vene caville pedis iuvat super omnia; quod si non concesserit virtus, aut ratione etatis vel aliarum conditionum prohibentium exitum sanguinis, apponantur ventose inter coxas. Et post istam extractionem subtilietur cibus, et ducas ipsum cum medicina lenitiva, sicut sunt iura gallinarum cum malvis vel spinachiis vel bletis vel cum croco orientali.

(3) Deinde vero stude in sedatione doloris cum medicinis apponendis super locum que sunt tollerande, vel ungatur cum eis. Similiter sedeat in aquis calefactis dolorem sedantibus (**H28rb**) et apostemata

---

1 capitulum . . . egritudo] HW : capitulum 6 de excitatione eius M : *om.* TUV | capitulum sextum] *add.* W est || 2 cui debet hominem appodiari] W : super quo oportet fundari H || 3 excitatur] W : incitatur H || 5 tempore quiescunt] *tr.* TUVW | augmentantur] *add.* TVW aliquo tempore vel : *add.* U aliquo tempore || 6 per . . . alio tempore] *om.* T | per . . . aliquo tempore] *om.* U | emorroides] *add.* M que || 7 aliquo tempore] *iter.* H | cum] HTUVW : et M | augmentatione] HTUV : augmentationem MW || 9 apostemantur et] MTUV : apostematur et H : apostematur W || 10 augmentatur] HMUVW : augmentantur T | dolor earum (eorum TU)] *tr.* TUV || 12 si . . . vene] *om.* M | Et] *om.* TUVW | flebotomia] TUVW : flobotomatio H | caville pedis] TVW : basilice et vene caville pedis U : cavillis pedis H : cavillis pedum et hoc M || 13 ratione etatis] HTUVW : etas aut tempus M | aliarum . . . prohibentium] HTUVW : alie conditiones prohibentes M || 14 conditionum] *del.* H precedentium | exitum sanguinis] HM : exitus TUVW || 15 Et] *om.* M || 16 cum] MTUVW : et H || 19 sunt] HMU : sint TVW || 20 sedeat] MTUV : sedere HW | calefactis] HM : calefactivis TUVW | apostemata] HM : apostema TUW : postea V

dissoluentibus, sicut aqua calida in qua cocta sint folia malvavisci vel radices malvavisci aut rosmarinum vel lenticule excorticate vel anetum vel camomilla vel semen lini, coquatur quodlibet istorum per se vel simul, sicut facultas tibi occurrerit, donec immittatur virtus medicine in aqua. Et sedeat in ipsa dum est calida, et non cesset sedere in ipsa donec sentiet frigiditatem, et tunc recedat ab ea et iterum calefiat.

Res vero cum quibus debet ungi et sedere super eis que habent sedare dolorem et dissoluere apostemata: in primis est farinata de farina munda et alba cum oleo sirag et pinguedine anatis vel pinguedine galline; et si adiunctum fuerit cum eo parum de croco, erit hoc magis calefaciens.

(4) Aliud oleum quod fit ex nucleis crisomilorum ℥ .i.; dissoluatur cum ʒ .ii. storacis liquide et ʒ .ii. bdellii et ungatur cum ipso.

(5) Aliud: Rx olei rosati, vitellorum ovorum, pinguedinis anatis (vel galline, si non invenitur pinguedo anatis), et croci; liquefiat pinguedo cum oleo rosato et infrigidetur, et ungatur postquam adiuncta fuerint cum eis vitellum ovi et crocus; agitetur et administretur.

(6) Aliud quod scripsit Albumachar: Rx olei rosati boni ℥ .i., cere albe ℥ tertiam; ponantur in vase vitreo et ponatur illud vas in aqua

---

1 sint] HM : sunt TUVW || 2 radices malvavisci] HM : eius radices TUW : radices eius V | rosmarinum] H : rosmarinus M : azinarium UV : azinarinum TW | vel] HTUVW : aut M || 3 istorum] *tr.* H *post* per se || 4 occurrerit] HM : occurrit TUVW | immittatur] HMUVW : immutatur T || 5 sedeat] MTUVW : sedat H | cesset] HM : stet TUVW || 6 sentiet] H : sentiat MTUVW | et] HTUVW : ut M | iterum] MTUVW : tunc H || 7 debet] HMW : debent TUV || 8 apostemata] HM : apostema TUVW | est] MTUVW : enim H || 9 sirag] HM : syrach TVW : de syrach U | pinguedine] *om.* MT || 10 adiunctum (coniunctum V) fuerit cum eo] HTUVW : adiungatur M | magis] *add.* H sedativum doloris || 12 Aliud] HTUVW : item M | crisomilorum] T : crisomillorum U : grisomilorum HM, *scripsit supra* id est armillo... H : crissomillorum VW | ℥ .i. dissoluatur] HW : dissoluatur eius ℥ .i. M : ℥ .i. et dissoluatur V : ℥ .i. dissoluuntur U : ℥ .i. dissoluantur T || 13 ʒ .ii.[2]] *om.* M || 14 Aliud] HTUVW : item M || 16 ungatur] HTUVW : inungatur M | adiuncta fuerint] HVW : adiunctum fuerit M : adiuncta fuerit TU || 17 crocus] HM : crocum TUVW | agitetur] HTUVW : et agitentur M | administretur] UVW : administratur H : admisceatur T : misceantur M || 18 Albumachar] H : albubachar M : abubachar TUVW || 19 ℥ tertiam] MU, *add.* U partem : *tr.* W : ℥ .iii. H : ʒ tertiam partem T : tertiam unce V | ponantur] MTUV : ponatur HW | vase vitreo] M : *tr.* TUVW : vase vitri H | ponatur] HTUVW : reponatur M

super ignem et bulliat aqua donec liquefiat cera. Et cum fuerit spissum ad modum ceroti, aspergat super illud de aqua rosata guttatim, et agitetur cum spatula bona agitatione dum est super ignem donec nichil remaneat de aqua rosata et administretur, quoniam sedat dolorem mirabili sedatione statim.

(7) Aliud quod posuit Alrasis: Rx tutie lote ʒ .ii., quelen indi (id est licii) ʒ .i.; conficiatur hoc totum cum ceroto facto de oleo rosato et cera alba.

(8) Aliud quod posuit Avicenna: Rx rosmarini, lentium excorticatarum, malvavisci, ana partem .i.; terantur hec et cribellentur et conficiantur cum vitellis ovorum et oleo rosato, et sustineat illud vel ungatur cum ipso. Et ex hiis que sedant et dissoluunt apostema est quod dissoluatur pinguedo anatis cum oleo rosato, et sit quantitas illorum ℥ .i.; et adiungatur eis de croco octava pars ʒ et bdellii ʒ .i., terantur et cribellentur ad modum alcohol et administretur, et sustineat.

(9) Et de compositis magnis ad se(**H28va**)dationem doloris est illud quod posuit Avicenna, cuius modus est: Rx serapini, bdellii, ana ʒ .ii.; storacis liquide ʒ .i.; opii ʒ sem.; olei nucleorum crisomelorum ℥ .i. et sem.; dissoluantur gumi in oleo super ignem, deinde apponatur super eis ʒ sem. castorei pulverizati et dissoluatur totum bene, et sustineat ipsum vel inungatur cum ipso. Et hoc non debet fieri nisi postquam facta fuerint omnia alia et non exinde fuerit sedatus dolor. Succus vero

2 aspergat super] HMV : aspergatur supra TUW | illud] *add.* TUVW modicum || 6 posuit] HTUVW : ponit M | yndi] H : indi MW : mundi TUV | id est licii] HTUVW, *scripsit* H *supra* quelen : *om.* M || 7 de] HTUVW : ex M || 10 partem .i.] HTUVW : partes equales M | cribellentur et conficiantur] HMTUV : cribelletur et conficiatur W || 12 sedant] *add.* TU dolorem | et dissoluunt apostema] HM : apostemata et dissoluunt ea VW : et apostemata soluunt U : et apostemata et dissoluunt ea T || 13 quantitas] MTUW : quantitatis H : *om.* V || 14 adiungatur] *add.* H cum | octava pars ʒ] MTUVW, *add.* UV al. ℥ .i. : ℥ .iii. H | et cribellentur] HM : crocum et bdellium TUVW || 15 alcohol] VW : alchool M : alcofol TU : alcoal H | administretur] HTUVW : misceantur M | sustineat] *add.* M illud || 16 magnis . . . doloris] H (*tr.* H *ante* ad modum) : magnis TUV : magis W : *om.* M || 17 posuit] MU : ponit H : composuit TVW || 18 liquide ʒ] MTUVW : aliquide ℥ H | sem.] HTUVW : .i. M | olei] HM : *om.* TUVW || 20 ʒ (℥ H) sem.] *tr.* M *post* pulverizati || 21 ipsum] HTUVW : illud M || 22 fuerint] HTUVW : fuissent M | fuerit . . . dolor] MTUV : sedatus fuerit dolor H : fuerit dolor sedatus W

plumbi per se sedat dolorem quando administratus fuerit cum aliqua unctionum predictarum aut cum butiro cocto et dispumato; et hoc est valde mirabile in solutione et sedatione doloris. Et dicunt quod oleum secancor (al. dag scait) cum oleo rosato est mirabile in sedatione doloris emorroidum. Et nota quod non est faciendum aliquid de istis medicinis apponendis apostemati nisi dum fuerint actualiter calide.

---

1 administratus] HM : facta TUVW | cum] HM : *om.* TUVW || 2 unctionum predictarum] *tr.* M || 3 solutione] HTUVW : dissolutione M | Et dicunt . . . doloris] *mg.* H || 4 secancor al. dag scait] H : secator M : s'riatorum T : serrator UW : semiator V | est mirabile in sedatione doloris (dolorum W)] HTUVW : mirabiliter sedat dolorem M || 5 aliquid] HTUVW : aut M || 6 dum] MTUVW : *om.* H | calide] *post* calide *add.* M Ad desiccandum emoroydas clausas. Rx parum de nitro et parum de sulfure et ponantur insimul in una tegula carbonum ignis et fumus ipsorum recipiatur per foramen unius inbuti de creta in ano. Item ad aperiendum eas. Rx folia seu radices apii et bulliri facias in aqua et sedeat in aqua calida quantum tollerari poterit

[Capitulum septimum]

[De hiis quibus debet regere hanc egritudinem per modum fumigationis]

(1) Medicine vero cum quibus debent fumigari emorroides ut exsiccentur et passentur sunt res valde proxime, que scilicet sunt sandarus (id est classa), semen coti, semen porri, corium serpentis, coloquintida, semen cicute, iusquiami, aristologie longe, et radicum fenugreci. Omnia hec posuerunt medici quibus debent fumigari, vel cum quolibet per se vel simul, et iuvant ventositates emorroidum.

(2) Composita vero que sunt ad fumigandum sunt quod accipiatur semen porri et sandarus, ana partem .i., bdellii partem sem.; distemperentur cum melle et fumigetur cum ipso.

(3) Et modus fumigationis est quod fiat fovea in terra que impleatur carbonibus, et cooperiatur ipsa fovea cum vase figuli perforato ad modum unius avellane et involuantur panni circa vas perforatum cum terra, quod non ascendat aliquid de vapore nisi per foramen vasis. Deinde aspergat per foramen de illa re cum qua debet fumigari super ignem, et cum ascenderit fumus, sedeat infirmus super vas et involuatur cum pannis circumquaque et soluat musculos ani quantumcumque poterit. Et quando senserit deficere fumum, surgat, et proiecta alia parte

---

1 capitulum . . . fumigationis] W : suffumigatio emoroydarum T : capitulum 7 de fumigiis M : *om.* HUV || 5 sunt[1]] HM : super TUVW | scilicet sunt] M : *tr.* W : scilicet H : sunt TUV | sandarus] H : sandaros M : sandacus UVW : sandac' T || 6 id est classa (clansa VW)] TUVW : id est vernix M : *om.* H | semen coti] H : nuclei coti (cocti UV) TUVW : *om.* M | semen[2]] HMT : seminis UVW || 7 semen] HM : seminis TVW : se. U | iusquiami] HTUVW : iusquiamus M | radicum fenugreci] HTW : modicum fenugreci UV : fenugrecum M || 8 debent] MTU : debet HV : decet W | quolibet] HTUVW : qualibet M || 9 vel] *add.* M cum eis | ventositates] M : ventositatibus HTUVW || 10 que sunt] HTUVW : *om.* M | accipiatur] HMV : accipiat TUW || 11 porri] *add.* M coreum serpentis | sandarus] VW : sandus H : sandaros id est vernix M : sandarace T : sandarac' U | .i.] HMTUW : ʒ al. .i. V | partem sem.] HM : partem .i. TUVW || 13 fiat] HTUVW : accipiatur M | que impleatur] HTUVW : et impleatur cum M || 15 involuantur panni] HM : involuatur parum TUVW || 16 terra] MHW : cera TUV : *add.* TUVW ita || 17 aspergat] HMW : aspergatur TUV || 18 ascenderit] HM : ascendit TUW : ascendus V | sedeat] MTUVW : sedat H || 20 Et quando senserit . . . faciendo hoc] *iter.* W | deficere fumum] HM : *om.* TUVW

illius medicine, revertatur ad sedendum super vas sicut primo. Et sustineat quantumcumque poterit, faciendo hoc ter continuo in hora una; et faciat hoc in qualibet septimana semel.

Hoc est quod providit servus esse valde iuvativum. Et subtraximus ea que sunt in libris, scilicet ex medicinis que docent incidere illas, vel medicinis laxativis cum fuerit opportunum laxare cum aliqua (**H28vb**) ipsarum. Hoc non est de hiis que debent poni in hoc tractatu, nec iuvat aliquem studentem in aliquo istorum ea que posita sunt in libris medicine et regulis congregatis; immo possibile esset nocere ei qui faceret hoc per illos libros nocumentum magnum, postquam non debet fieri solutio sanguinis aut eius restrictio quando superabundat, vel solutio ventris, vel incisio emorroidum, nisi per manum peritissimi medici qui novit complexionem egri et eius etatem et virtutem et tempus presens et alia accidentia que istam egritudinem consequuntur, qui regat hec singula secundum conditionem existentem in illo tempore. Creator autem excelsus tribuat sanitatem domino nostro quod non indigeat omnibus istis.

Descriptio sirupi lenificantis naturam cum Dei adiutorio. Rx sene ℥ .x., lingue bovis ʒ .viii., rosarum recentium et nenufaris ana <folia>

1 illius medicine] HTW : *tr.* M : medicine UV || 2 faciendo] *iter.* H | continuo] HMTUW : continue MV || 5 vel] HTUVW : et M || 6 medicinis laxativis] HTUVW : medicinas laxativas M | cum fuerit] H : quando fuerit TUVW : quamvis sit M | cum aliqua ipsarum] H : per aliquem modum laxationis M : *om.* TUVW || 7 Hoc] *add.* M enim | iuvat] HTUVW : iuvant M || 8 aliquo istorum ea] HTUVW : hiis M || 9 congregatis] TUVW : congregativis HM | ei] HTUVW : illis M | faceret] HTUVW : facerent M || 10 hoc] HMU : hec TVW | postquam non] H : postquam TUV : postquam vero W : ex quo non M || 11 sanguinis] MUVW : sanguis HT || 12 emoroydum] W : emorodium H : emoroyde T : emoroyd. U : emoroydarum MV || 14 alia accidentia] HUVW : aliam accidentiam T : omnia accidentia M | consequuntur] TUVW : consecuntur H : secuntur M || 15 existentem in illo tempore] HUVW : tempore presenti existentem M || 16 sanitatem] *tr.* H *post* nostro | quod] HTUVW : *om.* M || 17 omnibus] HTUVW : *om.* M || 18 Descriptio sirupi . . . operatione] *om.* M | adiutorio] HVW : auxilio et adiutorio TU || 19 ℥ .x.] H : ʒ .iv. TUVW | ʒ] TUVW : ℥ H | rosarum recentium] HTUV : rose recentis W | ana] *om.* U

.x. numero, violarum ℥ sem., spice, masticis ana ʒ .i., anisi ʒ .iii.; infundantur medicine in lib. .iii. aque calide per diem et noctem. In mane vero faciat eas bullire parum, et expressis omnibus colentur super .xxx. ʒ cassie fistule; deinde coletur totum super lib. .ii. zuccari. Et perficiat decoctionem eius sicut aliorum siruporum, de quo accipiat qualibet vice ℥ .iii. cum aqua calida in qua coctum sit feniculum.

Inquit auctor: consideret negotium suum, nam si laxaverit multum, dimittat ipsum et non accipiat de ipso nisi quando fuerit eius venter constipatus. Quod si natura non erit propter hoc bene lenificata, accipiat de eo duobus diebus continuis vel tribus, secundum quod videbitur de ipsius effectu et operatione.

Explicit liber Rabi Moysi translatus de hebraico in latinum per magistrum Ioannem de Capoa; et fecit ipsum transtuli magister Gulielmus de Brixia domini pape medicus tunc temporis.

---

1 .x. numero] H : ʒ .xx. TU : ʒ .xx. numero VW | masticis] TUVW : masticum H || 2 lib. .iii.] TUVW : tribus libris H | calide] *add.* V et dimittatur || 3 vero] HTUW : *om.* V | expressis omnibus] HTUW : expressionibus V || 4 ʒ] TUVW : ℥ H | lib. .ii.] HU : duabus libris TW : .ii. lib. V || 5 decoctionem eius] TUVW : eius decoctionem H (*corr.* H *ex* eius digestionem) | quo] HTW : qua UV | accipiat] HTUW : accipiatur V || 7 consideret] HV : consideret al. respiciat W : conservet sive respiciat TU | negotium suum] HTVW : negotia sua U || 9 bene] HW : *om.* TUV || 10 secundum] HTUV : .s. W || 11 operatione] *post* operatione *add.* U Deo gratias || 12 liber] TUW : tractatus V | Rabi] TV : raby U : rabym W || 13 transtuli] TUW : transferri V || 12–14 Explicit . . . temporis] TUVW (tunc temporis *om.* VW); *add.* U ad laudem Dei omnipotentis eiusque matris Marie totiusque curie celestis atque ob utilitatem et sanitatis conservacionem totius generis humani Paulum de Olomuncz de Moravia transcribere permisi Amen quos ambos Deus sublimis hec preter remedia feliciter sanos conservet, *add.* T et ipsum scribi fecit Magister Georgius de Spatis de pedemontium dum Clugie morabatur salariatus : Finis tractatus emoroydarum M : Explicit tractatus de emoroidibus laus sit Deo excelso qui vivit et regnat in secula Amen H

The Latin Translation by Armengaud Blaise

Transcribed from MS Torino, Bib. Naz. I.III.35, fols. 78vb–81ra

Tractatus de emorroidibus

<I>nquit moyses (*MS* medicus) [*cordubensis*]
filius servi Dei israelite cordu[*bensi*].
Quidam iuvenis nobilis et . . .
sapiens discretus revelavit et retulit [michi] . . .
passionem et [***] dicens quod [***] . . .
curerat passionem emorroydarum que ipsum quibus[d*am*]
temporibus infestinabant. Dixit etiam mich[*i*... *quod*]
cum utabatur quibusdam quibus iam usus er[*at*]
in cura earum quod tunc cedebatur earum dolor. . . .
egrediebatur ab illis excrescentis redibat c . . .
et ingrediebatur infra corpus et ex tunc equita . . .
et sic reducebatur ad dispositiones salutis. Se[d]
tamen quia sepius redibant et affligebant ipsum, ratus [e*st*]
incidere eas quatenus omnino evellet morbum earum for . . .
quod reliquam residu[aret(?)]. Ego autem notifficavi
ei pericula possibilia ei inde contingere, maxime cum non
constaret an eminentie seu excrescentie sue essent
ex illis que debent incidi necne—accidit enim pluribus
qui fecerunt eas incidi generatio aliarum excrescentiarum
(in al. egritudinum), et hoc quoniam cause prime generantes
ipsas remanserant in eis, pro quanto generaverit
rursus alias. Et ideo eligens ei viam rectam
et tutam, feci ei memoriale rerum veraciter liber
antium et curantium morbum istum, necnon etiam omnem
aliam cronicam ei similem. Ipse enim alleviabunt et
diminuent accidentia harum egritudinum aut liberabunt
ab eis omnino passientem adeo quod modicum ex eis supersit

et re<m>aneat. (2) Hoc autem regimen est laudabile sine nocumento et errore secundum quod incedendum est tempore sanitatis, scilicet quod utatur quis convenientibus et conferentibus et quod dimittat nocentia. Hoc autem canone non servato, gravatur et impeditur regimen omnium egrorum et sanorum, unde efficiuntur querelas contra medicum, reprobantes opus et artem, dicentes ipsam esse omnino inutilem. Qui autem infestabatur sepius ex hoc morbo consuluit me qu[atenu]s ordinarem sibi regimen quo continuo [regere]tur. Compilavi igitur ei tractatum istum brevem et valde utile. Est autem intentio mea in hoc regimine non colligere

(79ra)

. . .
. . . et divisi
. . . [*Ca*]pitulum primum est de rectif
. . . ntibus digestionem. Secundum
. . . [***] fugiendis in hoc morbo.
[*Tertium* . . .] [***] quibus inniti debet passiens mor
. . . Quartum de medicinis simplicibus et
. . . eptione habetur confidentia in hoc morbo.
[*Quintum* . . .] medicinis exterius applicatis quibus est initendum
. . . Sextum de regimine h[***] cui debet inniti
. . . [*e*]morroydorum. Septimum de fumiga
. . . oc morbo convenientibus.

<C>apitulum de rectifficantibus
et meliorantibus digestionem. Scito
ergo quod plures egritudinum et maiores
. . . iores earum fiunt et causantur ex mala stomaci
. . . Cum autem cibus male digeritur et cor
[*rumpitu*]r in stomaco, sic etiam corrumpitur in digestione
[*secunda*] que fit in epate et similiter in tercia que in
[*alii*]s celebratur membris. Contingit autem
[*quod corru*]ptio et impedimentum digestionis ciborum altera
. . . causarum scilicet quantitate ipsorum aut caliditate aut
[*ma*]lo ordine aut sumptione ipsorum facta in non suo
[*tem*]pore. Quarum qualibet ex istis declarabimus.

(2) [*N*]am proculdubio impeditur et destruitur ciborum
[*et*] potuum digestio ipsorum excedenti quantitate et mul
titudine, et si sint laudabiles in ultimo, si stomacus
nimium ex eis repleatur. Unde convenientius est ne quis
prosequatur omnino appetitum suum, sed quod potius extrahat
manum suam ab eis, taliter quod remaneat aliquid ex appe
titu eius, caveatque ne in tantum tendatur inde stomacus
eius quod tumescat velut apostema. Sunt autem quidam
prosequentes in tantum appetitum suum quod eorum stomacus
tendatur sicut dicximus, nec tamen ad hoc cessabit eorum
appetitus. Debet etiam proculdubio ne sint cibi
male qualitatis, quamvis essent cite aut bone diges
tionis, cum enim generetur ex eis sanguis bonus
et laudabilis, unde convenientius et melius regimen in hoc
est cui quidem initendum est ne suma<n>tur cibi
in quibus est calor manifestus, sicut sinapis est;
nec etiam aliquid cuius est frigus manifesta, sicut sunt cu
cumeres; nec etiam illud cuius amaritudo est manifeste,
sicut apium et albergenie; nec etiam ea quorum
acumen est manifestum, sicut cepe et allea et ra
fanum, nec acria, sicut acetum et limones. Est
autem universaliter initendum omnibus inscipidis dulcibus
et unctuosis, sicut sunt species carnium assuet[arum]

(79rb)

[***] ova que [***] est vi[***] . . .
[***]. Caveat etiam sibi ab hiis que [***] . . .
dus est et coruptus [sicut] aca[***] et [***] . . .
omnibus que assantur super prunis, et omnia [***] . . .
ferculis qui diu morantur in ollis cohopertis . . .
putridis, et ab hiis que steterunt decocte de . . .
usque ad noctem et econverso in quibus iam est corupt . . .
cohata. Caveat etiam sibi multum [valde de] . . .
et rebus unctuosis in quibus iam est . . .
putrefactio. (3) Nam Galienus retulit hunc sermonem, [quod cibi]
et potus corupti faciunt in corporibus [coruptionem]
sicut et medicine venenose et necantes et p[***.]
(4) Convenit nocumentum et malitia etiam malo ordine [***]
scilicet si preponatur postponendus et econverso. Est autem [convenientius]

ut summat quis unicum cibum solum; quod si fieri [ne]
queat quin sumat cibos plures, preponatur [***]
ex eis subtilior in comestione et grossior [ex] . . .
postponatur, preponendo herbas et olera ovis, et ova car
nibus avium, et illas carnibus arietis. Prepon[antur]
etiam cibi mollifficantes ventrem et naturam, et illi
in quibus sumach et succus malorum granatorum pon[untur]
postponantur. Est autem ex hoc capitulo potus aque, et hoc
quoniam potus aque frigide in ieiuno ledit multum
generatque egritudines magnas et fortes. Non tamen
ledit tantum si bibatur tempore comestionis, sicut cum bib[itur]
prius, nocet nichilominus in digestione cibi, unde melius (*MS del.* su)
tempus sumendi aquam est post comestionem per unam horam.
(5) Et proculdubio tempus congruum in sumptione cibi est
quoniam non debet quis comedere donec habeat verum ap
petitum et famem. Estque cavendum ne ponatur
cibus super cibum indigestum, et quod quis non come
dat donec aliquantulum se exercitaverit vel talem motum
fecerit ut inde calor naturalis exitetur aliquo motu.
Decet etiam ut post comestionem vitet motum donec
sumptus cibus fuerit digestus, nam omnis motus
post comestionem factus destruit digestionem et corumpit,
videlicet motus in exercitio factus et cohitu et bal
neo aut motus etiam animalis. Erit autem valde
sufficiens digestio et eius rectifficatio si quis
innitatur huic capitulo sicut decet.

<C>apitulum secundum
de cibis fugiendis in hoc morbo.

Notum est quod generatio emorroidorum
est plurimum ex melancolia, et proculdubio contingit raro
quod ex multitudine sanguinis generentur et adhuc rarius ex fleumate.
Que autem tota die et comuniter generantur contin
gunt et causantur ex melancolia, et hoc quoniam in melancolia
in sanguine generata ingrossat et turbat ipsum,
pro quanto membra abhorrent ipsum impelluntque
humorem illum de membro ad membrum donec predictus

va)

[gravit]atis et spissitudine ad corporis interiora entur. Inde vene [in ore] longaonis existentes extenduntur et dillatantur et [***] eis humiditas illorum locorum, et cum hoc aug[entur] dem et generantur. (2) Ex quibus [quedam sunt aperte] [*curr*]entes, et iste sunt satis faciles; et quedam clau *] et [nich]il egreditur. Non autem decet ut sistatur *], cum flucxus ille protegat passientem . . [morb]is magis periculosis quam fuit ipse, sicut [*ania*] [et a] speciebus melancolice et epilentia. Decetque p[rovo]cetur flucxus sanguinis in non currentibus, aut quod idantur, si sit possibile. Hoc tamen manifestare non est intentione huius libri, cum nequeat fieri precen et inspicentia medici, non autem ex relatione]arum specierum huius morbi. (3) Fecimus nichilominus memoriam de dictis ut sciat dominus meus cuius salutem magni et] dominus r[***]mentet quod radix et principia in hac arte custodia ab asumptione ciborum melancoliam generantium sanguinem ingrossantium, sicut ab ezu fabarum, len m, ieissarum, caulium, albargeniarum, piscium (in al. su ch), carnium bovinarum, caprinarum, et omnium salsarum; et am ab ezu omnis cibi grossi, sicut frumenti decocti et ste in aqua cocte, dactilorum, casei antiqui, panis li cocti, et adzimi. Necnon etiam ab usu ciborum rium superfluitatum, sicut avium in aquis habitantium, capitum animalium, et etiam ab omnibus sanguinem nigrantibus et exicantibus ipsum, sicut murias et ace n. Unde nullo modo (*MS del.* adhereat) appropinquet alicui predictis. Est autem sciendum quod ex predictis sunt .iii. nme pravis et contrarii huic morbo. Est enim in potentia propria generandi emorroydas ipsas et exitandi orem earum, et sunt albargenie, dactili, et capita malium. Et in summa cibi apud nobis assueti a quibus itur sibi maxime cavere sunt 18: scilicet fabe, lentes, se, caules, albergenie, pisces, [*MS del.* caules] carnes vine, caprine, et omnes salse, capita animalium, s in aquis habitantes, panis adzimus et panis

crudus, pasta bullita seu in aqua cocta, caseus an
tiqus, dactili, et fazeoli. Miria[*]s etiam et acetum
sunt ex liquoribus a quibus contingit sibi cavere. Hec autem
omnia occulis vestris obiecimus ut continuo videndo
spernantur et ab eis fugiatur. Est autem notum
ipsum debere initi aliis cibis ab eis assuetis qui
conveniunt ad mollificandum ventrem et naturam, et quod
debeat valde sibi cavere a ventris constipatione
et siccitate in hoc morbo. Et sint semper eius cibaria
condita cum lenitivis, sicut limonia cum cartamo,
aut dulcorata cum zucara aut cum herbis et oleribus
decoctis, ventrem et naturam mollifficantibus, sicut bleti
(in al. malva), molochia, et spinargiis et borra
ginibus. Et comedat quanto minus poterit ex [grossis]

(79vb)

. . .

<C>apitulum [*tertium*]
de cibis quod [***] . . .
Ex hiis autem sunt et . . .
pinguium et earum brodium que mi . . .
istis passionibus. Et similiter arietine . . .
vitellis ovorum elixate. Confert . . .
ezus caude arietis assate et adipi[*s*] . . .
geuzabag et zirbag cum amicd[*alis aut fisticis et*]
zucara et modico aceti et porrum . . .
proprietate confert huic morbo. Et de . . .
et actu calidum comedi cum oleo si[*zaminis*] . . . [*pre*]
paretur cum vitellis ovorum. (2) Decoc[*tio*]
cicerum est ex valde conferentibus in hoc morbo sive
cicera in suis cibis sive quoquantur in [*oleo*]
amigdalarum dulcium et post bibatur lac . . .
ipsorum. Ex conferentibus autem ei post comestionem . . .
est initendum sunt penidie, nux indica,
anisum, ex quibus sumat coniunctum aut [d]. . .
sumere etiam post comestionem aliquantulum ex pass[*ulis cum*]
amigdalis infuzis est valde bonum. Ali . . .
cibis ab istis nullo modo innitatur sed vitet . . .
sicut dicxi capitulo precedenti.

<C>apitulum quartum
de medicinis simplicibus et compositis
quarum usui et assumptioni est in hoc
morbo initendum. Ex hiis autem sunt omnes
mirabolani. Accipiatur ergo unus ex eis triti
miscal .i. cum tantumdem zuccare et pulverizentur
et sumantur simul cum decoctione cicerum. Item:
Rx anisi ʒ .ii., tere et adde cum tantumdem zuccare.
Item: ʒ .iii. buglosse bulliantur et super sucaram
colentur. Item: darnam .i. cerici bulliti, coletur
super zuccaram. Item: infuzio et decoctio iuiubarum,
coletur super zucaram aut super mannam et illud
sumatur in potu. Ex melioribus autem mollifficantibus
ventrem et naturam semper cum constipabitur est cas
sief<istula>, quoniam ex sui evacuatione mundifficat sanguinem.
Ex hiis etiam est scoria ferri, ex qua sumatur
darnam .i. et .s. (MS etiam) que post sui trituram lavetur
et consequenter in lb. .s. (MS etiam) vini cocti infundatur et
bulliatur (in al. donec tercia partis sit consumpta)
et tantumdem sumatur in potu. Ex conferentibus
etiam emorroidis est macis (*iter.*) interius re
ceptum et etiam esterius super annum et os eius ap
positum. Et similiter [***]nt emblici. (2) Ex

(80ra)

. . .
(3) . . . ples util
. . . [***] in suis
. . . [***] conveniret ei ex qua
. . . [***] cum calida decoctione buglosse
. . . [.iii.] ʒ usque ad. .iiii.[or]. Et eius compo
[*sitio est ista:*] mirabolanorum kebulorum, indorum, emblicorum,
[*bellericorum, ana*] ℥ .i.; bdellii .viii. ʒ; rosarum ʒ .iiii.[or],
. . . ana ʒ .iii., spice ʒ .ii., cetrug indi
[*darnam .iiii.*] Medicine trite malacxentur cum .iiii.[or] ℥
[*amigd*]alarum dulcium et convenienter incorporentur
[*cu*m] duabus lb. sirupi de buglossa. (4) Cuius
[*compositio est*] ista: infundantur ℥ .iii. buglosse in duabus
. . . per diem et noctem, et in crastinum bulliantur

. . . [2] lb. sirupi rosacei, colentur, et iterato po
[*nantur*] super ignem et coquantur donec habeant substantiam
[*sirupi*], ex quo predicte medicine incorporentur.
[*Consul*]ui etiam ei potum quandam quo sumatur
. . . [***] tempore frigido per tres dies singulis
. . . , unde sumat ex eo dominus meus diebus quibus
. . . confectione supradicta utens potu isto loco
. . . confectionis ut facilius et tolerabilius sit ei.
[*Cuius*] autem compositio est ista: Rx buglosse ʒ .iii. triti,
. . . darnam .s. (*MS* etiam) emblicorum tantumdem, macis quartam
[*partem*] unius darnam, anisi darnam .i., feniculi recentis M. .i.,
. . . rum rosarum .v. (in al. rosarum .x. recentium); omnia bullita
. . . entur et premantur super ℥ .ii. zucare. Tem
[*po*]re autem estivo infundantur omnia exceptis macis
[*et ani*]so cum ʒ .vi. (in al. .ii.) tamarindorum in
[*lb.* .i.] aque, et in crastinum collentur super ℥ .ii.
[*z*]ucare et utatur eo. (5) Rasis autem fecit mentionem
[*d*]e pillulis in quibusdam quibus uti debet passiens
morbum istum, quas valde aprobavit et etiam pro eis
idem sumpsit, quarum compositio est hec: Rx mirabolanorum kebulorum,
emblicorum, ana partem .i., bdellii partes, scorie ferri preparate
partem .s. (*MS* etiam). Conficiantur pillule cum succo porri et
[*ad*]ministrantur. (6) Compositio clisteriis cuiusdam
valde conferentis emorroydis. Rx succi porrorum,
butiri vaccini ana ℥ .ii., succi apii, olei grani
viridi, olei pentadactili ana ℥ .i., olei rafani ℥
.s. (*MS* etiam). Omnia simul mixta bulliantur et semel qui
buslibet duobus mensibus aut tribus (in al. semel de
3° in 3um diem) inniciatur per clistere: esse enim possibile ut
hoc solo curaretur omnino. (7) Inquit etiam Razis quod si super
.v. ʒ foliorum dafla [*MS vacat*] fortiter tritorum insint
dantur 30 ʒ electi olei communis et deinde aliquibus
bullitionibus bulliantur et colentur et cum lana inde
[lini]ta fiat subpositorium, si fuerint intrinsece,
[*a*]ut ex eo liniaretur si extrinsece, asseruerunt quidem
. . . esse earum medicamen, quo habito nequaquam
[*alio*] indigebunt.

(80rb)

<C>apitulum quintum

de medicinis exterius applicandis quibus etiam est
initendum. Hee autem sunt specierum oleorum
et unguentorum, tam simplicium quam compositarum, quibus
est utendum in hoc morbo, scilicet oleum [nucum hindie],
oleum pentadactili, oleum balsami, oleum [iasmini], oleum
albergeniarum. Hec siquidam omnia sunt emorroidis
conferentia. (2) Ex compositis autem conferentibus emorroidis et
earum regadiis est bdellium mixtum cum oleo [de rosis].
(3) Compositio medicaminis cuiusdam cuius usus [valde con]ve
nit in dissolutione emorroidarum. Rx ex quocumque predic
torum oleorum ℥ .ii. unguenti diepalme, bdellii al. [***]
.i. blacii aut coloris cornee, triti et cribati [***]
.i. omnia simul iuncta ponantur super lentum ignem, [deinde]
ponantur in mortario ex plumbo et superponatur
toti quarta pars unius darnam croci triti et agitentur
quassando cum pisto ex plumbo per diem integrum ad
solem, ip<s>o in cancro existente. Ille autem qui sic ex
agitabit sedeat ad umbram, mortario ad solem
existente, quatenus virtus et substantia plumbi per actionem solis egre
diatur et dissoluatur. Quod autem sic ex eo dissoluere
uniatur et [*MS del.* dissoluatur] misceatur cum predictis medicinis
et tunc totum denigrabitur et spissabitur, nec cesset
ab inunctione ani cum eo semper post ablutionem
et balneationem eius; hoc enim est melius ex eis que fieri
potest ad depositionem earum, tamen in longo tempore. (4) Continuus
etiam usus solius succi plumbi dissoluit emorroidas
et cedat dolorem earum. Fit autem sic: ponatur .i. ex
oleis predictis in mortario plumbi et agitetur idem
tamdiu sicut dictum est ad fortem solem donec spissetur.
Illud enim dicitur succus aut contritio plumbi. Bal
neetur etiam frequenter in aqua tepida, et caveat
ne sedeat super lapidem marmoreum, nec tangat
anum eius seu caput longationis aqua actu frigi
da, etiam tempore extivo.

<C>apitulum sextum
de regimine cui debet inniti passiens emor
roydas cum exitatur dolor et morbus
earum. Notum autem est quod morbi cronici non stant semper
secundum ea<n>dem dispositionem, ymo cessant interdum et
interdum exitantur; quandoque etiam dolor eorum intenditur
et quandoque paulatim remittitur. Et sic etiam est de pas
sientibus emorroydarum, interdum enim exitantur et tume
scentes augentur earum dolores, ex quarum infla
tione impeditur venter et natura ratione stricture et coar
tationis facte in illis meatibus. Quandoque etiam egreditur
et eminet tumor ille exterius augetque dolor earum
et [inde occurrit] eis febris et angustia vehemens.

(80va)
(2) . . . [***] tunc paciens [***]
ligi, si virtus eius hoc pati possit. Flebotomia de vena sub ge
nu est utilior in hoc casu. Quod si fieri nequeat ratione
etatis, temporis presentis, aut aliorum flebotomiam prohibentium,
ponantur ventose inter crura; quo facto, servet bonam
dietam et recipiat ex cibis simplicibus et compositis
magis ei convenientibus, sicut brodium pulle cum sp[inargia]
aut molo[gia] aut cartamo aut zucara. (3) Deinde
pon[u**] [inten]tio ad cedandum dolorem earum cum medicinis
desuper [ap]plicans aut cum setone facta in aquis
cedantibus earum dolorem et earum tumorem dissoluen
tibus. Sedeat ergo in calida decoctione foliorum
[altee], corone regie, et lentium scorticatarum, aut ca
momille aut seminis lini aut aneti, que coquantur per se
[vel] simul donec earum virtus mandetur aque. Nec cesset
passiens sedere in hiis decoctionibus actu calidis, donec
incipiant infrigidari, et tunc tamen surgat, faciens eas
calefieri iterato. Ea etiam quibus debent liniri emor
[***] et super que debet cedere passiens ad cedandum
dolorem earum et dissoluendum tumorem ipsarum sequen
tia, ex quibus primum est illud: misceatur plures ex
farina alba et oleum sizaminum et auxungia anatis
et galline. Et si addatur modicum croci, erit valde
laudabille ad cedandum dolorem earum. (4) Rx olei nu

cleorum crisiomilarum ℥ .i. in quo liquefiant ʒ .ii. sto
racis liquide et ʒ .ii. bdellii et ungantur inde.
(5) Aliud: Rx oleum rosaceum, vitellum ovi, et auxungia anatis—
et si nequeat reperire auxungia anatis, ponatur vice
eius auxungia galline—et crocus. Auxungia ergo dis
solvatur in oleo rosaceo et convenienter infrigidentur, et tunc
addatur vitellus ovi cum modico croci, et
misceantur bene simul et conservetur usui. (6) Aliud
Benuefit: Rx olei rosacei ℥ .i., cere albe ℥ .iii., et
ponantur simul in vase vitreo quod ponatur in
aqua calida et supponatur igni aqua, et bulliat aqua
donec cera liquefiat. Cum autem spissabuntur, desuper
stilletur aqua rosacea paulatim et gutatim, et vase
super ignem existenti agitentur et bene misceantur
donec aqua rosacea sit consumpta. Hec enim cedat mirabiliter
dolorem earum etiam illico. (7) Aliud Rasi: Rx tuthie
lote ʒ .ii., licip indi (al. aole) darnam, et misceantur
cum ceroto facto cum oleo rosaceo et cera alba. (8) Aliud Avi
cene: Rx corone regie, lentium scorticatarum, altee, ana
partem .i. tertiam et cribentur, quibus addatur vitellus
ovi et oleum rosaceum et in unguentum inde. Ex cedantibus
etiam dolorem emorroidarum et dissoluentibus tumorem
earum est ut dissoluatur auxungia anatis in oleo
rosaceo, et addatur eis ℥ i [*MS vacat*] cum octava parte
unius darnam crocii et uno darnam bdellii triti
et cribati sicut collirium et supponatur ex eo.
(9) Ex maioribus autem et fortioribus mitigantibus et
facientibus quiescere dolorem earum est illud quod retulit

(80vb)

. . .
crisom.[***] . . .
oleo super igne[***] . . .
etiam castorei triti dis[***] . . .
antur ex quo ponatur [***] . . .
gatur. Non tamen convenit usus . . .
nichil prosunt ad faciendum quiesc . . .
solus etiam succus plumbi factus [*cum uno de*]
oleis supradictis aut cum butrio b . . .

privato. Est ex ceteris melius in dissolu[*endo* . . .]
earum et mittigatione doloris. Fece . . .
oleum secancor .i. piscis savet cum oleo [*ros.* . . . *mi*]
rabile a proprietate in cedando dolor . . .
Non autem convenit usus <h>arum medicinarum . . .
tarum tempore doloris et tumoris emorro[*idarum*]
nisi sint actu calide.

<C>apitulum septi[*mum*]
de fumigationibus convenientibus in hoc . . .
Hee autem sunt medicine quibus delu . . .
dissoluens emorroydas per fumigationem earum . . .
(in al. vernis) sumi, .i. sandaros, semen porri, [*cutis*]
serpentis, coloquintide, semen bonbacis, semen sicut[*e* . . .]
ioris, bang .i. iusquiamus (in al. piper album), [*aristo*]
logia lo<n>gua, semen fenugreci, unde dicxerunt [*medici*]
quod fiant ex his scimplicibus aut simul mu . . .
fumigationes, nam conferunt morbo et dolori ei[*us ven*]
tositate contingenti. (2) Ex compositis autem fumig[*ationibus*]
ad hoc conferentibus est ista. Rx criasse, seminis porri, [*ana*]
partem .i., malacxentur cum melle (in al. partem cu . . .)
(3) Debet autem fumigatio sic fieri. Fiat in terra fove[*a*]
in qua ponantur prune aut carbones ign[***],
et consequenter cohoperiatur fovea cum peracxide terre
magna in cuius fundo sit foramen per quod possit
nux ingredi; deinde circumdetur perapsidis prope
terram cum pannis taliter quod vapor aut fumus
qui inde ellevabitur nequeat egredi aut trans
sire nisi per foramen predictum. Et cum fumus ille
ascendet et ellevabitur ab inde, sedeat passiens
discohopertus super scutellam cuicumque pannis invo
lutus et tunc aperiat annum quanto plus poterit
et per compretionem relacxet ipsum ex predictis medicinis,
et fiat ter hec infra horam; quod tota reiteretur
semel singulis septimanis. Et hoc siquidem

est fidum conscilium servi domini cuius iuvamentum erit
magnum valde. Nec est quidem possibile ut ex in
cissione per litteras ordinata consequatur iuvamentum,
nec etiam ex sumptione medicinarum sulutivarum
si indigeat eis aliquibus temporibus; hoc enim
nequaquam (*MS* namquamquam) sunt ponenda in hoc tractatu. N[*ec*]

(81ra)

...
... [***]
... [***] in ipsum si [te]
... [***] etiam medicinis solutivis nec
... [em]orroidarum nisi cum fuerit
... attendens et inspiciens complexionem
[*passientis*], etatem, virtutem, et tempus presens, et quod
[*aliis* m]orbis et accidentibus misceatur cum
[*i*ll]o, regulando predicta omnia secundum dispositio
[*nem pres*]entem. Deus autem et dominus sui boni
... [et] valore largiatur salutem domino ipsumque
... s omnibus liberet et deffendat.

[*Explic*]it liber de emorroydis a rabi moy
[*se compil*]latus translatus ab arabico in latinum
[*a m*]agistro armengaudo blazii anno domini
[*m*^{o} . . .]ix^{o} vii^{o} kalendas februarii Deo gratias.

Glossary of Technical Terms and Materia Medica

Guidelines for the Glossary

The following paragraphs describe the arrangement of entries and explain the use of symbols:

Arabic Entries

1. Order of entries: The glossary is arranged according to the Arabic roots. Within each root the following order has been applied: Verbs are listed first, followed in second place by the derivative nominal forms in order of their length and complexity, followed thirdly by the verbal nouns (*maṣdar*) of the derived stems and finally by the participles, both in the order of their verbal stems.

2. Verbs: Verbs are listed according to the common order of the verbal stems (I, II, III . . .). If the first stem does not appear in the text, the first derived stem to do so is introduced by the first stem, set in brackets. Where more complex expressions headed by a verb are listed, they directly follow the corresponding verb.

3. Nouns: The different numbers of a noun (*sg., du., pl., coll., n. un.*) are listed as separate entries and are usually given in their indeterminate state. In a few cases, however, words are listed with the article instead. This practice is applied when the word is commonly used with the article in general or if it always appears in the text with the article in a nominalized usage.

4. Complex expressions: Each entry may have subordinate entries featuring complex expressions that contain the term from the superordinate entry. Complex expressions may be listed in the indeterminate as well as in the determinate state.

5. Foreign words: Foreign words are listed in a strictly alphabetical order unless they are arabicized.

6. Vocalization: Only such words as might be confused with each other are vocalized. For the main part this applies to the verbal nouns of the first stem that might be confused with the verb. In these cases only the verbal noun is vocalized. Nouns that are distinguishable from each other by their vowel structure only are likewise vocalized unless only one of them appears in the glossary.

7. Numbers: The numbers indicate the book and paragraph of the Arabic text in which the respective entry may be found.

Use of Symbols in the Arabic Entries

1. – The dash is used in subentries to represent the superordinate entry. If this superordinate entry is a complex one, the dash represents only its first element.

2. : A word followed by a colon may have two functions: a singular with a colon introduces a plural or dual, when the corresponding singular does not figure in the text. Any word followed by a colon may be used to introduce complex verbal or nominal expressions containing the word preceding the colon when this word itself does not figure in the text as an isolated item. The two functions of the colon may be combined.

3. : – A dash followed by a colon introduces a complex entry which contains the superordinate word in a grammatically modified form.

4. ← The arrow refers to other entries either containing the word in question or representing a different orthography thereof.

Hebrew Equivalents

1. Every word is given in the spelling (either defective or plene or both) in which it appears in the text.

2. The conjugations of the Pu^{c}al and Huf^{c}al are not given separately but are subsumed under the Pi^{c}el and Hif^{c}il respectively, as far as they appear alongside the latter as representations of one and the same Arabic term within one text. Nitpa^{c}el has been equated with Hitpa^{c}el under the same conditions.

3. Nouns are in general indiscriminately given in the indeterminate state, unless the corresponding Arabic term is given in the determined state for some reason (cf. above). In the latter case the Hebrew equivalents are given in the state in which they figure in the text.

Sometimes Piᶜel verbs are written with an additional *yōd,* that does not necessarily appear in the texts, with the purpose of distinguishing the Piᶜel from the corresponding Qal.

Use of Symbols in the Hebrew Equivalents

1. / Equivalent and variant expressions are separated by a slash.
2. [ ] Text between square brackets has been added by the editor.

English Equivalents

The English translation corresponds to the Arabic entry as it is translated in the English text. Therefore, it does not necessarily correspond to the Hebrew equivalents, nor does it necessarily represent the common usage of the Arabic word independent from the text. This practice also means that there may be a lack of symmetry between the different translations of the singular, dual, and plural of one single word.

Number and determination are translated schematically in the glossary even if they are translated differently in the text. Therefore the translation of an Arabic term by itself does not always have to correspond grammatically to the translation required by the text.

Arabic verbal nouns (*maṣdar*) are never translated as English infinitives, in order to set them apart from Arabic finite verbs. Instead they are translated by any nominal form used as a corresponding translation in the English text. If the English text uses finite verbs only for a particular instance of an Arabic verbal noun, the glossary gives the progressive form (-ing).

Translation	Anonymous	Zeraḥyah	Ibn Tibbon	Location	Maimonides	
the inner side of the knee	ארכובה	ארכובה	ארכובה	6.2	أبض: مأبض الركبة	1
trace	רושם	רושם	רושם	0.1	أثر	2
rice	אורז	אורז	אורז	2.3	أرز	3
spinach	אלאספינאך	האספינך	האספינאגי	2.3	اسفاناخ: الاسفاناخ ← اسفناخ	4
spinach	אספינאך	אישפינג	אישפינאך	6.2	اسفناخ ← اسفاناخ	5
isfīdabājāt	–	–	–	3.1	إسفيدباج: إسفيدباجات	6
root	עיקר/שרש	עקר/שורש	עיקר/שורש	0.1; 7.1	أصل	7
roots	שרש	שרשים	שרש	6.3	أصول	8
small *iṭrīful*	האטריפל	האטריפל הקטן	האטריפל הקטון	4.2	اطريفل: الاطريفل الصغير	9
opium	אפיון	אופיום	אופי	6.9	أفيون	10
to eat	אכל	אכל/נאכל	אכל	1.2; 3.1	أكل	11
consumption	אכל/אכילה	לאכול/אכילה	אכילה	1.5; 3.1	أكْل	12

Translation	Anonymous	Zeraḥyah	Ibn Tibbon	Location	Maimonides	
to compose	חִבֵּר	חִבֵּר	חִבֵּר	2.2; 4.3, 4	(ألف) ألّف	13
pain	כאב	אנחה/כאב	כאב	0.1, 2; 5.4	ألم	14
					ألية ← ليّة	
emblic myrobalan	אמלג'/אמלאג'/אימלאג	אימליג/אמליג'	אמליליג/אמלג'/ אמליג'	4.1, 3, 4, 5	أملج	15
vessel	כלי	כלי	כלי	6.6	إناء	16
anise	אניסון/אניס/אניש	אניסן/אניסון	אניס/אניסון	3.2, 3, 4; 4.1	أنيسون	17
chamomile	באבונג	קמומילא	קמומילה	6.3	بابونج	18
eggplant	בדנגאן/בדאנגאן	מלנגני/מלונג'אני/ מלינגאן/מלינגאני/ בדנגאן	בליגאינש/בלייניינש/ בלינגאנש/בלינגייש/ באדנגאן	1.2; 2.3; 5.1	باذنجان	19
oil of eggplant	שמן אל בדאנגאן	שמן אל בדנגאן	ושמן אל באדנגאן	5.1	– : دهن الباذنجان	20
basilic vein	בסליק	הגיד מן הבאסיליק	הבאסליק הוא הגיד התחתון מן הזרוע	6.2	باسليق: الباسليق	21
to fumigate	עִשֵּׁן	עִשֵּׁן/התעשן	עִשֵּׁן	7.1, 2, 3	(بخر) بخّر	22
vapor	עשן	איד	עשן	7.3	بخار	23

Translation	Anonymous	Zeraḥyah	Ibn Tibbon	Location	Maimonides	
fumigation(s)	ע(י)שונים	עישון/לעשן	ע(י)שונים	0.2; 7.2	بخور	24
fumigations	עישון	עישון	עישון	7.0	بخورات	25
fumigation	עישון	עישון	עישון	7.3	تبخير	26
to cure	רפא	רפא	רפא	4.6	(برأ) أبرأ	27
curing	רפואה	רפאת	רפאות	4.7	برء	28
cold (*n.*)	קור/נתקרר	קור/קרירות	קור	4.4; 6.3	بَرْد ← حارّ	29
coldness	קרירות	קרירות	קרירות	1.2	برودة	30
cold (*adj.*)	קר	קר	קר	1.4; 5.4	بارد	31
seed	זרע	זרע	זרע	7.1, 2	بزر ← كتّان	32
spice	תבלין	תבלין	תבלין	2.3	أبزار	33
mace	מאסיש/מסיאש	מאצי/מאץ	מסיש/מאסיש	4.1, 3, 4	بسباسة	34
hemorrhoids	טחורים/חולי הטחורים	טחורים	חולי טחורים/טחורים	0; 0.1; 2.1; 4.1, 6, 7; 5.1, 2, 4; 6.1, 9;	باسور: بواسير	35

Translation	Anonymous	Zeraḥyah	Ibn Tibbon	Location	Maimonides	
personal attendance	שמוש	פעולה	–	2.2	مباشرة	36
					مباشر ← طبيب	
onion(s) (*coll.*)	בצלים	בצלים	בצלים	1.2	بصل	37
duck	בט הוא אנידה/אנידא	אנידה/אניטרה	אנידה/אנדה	6.3, 5, 8	بطّ	38
					(بغى) انبغى ← تنقّل	
cattle	בקר/שור	שור/בקר	שור	2.3	بقر	39
					← سمن	
steamed vegetables	הירקות השלוקים	הירקות המבושלות	הירקות השלוקות	1.4	بقل: البقول المسلوقة	40
vegetables that soften the stools	ירקות מרככות לטבע	הירקות המחליקות לטבע	הירקות המרככות לטבע	2.3	– : البقول الملينّة للطبع	41
phlegm	לחה לבנה	ליחה לבנה	לחה לבנה	2.1	بلغم	42
					بهيمة: بهائم ← رؤوس	
belleric myrobalan	בליליג	בליליג/בליליג'	בליליג'	4.3, 5	بليلج	43
henbane	אל בנג'	יושקיאמו	ארבה סנטא	7.1	بنج: البنج	44

Translation	Anonymous	Zeraḥyah	Ibn Tibbon	Location	Maimonides	
egg	ביצים	ביצות	בצים	1.2, 4	بيض ← صفر، صفرة، مخّ أبيض ← شمع	45
manna	תרנגבין	מנה	מן	4.1	ترنجبين	46
flatness	תפלות	תפל	תפלות	1.2	تفاهة	47
dates (*coll.*)	תמרים	תמרים	תמרים	2.3	تمر	48
Indian tamarind	תמרינדיש	תמרי הודו	תמראינדי	4.4	– هندي	49
washed zinc oxide	תותיה רחוצה	תוטיאה רחוצה	תותיא רחוצה	6.7	توتية: توتية مغسول	50
dried figs—figs that were dried with an incision are (even) better	התאנים היבשים והדבלה מהם	התאנים היבשים והתאנים המנותחים הם יותר טובים	התאנים היבשים והשמנים מהם יותר טובים	3.2	تين: التين اليابس والشريحة منه أفضل	51
					ثريدة: ثرائد ← قطائف، هريسة	
residue (in the blood)	שמרים	מותר	שמרים	2.1	ثفل	52
heaviness	כבדות	כבדות	כבדות	2.1	ثقل	53
mithqāl	שקל	מתקל	דרהם	4.1	مثقال	54

Translation	Anonymous	Zeraḥyah	Ibn Tibbon	Location	Maimonides	
					ثور ← لسان	
garlic	שומים	שומים	שומים	1.2	ثوم	55
old cheese	הגבינה הישנה	הגבינה הישנה	הגבינה הישנה	2.3	جبن: الجبن العتيق	56
body	גוף	גוף	גוף	0.1; 2.1	جسم	57
to dry	יִבֵּשׁ	יִבֵּשׁ	יִבֵּשׁ	2.3; 7.1	(جفّ) جفّف	58
vetch	מיני הקיטנית/קוטנית	הֵיגֵי/ויגי	יישאש	2.3	جلبّان	59
snake's skin	עור נחש	עור הנחש	עור הנחש	7.1	جلد: جلد حيّة	60
					جماع ← حركة	
					جامع ← كاّش	
insanity	שטות	שטות	שטות	2.2	جنون	61
castoreum	גנדבא דסתר הוא קשטור	קשטור	קשתרון	6.9	جندبادستر	62
					جيّد ← أغذية، دعك، ضرب	
jūdhābāt	–	–	גירבאג׳	3.1	جوذاب: جوذابات	63

Translation	Anonymous	Zeraḥyah	Ibn Tibbon	Location	Maimonides	
walnut (*coll.*)	שקדים	אגוזים	אגוזים	4.6	جوز	64
Indian nut	האגוז	האגוז ההודויי	האגוז האינדי	3.2	– : الجوز الهندي	65
walnut	אגוז	לוזה	אגוז	7.3	جوزة	66
true hunger	הרעב האמתי	הרעב הצודק	הרעב האמתי	1.5	جوع: الجوع الصادق	67
substance	חמר	עצמות	חמר	2.1	جوهر	68
pill, seed	גרגרים/זרע	גרעינים	גרגרים/זרע	4.2, 5; 7.1	حبّ	69
terebinth	אל חב אל כצרה	אלחנה הרטוב	אלחנה הרטוב	4.6	حبّة: الحبّة الخضراء	70
					حبس ← إطلاق	
whenever one suffers from hard stools	כל עת שתיבש הטבע	כל אשר יתקשה הטבע	כל עת שייבש הטבע	4.1	(حجر) تحجّر: كلّ ما تحجّر الطبع	71
cupping glasses	כוסות המציצה	כוסות	כוסות המציצה	6.2	حجم: محاجم	72
					حديد ← خبث	
raw silk	משי נא	משי נא	משי נא	4.4	حرير: حرير خام	73
raw silk	המשי הנא	–	המשי הנא	4.1	– : الحرير الخام	74

Translation	Anonymous	Zeraḥyah	Ibn Tibbon	Location	Maimonides	
heat	חמימות/חום	חמימות	חמימות/חום	1.2, 5; 2.1	حرارة	75
hot	חם	חם	חם	4.3, 4; 6.3, 6	حارّ	76
during strong heat and strong cold	ימי חזוק החום וחזוק הקור	–	ימי חוזק החום וחוזק הקור	4.3	– : في شدّة الحارّ والبرد	77
acridity	חריפות	חריפות	חדוד	1.2	حرافة	78
to burn	שרף	שרף	שרף	2.3	حرق	79
movement	תנועה	תנועה	תנועה	1.5	حركة	80
movement of coitus	תנועת המשגל	תשמיש	תנועת המשגל	1.5	– جماع	81
movement of gymnastics	התעמלות	תנועה	תנועת התעמלות	1.5	– رياضة	82
movements (affections) of the soul	התנועות הנפשיות	תנועה נפשיית	תנועה נפשית	1.5	حركات: حركات نفسانية	83
harmel	חרמל	שיקוטה	שיקודה	7.1	حرمل	84
to administer as an enema	חקן	עשה קרישטיר	התחקן	4.6	(حقن) احتقن	85
enema	חקנה	קרישטירי	חוקנה	4.6	حقنة	86
to rub	–	חכך	הניע	5.4	حكّ	87

Translation	Anonymous	Zeraḥyah	Ibn Tibbon	Location	Maimonides	
to dissolve	התיך	התיר	התיך	6.4, 5, 8, 9	حلّ	88
to dissolve	התיך	התיר	התיך	6.3	حلّل	89
to be dissolved	הותך	נתך	הותך	5.3	تحلّل	90
to be dissolved	הותך	נתך	נתך	6.6	انحلّ	91
dissolving (*v.n.*)	להתיך	התרה	התיך	6.9	تحليل	92
dissolving (*act. part.*)	מתיך	מתיר	מתיך	6.3, 8	محلّل	93
fenugreek	פניגריג	פינגרג	פנגרג	7.1	حلبة	94
to sweeten	תוקן	היה מתוקן	תוקן	2.3	(حلا) حلّى	95
sweet	מתוק	מתוק	מתוק	5.4	حلو	96
sweetness	מתיקות	מתיקות	מתיקות	1.2	حلاوة	97
fever	קדחת	קדחת	קדחת	6.1	حمّى	98
bath / bathing	מרחץ	מרחץ	מרחץ	1.5	حمّام	99
chickpea (*coll.*)	זרעונים	ז(י)רעונים	זרעונים	3.2; 4.1	حمّص	100
sour	חמיצות ניכר	חמוץ	חמוץ	1.2	حامض	101

Translation	Anonymous	Zeraḥyah	Ibn Tibbon	Location	Maimonides	
applying as a suppository	הונח/הכניס בפנים במוך/עשה/הכניס בצמר או במוך בפנים	סָבַל/מוסבל	הכניס	5.3; 6.3, 8, 9	(حمل) احتمل	102
to administer in a suppository	הכניס במוך או בצמר	טבל במסונן	הכניס	4.7	– في صوفة	103
to be applied as a suppository	הנחה בפי הטבעת/ הנחה	לטבול/לסבל	הכנסה בפי הטבעת/ עשייה	4.1; 5.4	احتمال	104
to apply (*s.th.*) as a suppository	הכניס בצמר או מוך	עשה וסבל	הכניס	6.8	– : استعمل (ه) احتمالا	105
colocynth	קולוקינטידה	קולוקינטידה	קולוקינטידש	7.1	حنظل	106
					حوّارى ← دقيق	
one-year-old sheep	כבש בן שנתו	בשר בן שנתו מן הצאן	הקטנים מן הצאן	3.1	حولي: الحولي من الضأن	107
					حيّة ← جلد	
					خام ← حرير	
iron dross	סיג (ה)ברזל	פירוייני	סיג (ה)ברזל	4.1, 2, 5	خبث: خبث الحديد	108
bread	לחם	לחם	לחם	1.2	خبز	109
to thicken	התעבה	התעבה	התעבה	5.4	خثر	110

Translation	Anonymous	Zeraḥyah	Ibn Tibbon	Location	Maimonides	
anus	תושבת	פי הטבעת	פי הטבעת	5.4	مخرج	111
bleeding	הקזה	הוצאת הדם	הוצאת הדם	6.2	إخراج: إخراج الدم	112
					خارج ← ورم	
mustard	חרדל	חרדל	חרדל	1.2	خردل	113
ricin	אל כרוע	קיק/אל כרוע הוא קטאפוסיה	אל כרוע הוא קטפוס/אל כרוע הוא קטאפוסיא	4.6; 5.1	خروع: الخروع	114
a wonderful specific property	סגולה נפלאה	מופלא	סגולה נפלאה	6.9	خصوص: خصوص عجيب	115
specific property	סגולה	סגולה	סגולה	2.3	خصوصية	116
					أخضر ← رازيانج	
marshmallow	כטמי	מלוא וי(י)סק/מלוא וייסקו	אלתיאה	6.3, 8	خطمي	117
to become light	קל	קל	קל	0.1	خفّ	118
vinegar	חומץ	חֹמֶוץ(!)/חומץ	חומץ	1.2; 2.3; 3.1	خلّ	119
to mix	עורב	עורב	עֵרַב	4.6; 5.3	خلط	120

Translation	Anonymous	Zeraḥyah	Ibn Tibbon	Location	Maimonides	
to mix	התערב	עֵרַב	התערב	5.3	خالط	121
melancholic humor	ליחה שחורית/הליחה השחורה	הליחה המלינקוניק/ הליחה המילינקוניקה	(ה)ליחה שחורה	1.2; 2.1	خِلْط: الخلط السوداوي	122
Indian lycium	ליסיום אינדי	כולאן הינדי	ליסיאום אינדי	6.7	خولان : خولان هندي	123
Indian laburnum	כיאר שנבר	קסיאה פישטולא	קסיא פישטולא	4.1	خيار: خيارشنبر	124
to prescribe, direct	הנהיג	הנהיג	התנהג/הנהיג	0.2; 7.3	(دبر) دبّر	125
to follow a regimen	התנהג	התנהג	התנהג	0.2	تدبّر	126
regimen	הנהגה	הנהגה	הנהגה	0.2; 6.0	تدبير	127
regimen of health	הנהגת הבריאות	להנהיג הבריאות	הנהגת הבריאות	0.2	ـ الصحّة	128
chickens (*coll.*)	תרנגולות/תרנגולת/ תרנוגלת	תרנגולות/תרנוגלות	תרנגולות/תרנגולת	3.1; 6.3, 5	دجاج	129
smoke	עשן	עשן	עשן	7.3	دخان	130
a lead pestle	טס עופרת	יד עופרת עשויה ביד המכתש	יד עופרת עשוייה ביד המכתש	5.3	دستك: دستك رصاص	131
fat (*adj.*)	–	–	–	3.1	دسم	132
fatness	שמניות	דשנות	שמן	1.2	دسومة	133

	Maimonides	Location	Ibn Tibbon	Zeraḥyah	Anonymous	Translation
134	دعك	5.3; 6.5	הניע/מרס	חיכך/מעך	הניע/מרס יפה	to pound
135	– دعكا جيّدا	6.9	מרס מריסה טובה	מעך מעיכה טובה	עירב עירוב יפה	to stir thoroughly
136	دفلة	4.7	דפלה	דפלה	דפלה	oleander
137	دقّ	4.7	הודק	הודק	הודק	to pound
138	دقيق: دقيق حوّارى	6.3	קמח אלתיאה	קמח נקי ולבן	קמח החטים הנקי	fine white flour
139	دم ← إخراج، تسييل، إطلاق، مغلّظ	1.2; 2.1–3; 4.1; 7.3	דם	דם	דם	blood
140	دهن	6.8, 9	משח	משח	משח מחוץ	to use as an ointment
141	دُهْن ← باذنجان، شيرج	3.2; 4.3, 6; 5.1, 2; 6.3–9	שמן	שמן	שמן	oil
142	أدهان	1.2; 5.1, 3, 4; 6.9	שמנים	שמנים/משיחות/ רפואות	שמנים	oils
143	داء	0.1	חולי	חולי	חולי	malady
144	دواء	4.7; 5.3	רפואה	רפואה	רפואה	remedy

Translation	Anonymous	Zeraḥyah	Ibn Tibbon	Location	Maimonides	
remedies	תרופות/רפואות/סמ־נים/סמים	רפואות/רפואה	רפואות/סמים/סמ־נים/ שמנים	0.2; 4.0, 3, 4; 5.0, 3; 6.3, 9; 7.1	أدوية	145
purgatives	המשלשלים	הרפואות המשלשלות	הסמים המשלשלים	7.3	– : الأدوية المسهلة	146
topical remedies	התרופות המונחות/ הרפואות המונחות	הרפואות המונחות	הרפואות המונחות	0.2; 5.0	– : الأدوية الموضعية	147
topical remedies	התרופות המושמות/ התרופות המונחות	הרפואות המושמות	הרפואות המונחות	6.3, 9	– : الأدوية الموضوعة	148
to shrink	התיך והסיר/כָּמַשׁ/ התיך	צִמֵּק	התיך	5.3, 4; 7.1	(ذبل) أذبل	149
fresh fennel	שומר לח	שומר לח	שומר לח	4.4	رازيانج: رازيانج أخضر	150
brains	ראשי הבהמות	ראשי הבהמות	ראשי הבהמות	2.3	رأس: رؤوس	151
the brains of animals	ראשי הבהמות	ראשי הבהמות	ראשי הבהמות	2.3	– : رؤوس البهائم	152
					ترتيب ← سوء	
marble	אבנים	שיש	אבני שייש	5.4	رخام	153
badness	רוע	ריעות	רוע	1.1	رداءة	154
					رديء ← أغذية	

Translation	Anonymous	Zeraḥyah	Ibn Tibbon	Location	Maimonides	
to sink	ירד	שקע	ירד	2.1	رسب	155
to sprinkle	הזה	הזה	הזה	6.6	رشّ	156
lead	עופרת	עופרת	עופרת	5.3	رصاص	157
					← دستك، عصارة، هاون	
moisture	לחות	לחות	לחות	2.1	رطوبة	158
raṭl	ליטרא/ליט'	ליטרא/ליט'	ליטרא/ליט'	4.1, 4	رطل	159
					رطلان ← شراب	
foam	קצף	קצף	קצף	6.9	رغوة	160
					مترفّه ← شباب	
					ركبة ← مأبض	
composition	הרכבה	הרכבה	הרכבה	2.3	تركيب	161
compound	מורכב	מורכב	מורכב	0.2; 4.0	مركّب	162
compound remedies	מורכבות/מורכבים/ הרכבות	מורכבים/מורכבות	מורכבים/הרכבות	4.2; 5.2; 6.9; 7.2	مركّبات	163

Translation	Anonymous	Zeraḥyah	Ibn Tibbon	Location	Maimonides	
rummāniyya	התבשיל הנקרא רמאניה	מה שיכנס בו מי רימונים	התבשיל שיכנס בו מי רימונים	1.4	رمّانية: الرمّانية	164
date ointment	(ה)מרהם אל נכלי	המשיחה הדקליית בלע' דיאפלמה/ הדיאפלמה	מרהם הנכלי או הטראי הנעשה עם הדקלים/המרהם הנכלי	5.2, 3	مرهم: المرهم النخلي	165
					ريح: أرواح ← علّة	
smell	ריח	ריח	ריח	1.2	رائحة	166
exercise	התעמלות	היה טורח	התעמלות	1.5	رياضة ← حركة	167
to clarify	זִכֵּךְ	זִכֵּךְ	זִכֵּךְ	4.1	(راق) روّق	168
raisins (*coll.*)	צימוקים	צימוקים	צימוקים	3.2	زبيب	169
butter	חמאה	חמאה	חמאה	6.9	زبد	170
glass	זכוכית	זכוכית	זכוכית	6.6	زجاج	171
birthwort	פרחי ורדים	ורדים	ציץ וורדים	4.3	زراوند	172
long birthwort	זראונד ארוך	ארישטולו' ארוכה	ארישטלוגיאה לונגה	7.1	– طويل	173

Translation	Anonymous	Zeraḥyah	Ibn Tibbon	Location	Maimonides	
saffron	זעפראן/זעפרן	כרכום	זעפרן/זעפראן	5.3; 6.3, 5, 8	زعفران	174
					زلابيا ← قطائف، هريسة	
					مزمن ← أمراض	
flowers	פרחים	פרחים	פרחים	4.4	زهرة: زهرات	175
olive oil	שמן זית	שמן	שמן זית	4.7	زيت	176
excrescences	תוספות	נוסף/תוספות	תוספות	0.1; 2.1	زائد: زوائد	177
zīrbāj	המטעם הנק' זירבאג	זירבאג	זירבאג'	3.1	زيرباج	178
causes	סבות	סבות	סבות	0.1	سبب: أسباب	179
to pulverize	שָחַק/הודק	שָחַק	שָחַק/הודק	4.1, 3; 6.8	سحق	180
pulverized	שחוק	שחוק	שחוק	4.1; 5.3; 6.8, 9	مسحوق	181
heating	לחמם	לחמם	לחמם	6.3	تسخين	182
to take	אכל האבק מ-	שתה	אכל האבק	4.1	(سفّ) استفّ	183
skink	סקנקור	סקנקור	דג שייט	6.9	سقنقور	184

Translation	Anonymous	Zeraḥyah	Ibn Tibbon	Location	Maimonides	
sagapenum	סכבנג׳	סרפינו	סרפינו	6.9	سكبينج	185
sugar	סוכר/סוכרי	סוכר	סוכר	1.2; 2.3; 3.1; 4.1, 4; 6.2	سكّر	186
to subside, to be quiet	נח/השקיט	נח/נשכך	נח/הניח	0.1; 6.1, 9	سكن	187
to alleviate	השקיט	שִׁכֵּךְ	הניח	6.8, 9	سكّن	188
to have a wonderful alleviating effect	השקיט הכאב השקט נפלא	חמם חימום נפלא	הניח הכאב הנחה נפלאה	6.6	– تسكينا عجيبا	189
to alleviate	השקיט	השכיך/שִׁכֵּךְ	הניח	5.4; 6.3	أسكن	190
alleviating	להשקיט/להשקיט הכאב	השקטה/מחמם/ (ל) שכך	(ל)הניח/להניח הכאב	6.3, 9	تسكين ← سكّن	191
alleviating	משקיט	מחומם	מניח	6.3	مسكّن	192
beet	סלק	סילקא בלע׳ בלידי/ ולידי	סלקא/בלידאש	2.3; 6.2	سلق	193
					مسلوق ← بقل	
lethal poisons	הסמים הממיתים	הסמים הממיתים	הסמים הממיתים	1.3	سمّ: السموم القتّالة	194
sesame	סמסם	שומשמין	סיסמן	5.2	سمسم	195

Translation	Anonymous	Zeraḥyah	Ibn Tibbon	Location	Maimonides	
sumac	סומק/דגים	דגים/סומק	דגים	2.3	سمّاق	196
summāqiyya	התבשיל הנקרא סומאקיה	מה שיכנס בו הסומאק	התבשיל שיכנס בו סומק	1.4	سمّاقية	197
cow's butter	חמאת בקר	שמן בקר	חמאת בקר	4.6	سمن: سمن بقر	198
fat (*adj.*)	שמן	שמן	שמן	3.1	سمين	199
nard	סנבל	אשפיקה/אספיק	אשפיק	4.3; 5.1	سنبل	200
resin from the sandarac tree	קלאשה	סנדרוס	קלאשה	7.1, 2	سندروس	201
besides its relieving effect	עם שהוא משלשל	עם שלשולו	עם שלשולו	4.1	إسهال: مع إسهاله	202
purgation of the bowels	לשלשל הטבע בסם משלשל	דלדול הטבע	שלשל הטבע	7.3	– الطبع	203
					مسهل ← أدوية	
to become bad	רע	נעשה רע	רע	1.2	ساء	204
their wrong sequence (foods)	רוע סדורם	רוע הרכבתם/רוע עכולם	רוע סדרם	1.1, 4	سوء: سوء ترتيبها (الأغذية)	205
to blacken	עכר	השחיר	השחיר	2.3	(سود) سوّد	206

Translation	Anonymous	Zeraḥyah	Ibn Tibbon	Location	Maimonides	
black bile	שחורה	מרה שחורה	מרה שחורה	2.1	سوداء	207
					سوداوي ← خلط، أغذية	
to flow	זָב	היה נִגָּר/הֻגַּר	זָב	2.2	سال	208
to make flow	זָב	הֻגַּר	הזיב	2.2	سيّل	209
flowing	זיבה	הגרה	זיבה	2.2	سيلان	210
letting blood	–	–	–	7.3	تسييل: تسييل الدم	211
					سائل ← ميعة	
young man	בחור	בחור	בחור	0.1	شابّ	212
young people who love an easy life	הבחורים המתענגים	הבחורים המעולים הנכבדים	הבחורים המתענגים	0.2	شباب: الشباب المترفّهين	213
aneth	שבת	אניט	אניט	6.3	شبثّ	214
fat (*n.*)	חלב/שומן/שמן	שומן/שמן	חלב/שמן/שומן	3.1; 6.3, 5, 8, 9	شحم	215
					شدّة ← حارّ	

Translation	Anonymous	Zeraḥyah	Ibn Tibbon	Location	Maimonides	
to drink	שתה	שתה	שתה	1.2; 3.2; 4.1	شرب	216
beverage, syrup	משתה/משקה	יין/אשרוב	משתה/משקה	1.5; 4.3, 4	شراب	217
over two raṭls of fresh rose syrup	על שני ליטרי שרה בו ורדים לחים	על ב׳ ליט׳ אשרוב רוסד חדש	על ב׳ ליט׳ משקה וורדים לחים	4.4	– : على رطلين شراب ورد طري	218
beverages, syrups	משקים/אישרוף	יינות/אשרוב	משקים/אשרוב	1.3, 4.4	أشربة	219
					شريح ← تين	
to kindle	עורר	הלהיב	עורר	1.5	(شعل) أشعل	220
treating (*s.th.*)	מבריא מ-	מרפא ב-	מבריא מ-	0.1	شافٍ من	221
anal fissures	סדיקות	בקיעות	פרק	5.2	شقاق	222
wax	שעוה	שעוה	שעוה	6.6	شمع	223
white wax	שעוה לבנה	שעוה לבנה	שעוה לבנה	6.6, 7	– : الشمع الأبيض	224
					شنبر ← خيار	
to have appetite	התאוה	מתאוה	התאוה	1.2	(شها) اشتهى	225
desire (for food), appetite	תאוה	תא(ו)וה	תאוה	1.2	شهوة	226

Translation	Anonymous	Zeraḥyah	Ibn Tibbon	Location	Maimonides	
roasted	צלוי	צלוי	צלוי	3.1	مشوي	227
sesame	שמן שומשמין	שירג׳	שמן שומשמין	3.1; 6.3	شيرج	228
sesame oil	שמן שומשמין	שמן שירג׳	שמן שירג׳ הוא עצידה	6.3	– : دهن شيرج	229
Indian pepperwort	שהטרג׳ הנדי	שיטרג׳ הנדי	שיטרג׳ אינדי הוא קאבשיה	4.3	شيطرج: شيطرج هندي	230
health	בריאות/רפואה	בריאות	בריאות	0.2; 7.3	صحّة ← تدبير	231
healthy people	הבריאים	הבריאים	הבריאים	0.2	صحيح: الأصحّاء	232
					صادق ← جوع	
epilepsy	חולי הכפיה	ויציאו	חולי הנופל	2.2	صرع	233
					صعب ← أمراض	
					صغير ← اطريفل	
egg yolk	חלמון ביצה	אודם הביצות/אודם הביצה	חלמון ביצה	3.1	صفر: صفر (ال)بيض	234
egg yolk	חלמון ביצה	אדמי ביצות/ אודם ביצה	חלמון ביצה	6.5	صفرة: صفرة بيض	235

Translation	Anonymous	Zeraḥyah	Ibn Tibbon	Location	Maimonides	
to filter	סִנֵּן	סִנֵּן	סִנֵּן	4.1, 4, 7	صفّى	236
some of them (hemorrhoids) are obstructed and blind	ומהם שהם סתומות	ומהם סגורות	ומהם מה שהם סתומות	2.2	أصمّ: ومنها (البواسير) صمّ عمي	237
resinous substances	גימש	גומי	שרפים	6.9	صمغ: صموغ	238
the (medical) art	מלאכה	מלאכה	מלאכה	0.2	صناعة	239
					صوفة ← احتمل	
ṣīr	עציר	ציר	ציר	1.2	صير	240
sheep (*coll.*)	צאן	צאן	צאן	1.4	ضأن	241
					← حولي	
annoyance	קוצר רוח	דוחק	נזק	0.2	ضجر	242
to stir well with a spoon	נער בכלי ניעור יפה	חבט בכף חבטה יפה	הגיס בכלי הגסה טובה	6.6	ضرب: ضرب بالملعقة ضربا جيّدا	243
					ضرسٌ ← ضرب	
narrowness	צרות	צרות	קוצר	6.1	ضيق	244

Translation	Anonymous	Zeraḥyah	Ibn Tibbon	Location	Maimonides	
to receive a treatment for them (hemorrhoids)	היה מרפא אותם	היה מרפאם	רפא אותם	0.1	(طبّ) تطبّب لها (بواسير)	245
healing	רפואה	–	רפואה	2.2	طِبّ ← كتب	246
physician	רופאים/רופא	רופא	רופא	0.2; 2.2	طبيب	247
an experienced physician	רופא מובהק	הרופא המהיר	הרופא המובהק	7.3	– : الطبيب المباشر	248
physicians	רופאים	רופאים	רופאים	7.1	أطبّاء	249
to cook	בִּשֵּׁל/נתבשל	בושל	בִּשֵּׁל/נתבשל	2.3; 3.1, 2; 4.1; 6.3	طبخ	250
cooked food	בשול	תבשיל	תבשיל	2.3	طبيخ	251
dishes	תבשיל	בישולים	בישולים	1.2	طبائخ	252
stools	טבע	טבע	טבע	2.3	طبع ← بقول، حجر، إسهال، عصم، لين، منع طبيعة ← لان	253

Translation	Anonymous	Zeraḥyah	Ibn Tibbon	Location	Maimonides	
ground	שחוק	שחוק	שחוק	5.3	مطحون	254
					طري ← شراب	
taste	טעם	מזון	טעם	1.2	طَعْم	255
food, meal	מאכל/אכילה/סעודה	מזון	מאכל/מזון/אכילה/ סעודה	1.1, 2, 4, 5	طعام	256
foods	מאכלים	מזונות	מאכלים	1.2, 3	أطعمة	257
making the blood flow or retaining it	להגיר הדם או לעצור אותו	התרת הדם או עצורו	הגרת הדם או עצירת דם	7.3	إطلاق: إطلاق الدم أو حبسه	258
to put (use) as a liniment	שם תחבושת/הניח אספלנית/משח	משח	שם/עשה מלוגמה/ משח	6.3, 5	طلى	259
boiled-down wine	יין ענבים שנתבשל עד שנחסר שלישיתו	יין	מיץ ענבים שנתבשל עד שיחסר שלישיתו	4.1	طلاء	260
					طويل ← زراوند	
that which is used to season the food	הטבולים	מה שיתוקן בו המזון	התבלין	2.3	(طاب) طيّب: ما يطيّب به الأغذية	261
poultry (*coll.*)	עופות	עופות	עופות	1.4	طير	262

Translation	Anonymous	Zeraḥyah	Ibn Tibbon	Location	Maimonides	
water fowl (*coll.*)	עופות המים	צפורי המימות	עופות המים	2.3	– الماء	263
water fowl	עופות המים	עופות המים	עופות המים	2.3	طائر: طائرالماء	264
					عتيق ← جبن	
omelette	עוגה	עוגה	עוגה	3.1	عجّة	265
					عجيب ← خصوص	
the round part of the buttocks	פי הטבעת	מושקולי שלפי הטבעת	פי הטבעת	7.3	عجل: عجل المقعدة	266
to knead	הולש	הולש	הולש	4.3, 4; 6.7; 7.2	عجن	267
electuary	גרגרים/מרקחת	מרקחת	מרקחת	4.2, 3, 4	معجون	268
lentil(s) (*coll.*)	עדשים	עדשים	עדשים	2.3	عدس	269
peeled lentil(s) (*coll.*)	עדשים קלופים	עדשים קלופים/עד־שים מנוקים מקלפתן	עדשים קלופים	6.3, 8	– مقشور	270
symptoms	מקרים	מקרים	מקרים	7.3	عرض: أعراض	271
vein	עורק	–	וריד	6.2	عرق	272
vessels	עורקים	גידים	גידים	2.1	عروق	273

Translation	Anonymous	Zeraḥyah	Ibn Tibbon	Location	Maimonides	
heavier	הקשה	היותר נעצר	הקשה	1.4	أعسر: الأعسر	274
honey	דבש	דבש	דבש	1.2; 7.2	عسل	275
ᶜaṣīda	לשה(?)	פַּרְנַטַּה	–	6.3	عصيدة	276
lead extract	המיץ המרור/עצור העופרת/עצירת העופרת	מיץ העופרת	מיץ המרור/עצור העופרת/עצירת העופרת	5.1, 4; 6.9	عصارة: عصارة الرصاص	277
to harden the stool	–	–	–	1.4	عصم: عصم الطبع	278
organ	אבר	אבר	אבר	2.1	عضو	279
organs	אברים	א(י)ברים	אברים	1.1; 2.1	أعضاء	280
putrefaction	שנוי/עפוש	התעפש	עיפוש	1.2	عَفَن	281
putrefied	מעופש	מעופש	–	1.3	عَفِن	282
putrid foods	–	דברים מתעפשים	עפושים	1.2	معفن: معفنات	283
to become turbid	נעכר	ישוב עכור	נעכר	2.1	(عكر) تعكّر	284
turbidity (of the blood)	עכירות	עכירות	עכירות	2.1	عَكَر	285

Translation	Anonymous	Zeraḥyah	Ibn Tibbon	Location	Maimonides	
the illness of flatulence	חולי הטחורים	חולי הרוחות של טחורים	חולי הרוחות של הטחורים	7.1	علّة: علّة الأرواح	286
					(عمد) اعتمد ← تنقّل	
					(عمل) استعمل ← احتمال	
					أعمى: عمي ← أصمّ	
					عنّاب ← نقيع	
					معتادة ← أغذية	
to be nourished	נזון	נזון	נזון	3.1	(غذا) اغتذى	287
food	מאכלים	מאכלים	מאכלים	1.4; 2.3	غذاء ← لطف، ألطف	288
foods	מזונות/מאכלים	מזונות/מזון/מאכלים	מאכלים	0.2; 1.2; 2.0, 3; 3.0, 2	أغذية	289
thinning foods	מזונות מרככים	רפואה	מזונות מרככים	6.2	– مليّنة ← طاب	290
good foods	המאכלים הטובים	מזון טוב	המאכלים הטובים	1.1	– : الأغذية الجيّدة	291

Translation	Anonymous	Zeraḥyah	Ibn Tibbon	Location	Maimonides	
bad foods	המאכלים הרעים	המזונות הרעות	המאכלים הרעים	1.2	– : الأغذية الرديئة	292
foods that produce black bile	המאכלים המולידים השחורה	המזונות המילינ־קוניקי	המאכלים המולידים המרה	2.3	– : الأغذية السوداوية	293
foods that are common	המאכלים הנהוגים	המזונות הנהוגה	המאכלים הנהוגים	2.3	– : الأغذية المعتادة	294
the foods that are common among us	המאכלים הנהוגים אצלינו	המזונות המורגלות במקומינו	המאכלים הנהוגים אצלינו	2.3	– : الأغذية المعتادة عندنا	295
thick foods	המאכלים העבים	המזונות העבים	המאכלים העבים	2.3	– : الأغذية الغليظة	296
foods that are rich in superfluities	המאכלים רבי המותרות	המזונות רבי המותרות	המאכלים רב המותרות	2.3	– : الأغذية الكثيرة الفضول	297
to wash	רחץ	רחץ	רחץ	4.1	غسل	298
					مغسول ← توتية	
to become thick	התעבה	התעבה	התעבה	2.1	غلظ	299
to thicken	עִבָּה	עִבָּה	עִבָּה	2.3	غلّظ	300
thickness	עובי	עובי	עובי	2.1, 3	غِلَظ	301
					غليظ ← أغذية	

Translation	Anonymous	Zeraḥyah	Ibn Tibbon	Location	Maimonides	
thickening the blood	מעבה לדם	מעבה לדם	מעבה הדם	2.3	مغلّظ: مغلّظ للدم	302
to cook	הרתיח	הרתיח/בשל/רתח	הרתיח	4.1, 3, 4, 6; 6.6	غلى	303
to boil several times	הרתיח	הרתיח רתיחות	הרתיח רתיחות	4.7	– غليات	304
to cook	הרתיח	בושל	הרתיח	6.9	أغلى	305
decoction	משקה	בישול	משקה	4.4	مغلي	306
fānīd	פאניד	פאניד	פנים	3.2	فانيد	307
to be open	התנפח והתפתח	נפתח	התפתח	2.2	(فتح) انفتح	308
radish (*coll.*)	צנון	צנון	צנון	1.2; 4.6	فجل	309
earthenware	חרס	–	חרס	7.3	فخار	310
young chickens	אפרוחי התרנגולים	תרנגולים	תרנגולים	6.2	فرّوج: فراريج	311
simple, separate	נפרד	נפרד/לבד	נפרד	0.2; 3.2; 4.0; 5.1; 7.1	مفرد	312
evacuation	הוצאת הדם	הרקה	ניקיון	6.2	استفراغ	313

Translation	Anonymous	Zeraḥyah	Ibn Tibbon	Location	Maimonides	
pistachio nuts	פסתק	פסתיק	פסתק	3.1	فستق	314
to be spoiled	נפסד	נפסד	נפסד	1.1	فسد	315
corruption	הפסד	הפסד	הפסד	1.1, 3	فساد	316
corruption of the digestion	הפסד הבישול	הפסד העיכולים	הפסד הבישול	1.1	– الهضم	317
harmful	מפסיד העכול	–	מפסיד הבשול	1.5	مفسد: مفسد للهضم	318
letting blood	להקיז	הקזה/להקיז	הקיז	6.2	فَصْد	319
superfluity	ליחה	ליחה	ליחה	2.1	فضل	320
					فضول ← أغذية	
faṭīr	לחם המצה/מצה	מצה	לחם מצה/מצה	2.3	فطير	321
fruits	פירות	פירות	פירות	1.2	فاكهة: فواكه	322
bean(s) (*coll.*)	פולים	פולים/חומץ	פולים	2.3	فول	323
kind	מין	כת	כת	0.1	قبيل	324
					قتّال ← سموم	

Translation	Anonymous	Zeraḥyah	Ibn Tibbon	Location	Maimonides	
salted meat, dried meat	(ה)בשר (ה)מליח	המליח מן הבשר הנק׳ בדיד	הבשר המליח/בשר מלוח	2.3	قديد: القديد	325
safflower	זרע קרטם	כרטם המזרחי/ כרכום מזרחי	זרע קרטם כנרה בלע״ז/קרטם הוא בורא	2.3; 6.2	قرطم	326
					مقشور ← عدس	
drop	טפה	טפה	טפה	6.6	قطرة	327
to cut off, incise	חתך/נחתך	חתך/נחתך	חתך/נחתך	0.1; 2.2; 7.3	قطع	328
interrupting, excision	לחתך/להפסיק/לחתוך	להכרית/ח(י)תוך/ להפסיק	לחתך/להפסיק/חתוך	0.1; 2.2; 7.3	قَطْع	329
chopped	שרוי	מותך	שרוי (= منقع L)	4.4	مقطّع	330
qaṭāʾif	צפיחית	העוגות האפויות על גחלים	לחם בלתי אפוי כל צרכו	2.3	قطائف	331
qaṭāʾif, *zalābiyya*, different kinds of *harīsa*, different kinds of *tharīda*	לחם בלתי אפוי והעי־סה המבושלת והריסה	האפויות על הגחלים הקאטיף הזלאביה הריפות והלחם השרוי עם המרק וחתיכות בשר זה נקרא תראיד	לחם בלתי אפוי כל צרכו והעיסה המבושלת והחטה המבושלת	2.3	– : القطائف الزلابيا الهرائس الثرائد	332

Translation	Anonymous	Zeraḥyah	Ibn Tibbon	Location	Maimonides	
cotton	צמר גפן	צמר גפן	מוך	7.1	قطن	333
anus	תושבת/פי הטבעת	פי הטבעת	פי הטבעת	0.1; 2.1	مقعدة	334
					← عجل	
to extirpate	שֵׁרֵשׁ	הפסיק	עָקֵר	0.1	قلع	335
colocasia	–	קלקס	קלקס	1.2	قلقاس	336
roasted	קלוי	מבושל	חם	3.1	مقلي	337
consistency	עצמות	עצמות	עצמות	4.4	قوام	338
power	כח	כח	כח	5.3; 6.2, 3; 7.3	قوة	339
strong	חזק	חזק	חזק	1.2	– : من القوة	340
wax salve	דמות משיחה/קירוטי	צרוטו/צירוטו	עב/קירוטי	6.6, 7	قيروط	341
					كابلي ← هليلج	
kubab	–	אל כמחב	אל כבאב	1.2	كبب: الكبب	342
liver	כבד	כבד	כבד	1.1	كبد	343
medical handbooks	ספרי הרפואות	ספרי הרפואות	ספרי הרפואות	7.3	كتاب: كتب الطبّ	344

Translation	Anonymous	Zerahyah	Ibn Tibbon	Location	Maimonides	
linseed	זרע פשתן	זרע פשתן	זרע פשתן	6.3	كتّان: بزر كتّان	345
					كثيرة ← أغذية، ألوان	
powder	כחול	כחל	כוחל	6.8	كحول	346
making turbid	עוכר	עוכר	מעכיר	2.3	مكدّر	347
distress	צער	סערה	צער	6.1	كرب	348
leek	כרתי	כרתי	כרתי	3.1; 4.5, 6; 7.1, 2	كرّاث	349
celery	כרפס	כרפס	כרפס	1.2; 4.6	كرفس	350
cabbage	כרוב	כרוביות	כרוב	2.3	كرنب	351
melilot	מלילוט	רוסמרינו/אזמרינו	כרונה רייל/קרונה רייל	6.3, 8	إكليل: إكليل الملك	352
kidneys	כליות	כליות	כליות	3.1	كلية: كلى	353
quantity	כמות	כמות	כמות	1.1, 2	كمّية	354
kāmikh	כותח	כמך	כאו	1.2	كامخ	355
encyclopedias	החבורים הכוללים	הסדרים המקבצים	החבורים הכוללים	7.3	كنّاش: الكنانيش الجامعة	356

Translation	Anonymous	Zeraḥyah	Ibn Tibbon	Location	Maimonides	
quality	איכות	איכות	איכות	1.1, 2	كيفية	357
a bad quality	איכות רע	איכות רע	איכות רע	1.2	– رديئة	358
to mix	הושרה	הולש	לתת	4.3	لتّ	359
meat	בשר	בשר	בשר	1.2, 4; 2.3	لحم	360
meats	בשר	בשרים/בשר	בשר	2.3; 3.1	لحوم	361
oxtongue	בוגלושא/לשון השור	לשון השור	לשון (ה)שור	4.1, 3, 4	لسان (ال)ثور	362
to smear on	הונח על	נמשח על	הושם על	4.7	لطخ على	363
to administer a thinning diet	דקדק המזון	מדקדק המזון	דקדק מאכלו	6.2	(لطف) ألطف: ألطف الغذاء	364
lighter food	הדק שבהם (מאכלים רבים ומטעמים שונים)	היותר דק (תבשילים הרבה)	הקל שבמאכלים	1.4	ألطف: الألطف غذاء	365
					ملعقة ← ضرب	
beans	תרמוסים	פיישול	התרמוסים הנקראים פייזולש	2.3	لوبيا	366
almond(s) (*coll.*)	שקדים (מתוקים)	שקדים	שקדים	3.1, 2; 4.3	لوز	367

Translation	Anonymous	Zeraḥyah	Ibn Tibbon	Location	Maimonides	
dish	מטעם	מזון	תבשיל	1.4	لون	368
dishes	מאכלים רבים ומטע־ מים שונים	תבשילים הרבה	בישולים רבים	1.4	ألوان: ألوان كثيرة	369
fat tail	אליה	אליה	אליה	3.1	ليّة	370
lemon	לימון	לימון	לימונש	1.2	ليمون	371
laymūniyya	לימוניא	לימונייא	לימונייה	1.4; 2.3	ليمونية	372
to soften	רִכֵּך	להחליק	רִכֵּך	4.1	(لا ن) ليّن	373
that which softens the stool	מה שירכך הטבע	מה שיחליק הבטן	מה שירכך הטבע	1.4	– : ما يليّن الطبيعة	374
that which softens the stools	לרכך הטבע	חלקות הטבע	רכות הטבע	2.3	لين: لين الطبع	375
softening	מרכך	מחליק	מרכך	2.3	مليّن ← بقول، أغذية	376
various types of melancholy	מיני המלנכוניא	מיני המילינקוניאה	מיני המלנכוניאה	2.2	مالنخوليا: أنواع المالنخوليات	377
burden	טורח וכובד משא	–	אותות	0.1	مؤونة	378
egg yolk	חלמון ביצה	מוח הביצות	חלמון ביצה	6.8	مخّ: مخّ البيض	379

Translation	Anonymous	Zeraḥyah	Ibn Tibbon	Location	Maimonides	
to be stretched	נמשך	התמשך	נמשך	1.2; 2.1	(مدّ) تمدّد	380
stretching	נמשך/המשך	המשכה	נמשך/משיכה	1.2	تمدُّد	381
bitterness	מרירות	מרירות	מרירות	1.2	مرارة	382
murrī	מוריים/מורים	כותח	מורי/מורים	2.3	مرّي	383
macerate	עצר	מֵרֵס	עצר	4.4	مرس	384
illness	חולי	חולי/מחלה	חולי	0.1, 2; 2.0, 2, 3; 3.0, 1; 6.0; 7.0, 3	مرض	385
diseases	חליים	חליים	חליים	0.1; 1.1; 7.3	أمراض	386
serious diseases	חליים קשים	חליים קשים	חליים קשים	1.4; 2.2	– صعبة	387
chronic illnesses	החליים הנושנים	החליים הארוכים	החליים הנושנים	0.1; 6.1	– : الأمراض المزمنة	388
patient	חולה	חולה	חולה	7.3	مريض	389
ill people	חולים	חולים	חולים	0.2	مرضى	390
soups	מרק	מרק/מרקים	מרק	3.1; 6.2	مرق: أمراق	391
temperament	מזג	מזג	מזג	7.3	مزاج	392

Translation	Anonymous	Zeraḥyah	Ibn Tibbon	Location	Maimonides	
to use as a salve	משח	משח	משח	6.4	مسح	393
apricot (*coll.*)	אלמשמש הם אלברקו־קיש/האלברקוק	הברקוק	האנפירשגאש/אנפי־רשיגש	6.4, 9	مشمش: المشمش	394
mastic	מצטכי	מצטיכי	משתיק	4.3	مصطكى	395
stomach	אצטומכא/אצטו'/אצטומ'	אסטומ'/אסטומכ'	אסטומכא/אסטומ'	1.1, 2	معدة	396
goat	עז/עזים	עזים	עזים	2.3	ماعز	397
bdellium	דליום/מקל אזרק/דילי/דיללי	דיליאו	מקל/דאליום/דיליום	4.2, 5; 5.1, 2; 6.4, 8, 9; 7.2	مقل	398
blue bdellium	דיליום אזרק/דיללי	דיליאו ג'טם/דיליו ג'טן	דאליום/דאליום ירוק	4.3; 5.3	– أزرق	399
blue bdellium	הדילי	הדיליא הג'טן	הדיליום	5.2	– : المقل الأزرق	400
weariness	עמל ולאות	ליאות	טעות	0.2	ملل	401
salt	מלח	מלח	מלח	2.3	ملح	402
mallow	אל קטף	מלוכיא	–	6.2	ملوخية ← ملوكية	403
					ملك ← إكليل	

Translation	Anonymous	Zeraḥyah	Ibn Tibbon	Location	Maimonides	
mallow	אל קטף	המלווא	המלווא	2.3	ملوكية: الملوكية ← ملوخية	404
it is impossible to relieve nature	נמנע הטבע	נמנע הטבע	נמנע הטבע	6.1	(منع) امتنع الطبع	405
water, juice	מים	מים	מים	1.4; 3.2; 4.1, 3–6; 5.4; 6.3, 6	ماء ← طير، طائر	406
waters	מימות	מימות	מימות	6.3	مياه	407
liquid storax	מיעה סאילה הוא אשטורק ליקידא/ אשטורק ליקידא	אשטורג נגר/אשטו־ רג׳ נגר	אצטורקה לוקיטה/ אצטרוקא ליקיטה	6.4, 9	ميعة: ميعة سائلة	408
Indian nut	אל נארג׳יל	אל נארגיל הוא אגוז הינדי	אל נארגיל	5.1	نارجيل: النارجيل	409
putrid	נבאש	מוסרח	רע ומוסרח	1.2	منتن	410
washing one's bottom	רחיצה	רוחץ/רחיצה	רחיצה	5.3, 4	استنجاء	411
to sieve	נופה	נופה	נִפָּה בנפה	6.8	نخل	412
					نخلي ← مرهم	

Translation	Anonymous	Zeraḥyah	Ibn Tibbon	Location	Maimonides	
sieved	מנופה/הודק	מנופה	הונף בנפה/דק	5.3; 6.8	منخول	413
compositions	נוסחות	נסחאות	נסחות	4.2	نسخة: نسخ	414
passages	מעברים	מעברות	מעברים	6.1	منفذ: منافذ	415
					نفساني ← حركات	
to steep	השרה	השרה	הושלך/השרה	4.1, 4	نقع	416
jujube infusion	שתיית אלענאב	משרת היינזובי	מיץ הענבים	4.1	نقيع: نقيع العنّاب	417
dessert	להרגיל	על המזון	טבול	3.2	نُقْل	418
that which it is recommended to rely on as a dessert	מה שראוי שיסמוך עליו להרגילו	מה שראוי שיסמוך עליו כשיקום מן השולחן	מה שראוי. . . שיסמוך עליו לטבל בו	3.2	تنقُّل: ماينبغي . . . أنْ يعتمد عليه في التنقّل به	419
pitted	מנוקה	מנוקה	מנוקה	4.4	منقّى	420
					نوع: أنواع ← مالنخوليا	
kernels (*coll.*)	גרגרים/גרעינים	גרעינים	גרגרים	6.4, 9	نوى	421
mortar	מכתש	–	מכתש	5.3	هاون	422
a lead mortar	מכתש עופרת	מכתש של עופרת/	מכתש (ה)עופרת	5.3	– رصاص	423

Translation	Anonymous	Zeraḥyah	Ibn Tibbon	Location	Maimonides	
different kinds of *harīsa,* different kinds of *tharīda, zalābiyya*	החטה המבושלת וההריסה והטריאה	ההריס ופיתותי לחם מבושלים והזלביא	החטה המבושלת והעיסה המבושלת	2.3	هرسة: الهرائس والثرائد والزلابيا . . . ← قطائف	424
to be digested	התבשל . . . והתעכל/ התבשל	נתבשל/התעכל	התבשל	1.2, 5	(هضم) انهضم	425
digestion	ב(י)שול/עכול	ע(י)כול/אוכל	ב(י)שול	1.1, 2, 4, 5	هَضْم ← مفسد، فساد	426
digestions	עכולים	עיכול	בישולים	0.2; 1.0	هضوم	427
chebulic myrobalan	הליליג כאבולי	מירובולני כיבולי	אהלילג׳ כאבולי	4.5	هليلج: هليلج كابلي	428
Indic, chebulic myrobalan	הליליג׳ הנדי וכבולי	מירובולני הינדי כיבולי	הליליג׳ אינדי וכאבולי	4.3	– هندي وكابلي	429
myrobalans	מיראבולרוש	מירובולני	מירובלנש	4.1	هليلجات	430
					هندي ← جوز، خولان، شيطرج، هليلج	
to irritate, flare up	התעורר	התעורר	התעורר	0.1; 6.1	هاج	431

Translation	Anonymous	Zeraḥyah	Ibn Tibbon	Location	Maimonides	
to incite	עורר	עורר	עורר	2.3	هيّج	432
flaring up	התעוררות	התעורר	התעורר	0.2; 6.0	هيجان	433
pain	כאב	כאב	כאב	6.1, 3, 9	وجع	434
pains	כאב	כאב	כאב	2.3	أوجاع	435
roses	ורדים	רוסד/וורדים/רושד	וורדים/וורד	4.4; 5.2; 6.5–9	ورد ← شراب	436
leaves (*coll.*)	עלים	עלים	עלים	4.7; 6.3	ورق	437
hips	ירכים	יריכים	יריכים	6.2	ورك: وركان	438
to become swollen	עשה נפח או בועה	בא לידי מורסא	עשה בועא	6.1	ورم	439
to swell on the outside	יצא לחוץ מן התושבת	התמרס	ויצא הנפח בחוץ	6.1	– من خارج	440
swelling	מורסא/נפח	מורסא	נפח	6.1, 9	تورّم	441
tumor	מורסא/נפח או מור־ סות/נפח ומורסא	מורסא	בועא/נפח	1.2; 6.3	ورم	442

Translation	Anonymous	Zeraḥyah	Ibn Tibbon	Location	Maimonides	
to become widened	התרחב	התרחב	התרחב	2.1	(وس) اتّسع	443
					موضعي ← أدوية	
					موضوع ← أدوية	
jasmine	אליסמין	אל יסמין הוא זאברי	אל יסמין הוא זאברי	5.1	ياسمين: الياسمين	444
dryness	יבשות	יבשות	יבשות	2.3	يُبّس	445
					يابس ← تين	

Indexes to the Glossary of Technical Terms and Materia Medica

Ibn Tibbon

◆

Zeraḥyah Ḥen

◆

Anonymous

Notes to the English Translation of *On Hemorrhoids*

1. "from a prominent and renowned family": **פסגדהמנר** translate "an intelligent and knowledgeable man."

2. "from a noble house, and of great power": **פסגממנר** translate "honored and distinguished," and **ד** has "from a noble and important family."

3. "at the anus": Missing in **פגהמנר**.

4. "several": Cf. "ten" in **LP**.

5. "the first ones": **מנ** translate "the other ones"; **ד** translates "the more able ones."

6. "new ones": Missing in **ד**.

7. "burden": Cf. "matter" in **LP** and "symptoms" in **פגהמנר**.

8. "very": Missing in **Q** and **פסגדהמר**.

9. "weariness or annoyance": **פגהמ** translate "error or harm"; **ס** translates "toil, weariness, and tightness of the chest"; **ר**, "weariness, tightness of the chest, and harm"; and **ד**, "weariness and tightness [of the chest]."

10. "to take only that which is beneficial": **ד** translates "to do only what is effective."

11. "young people who love an easy life": **ד** translates "excellent and noble young people."

12. "and complete": Missing in **ד**.

13. "digestions": **LPRQV** and **פגדהנר** have "digestion."

14. "general": Missing in **ד**.

15. Galen had already explained the physiology of nutrition in terms of three orders of digestion, the first coction taking place in the stomach, the second in the liver—the major nutritive organ where the food is turned into blood—and the third in the rest of the organs, which the nutriments reach via the veins (See Galen, *In Hippocratis Librum de alimento commentarius* 2.3 [ed. Kühn, 15:234–35] and *De bonis malisque sucis* 5.17–18 [ed. Helmreich, 411]). This doctrine then became widely accepted into medieval medical literature; see as well Maimonides, *Regimen of Health* 1.1; idem, *On the Elucidation of Some Symptoms* 3; and idem, *On Asthma* 2.1 (ed. and trans. Bos, 8). Also cf. Ibn Ayyūb, *Maʾamar ʿal ha-ṭeḥorim,* lines 696–99.

16. "sequence": **ד** translates "composition."

17. On the corruption of the digestion, cf. Maimonides, *On Asthma* 5.3 (ed. and trans. Bos, 25). For the four ways in which a corruption of the digestion can occur, cf. Ibn Ayyūb, *Maʾamar ʿal ha-ṭeḥorim,* lines 691–94.

18. "that is eaten and drunk. For good foods": ד translates "from good food that is eaten and drunk."

19. "are badly digested": ד translates "turns into bad food."

20. "best": Lit., nearest; cf. Maimonides, *Die Haemorrhoiden* (ed. and trans. Kroner), 684, who suggests that it might mean "most important." פסגהמנ translate "proper."

21. "but stops taking it while there is still some appetite left": ס translates "but stops eating before he becomes satiated."

22. "and distracts the attention from the stomach": ס translates "and aims at training the stomach."

23. The subject of the quantity of food to be ingested is also discussed in Maimonides, *Regimen of Health* 1.1–4; idem, *Hilkhōt Dēʿōt* 4.2, 15 (ed. and trans. Hyamson, 50a–b, 51b); idem, *On Asthma* 5.1–2 (ed. and trans. Bos, 24–25); idem, *Die Haemorrhoiden* (ed. and trans. Kroner), 258 (688); Margolith, "Hashpaʿato shel ha-Rambam"; and Bos, "Preservation of Health," 217. See as well Ibn Ayyūb, *Maʾamar ʿal ha-ṭeḥorim,* lines 699–700.

24. "blood": אגה translate "coction."

25. מנ add: "One should also be careful not to take any food that has a bad, foul smell such as *kʾw* [**kāmakh*], *ṣīr, kubāb,* and the like."

26. "In the same way . . . putrid foods": פגמנר read "from the putrid foods."

27. "*kāmakh*": (from Persian *kāmah* [<*kāmak*]): *Wörterbuch der klassischen arabischen Sprache,* 1:351: "Savoury piquant appetizer; vinegar dressing; fruit etc. laid in vinegar"; cf. Maimonides, *Die Haemorrhoiden* (ed. and trans. Kroner), 256 (686) n. 10; Perry, *Description of Familiar Foods,* 282–83; and Maimonides, *On Asthma* 9.12.

28. "*ṣīr*": Lane, *Arabic-English Lexicon,* 1754: "the condiment made of small fish called *ṣiḥnātun*"; cf. Goitein, *Mediterranean Society,* 1:429 n. 84: "small salted fish" (following Lane, *Modern Egyptians,* 198); see as well Maimonides, *Die Haemorrhoiden* (ed. and trans. Kroner), 256 (686) n. 10; Diem and Radenberg, *Arabic Material of . . . "A Mediterranean Society,"* 129; Rodinson, "Documents arabes relatifs à la cuisine," 142 ("Arabic Manuscripts relating to Cookery," 144); Perry, *Description of Familiar Foods,* 281; Perry, "Medieval Arab Fish," 483–85; and Maimonides, *On Asthma* 9.12.

29. "*kubab*": Cf. Dozy, *Supplément aux dictionnaires arabes,* 2:436, s.v. "*kubba*": "Boulette faite avec de la viande, du persil, de l'ail, des pistaches, du blé, hacés et pilés, ensuite frite dans le beurre, ou cuite dans un bouillon de viande"; and Rodinson, "Documents arabes relatifs à la cuisine," 153 n. 3 ("Arabic Manuscripts relating to Cookery," 157 n. 1).

30. "and those": נ and **P** translate "from those"; and ד, "such as those."

31. The subject of the quality of food also features in Maimonides, *Hilkhōt Dēʿōt* 4.9 (ed. and trans. Hyamson, 51a); idem, *Regimen of Health* 1.11–22; and Ibn Ayyūb, *Maʾamar ʿal ha-ṭeḥorim,* lines 700–705. Cf. Maimonides, *Die Haemorrhoiden* (ed. and trans. Kroner), 258 (688); Bos, "Preservation of Health," 218–19; and Margolith, "Hashpaʿato shel ha-Rambam," 137.

32. "beverages": ד translates "wines."

33. This quotation, which also features in *Medical Aphorisms* 22.10, derives from Galen's commentary on Hippocrates' *De aeris, aquis, locis* 2.2.1. Cf. **C**: "For he (i.e., Hippocrates) would not have a grain of common sense if he did not know that putrid foods and beverages produce corruption similar to that produced by fatal poisons." Galen's commentary on this treatise by Hippocrates survives only in an Arabic translation (forthcoming, ed. Strohmaier); our quotation is not found in the Hebrew translation by Solomon ha-Meᵓati, ed. Wasserstein. I thank Professor Strohmaier for providing me with photocopies of the passages from the forthcoming edition. See as well Maimonides, *Regimen of Health* 4.24: "It is not proper for anyone in any place or at any time to consume food that has begun to spoil, even when it [the spoilage] is minimal; or water that is turbid, altered in odor, or lukewarm; or anything putrid . . . For these are the substances [that give rise to] fevers, and they are like poisons"; and Bos, "Preservation of Health," 233–34.

34. "wrong sequence": **דמנ** translate "bad digestion."

35. **ס** adds "and different foods."

36. "should be taken before that which hardens the stool. For instance, [the dish called] *laymūniyya* should be taken before [the dish called] *summāqiyya* or *rūmmaniyya*": **RV** and **פסגדמנר** translate " . . . should be taken first, and the dish called *summāqiyya* or *rūmmaniyya* should be taken later."

37. "*laymūniyya*" (prepared with lemons): In *On Asthma* 9.3 (ed. and trans. Bos, 41 lines 16–18), Maimonides recommends a "dish well-known in Egypt, which is prepared with lemon juice, heart of safflower, and beet," as good for "softening the stools for most people," and in *Regimen of Health* 3.2, he recommends "a lemon dish [*laymūniyya*]"; cf. Rodinson, "*Documents arabes relatifs à la cuisine*," 138 n. 2 ("Arabic Manuscripts relating to Cookery," 139 n. 7). For a recipe of this dish see Arberry, *A Baghdad Cookery-Book*, 39 (same title in *Medieval Arab Cookery*, 46–47); and Perry, *The Description of Familiar Foods*, 316. See as well Maimonides, *On Hemorrhoids* 1.4 (ed. and trans. Bos): "prepared with a fat hen, much safflower, sugar, lemon juice, and beets." In *On Poisons* 2.1 (ed. and trans. Bos, 73), Maimonides warns against the consumption of *laymūniyya* in case one is afraid of being poisoned; see as well Rodinson, "Documents arabes relatifs à la cuisine," 138 n. 2 ("Arabic Manuscripts relating to Cookery," 139 n. 7); Arberry, *Baghdad Cookery-Book,* 39 (same title in *Medieval Arab Cookery,* 46–47); and Perry, *Description of Familiar Foods,* 316.

38. "*summāqiyya*" (prepared with sumac): For a recipe of this dish, see Arberry, *Baghdad Cookery-Book,* 39 (same title in *Medieval Arab Cookery,* 46–47); Ibn Sayyār al-Warrāq , *Kitāb al-ṭabīkh,* ch. 68 (p. 173); and Perry, *Description of Familiar Foods,* 327. See as well Maimonides, *On Poisons* 2.1 (73).

39. "*rummāniyya*" (prepared with pomegranates): For a recipe of this dish, see Arberry, *Baghdad Cookery-Book,* 38 (same title in *Medieval Arab Cookery,* 45); Ibn Sayyār al-Warrāq, *Kitāb al-ṭabīkh,* ch. 58 (pp. 155–58); Rodinson, *Romanía and other Arabic Words,* 169; Perry, *Description of Familiar Foods,* 315–16; and Perry, *Kitāb al-ṭibākha,* 472; see as well Maimonides, *On Poisons* 2.1 (73). For the sequence of the food consumption, cf. Maimonides, *Hilkhōt Dēᶜōt* 4.6, 7 (ed. and trans. Hyamson, 50b); idem, *On Asthma* 5.4 (ed. and trans. Bos, 26); Ibn Ayyūb, *Maᵓamar ᶜal*

ha-ṭeḥorim, lines 707–13; and Maimonides, *Die Haemorrhoiden* (ed. and trans. Kroner), 258 (688).

40. "The [right time] for drinking water also belongs to this chapter. That is that the drinking of cold water before the meal is very harmful": **LMP** and ג translate "Also to this chapter belongs the arrangement of drinking cold water before the meal [as] very harmful."

41. "right time": Lit., the place, i.e., in the sequence; cf. ס.

42. פסגמנר add "than the previous [case]."

43. In *On Asthma* 7.3 (ed. and trans. Bos, 34), Maimonides remarks that "the best time to drink water is about two hours after a meal." For the subject of the proper times for ingesting water, see as well Maimonides, *Hilkhōt Dēᶜōt* 4.2 (ed. and trans. Hyamson, 50b); idem, *Regimen of Health* 1.9; and idem, *Die Haemorrhoiden* (ed. and trans. Kroner), 258 (688).

44. "and take care not to take meal after meal": Missing in סר.

45. Cf. Maimonides, *Regimen of Health* 1.9; idem, *Hilkhōt Dēᶜōt* 4.1 (ed. and trans. Hyamson, 50a); idem, *On Asthma* 6.3 (ed. and trans. Bos, 29–30).

46. "Any movement after a meal is harmful to the digestion—I mean *any* movement, whether it is gymnastics": "any movement" in ד.

47. For the subject of movement during or after a meal, see Maimonides, *Hilkhōt Dēᶜōt* 4.2, 3 (ed. and trans. Hyamson, 50a–b); idem, *Regimen of Health* 1.8; and idem, *On Asthma* 5.5, 6 (ed. and trans. Bos, 27). For "movements of the soul" and their influence on the health of the body, cf. Maimonides, *Regimen of Health* 3.9; idem, *On Asthma* 8.2, 3 (ed. and trans. Bos, 37–38); idem, *Responsum on the Question of the Fixed Length of Life* (*Teshuvat ha-Rambam,* ed. and trans. Weil and Schwarz) 20 (Arabic text), 28–29 (Hebrew translation); Bos, "Preservation of Health," 222–25; and Eisenman, "Maimonides' Philosophic Medicine," 149.

48. "beverages": ד translates "wine."

49. For the subject of the proper time of the consumption of foods, cf. Maimonides, *Regimen of Health* 1.10; idem, *On Asthma* 6.3 (ed. and trans. Bos, 29–30); and idem, *Hilkhōt Dēᶜōt* 4.1 (ed. and trans. Hyamson, 50a). Also cf. Ibn Ayyūb, *Maʾamar ᶜal ha-ṭeḥorim,* lines 713–22.

50. "It . . . phlegm": Galen had previously stated that hemorrhoids originate from black bile; see *In Hippocratis Aphorismos Commentarius* 3 (ed. Kühn, 17B:647): γίνονται γὰρ ὑπὸ μελαίνης χολῆς, ἐπειδᾶν εἰς τάς κατά τήν ἕδραν φλέβος ἀθροώτερον κατασκήψη. In medieval Arab medicine this notion is found, for instance, in al-Mājūsī, *Kāmil al-sināᶜa al-ṭibbīya,* 1:371. Maimonides' text is quoted by Guy de Chauliac in his *Inventarium sive Chirurgia Magna,* 1:241 lines 39–41 (ed. McVaugh; see 2:196 [commentary]). See as well Biller, "'Scientific' View of Jews from Paris," 145; see as well Ibn Ayyūb, *Maʾamar ᶜal ha-ṭeḥorim,* lines 49–50.

51. Cf. Ibn Sīnā, *Kitāb al-qānūn,* 2:479: "They mostly originate from black bile and melancholic blood and only rarely from phlegm."

52. "and the organs reject it": ס translates "and when nature soaks the organs [with it], they reject it," and ד, "and spreads in the organs."

53. Cf. Maimonides, *On the Elucidation of Some Symptoms* 1; idem, *Medical Aphorisms* 23.47.

54. I.e., they do not have to be treated.

55. "open . . . obstructed and blind": a similar distinction in similar terms can be found in Ibn Sīnā, *Kitāb al-qānūn,* 2:479.

56. Cf. Galen, *De venae sectione adversus Erasistratum* 5 (ed. Kühn, 11:166; trans. Brain, 27): "But enough of women for the present; come now to consider the men, and learn how those who eliminate the excess through a hemorrhoid all pass their lives unaffected by diseases, while those in whom the evacuations have been restrained have fallen into the gravest illnesses"; Ibn Sīnā, *Kitāb al-qānūn,* 2:479–80, mentions the same diseases as Maimonides, among many others. See as well Ibn Ayyūb, *Maʾamar ʿal ha-ṭeḥorim,* lines 114–24.

57. Cf. Maimonides, *On the Elucidation of Some Symptoms* 1; idem, *Medical Aphorisms* 15.21.

58. "the personal attendance of": Missing in **פגמנר**.

59. "[the subject] of healing [all the different] kinds of this illness": **ס** translates "[the subject] of [all the different] kinds of healing of this illness."

60. "may his strength be permanent": **פגנמ** translate "may his well-being increase"; **ר**, "may his name be great"; **ס**, "may his honor be great"; and **ד**, "may God give him everlasting prosperity."

61. "in the case [of the different kinds of this illness]": **ס** translates "in their healing."

62. "sumac": **V** and **פגדמנר** translate "fishes."

63. Ibn Sīnā, *Kitāb al-qānūn,* 2:484, merely remarks that he should avoid thick kinds of meat, milky things, and spices that burn the blood. He does not give a detailed list of foodstuffs to avoid. For a detailed list of bad foods and beverages in general, cf. Maimonides, *Regimen of Health* 1.13, 14, 16–18, 20–22; idem, *On Asthma* 3.1 (ed. and trans. Bos, 11–16); and idem, *Hilkhōt Dēʿōt* 4.9, 10 (ed. and trans. Hyamson, 51a); see as well Ibn Ayyūb, *Maʾamar ʿal ha-ṭeḥorim,* lines 52–56, 765–88.

64. "*harīsa*": Cf. Maimonides, *On Coitus* 6: "It is prepared from sheep's meat or cock's testicles and spiced with the spices that we have mentioned; one may [also] sprinkle it with cinnamon"; see as well Rodinson, "Documents arabes relatifs à la cuisine," 103, no. IV and 139 n. 8 ("Arabic Manuscripts relating to Cookery" 101, no. 4, and 141 n. 6); Abū Bakr, *Tratado nazarí sobre alimentos,* no. 84 (ed. and trans. Díaz García); Maimonides, *On Asthma* 3.1 (ed. and trans. Bos, 12); and *Regimen of Health* 1.13. For a variety of recipes, cf. Ibn Sayyār al-Warrāq, *Kitāb al-ṭabīkh,* ch. 50 (pp. 138–40); Perry, *Description of Familiar Foods,* 366–67, 446; Perry, *Kitāb al-ṭibākha,* 475; and Arberry, *Baghdad Cookery-Book,* 198–99 (same title in *Medieval Arab Cookery,* 69).

65. "*tharīda*": Cf. Biberstein-Kazimirski, *Dictionnaire arabe-français,* 1:221: "1. 'Pain cassée et trempé de bouillon.' 2. 'Soupe, bouillon'"; Marín, "Beyond Taste," 207: "a kind of omelette"; Abū Bakr, *Tratado nazarí sobre alimentos,* no. 21 (ed. and trans. Díaz García), s.v. "*tharāʾid*": "caldos ensopados, sopas"; Perry, *Description of Familiar Foods,* 368, s.v. "*thurda*": "crumbled bread often mixed with meat"; Rodinson, "Documents arabes relatifs à la cuisine," 133 n. 5 ("Arabic Manuscripts relating to Cookery," 134 n. 2). For some recipes, cf. Ibn Sayyār al-Warrāq, *Kitāb al-ṭabīkh,* chs. 61 (p. 162), and 83 (pp. 204–9). (Also cf. Marín, "Beyond Taste," 209–10.) See as well Maimonides, *On Poisons* 2.1 (ed. and trans. Bos and McVaugh, 73).

66. "*zalābiyya*": Cf. Dozy, *Supplément aux dictionnaires arabes,* 1:598: "beignet, gâteau feuilleté au miel et aux amandes"; Perry, *Description of Familiar Foods,* 438: "fritters"; Abū Bakr, *Tratado nazarí sobre alimentos,* no. 144 (ed. and trans. Díaz García); Maimonides, *Regimen of Health* 1.13; and *On Asthma* 3.1 (ed. and trans. Bos, 12). For some recipes, cf. Ibn Sayyār al-Warrāq, *Kitāb al-ṭabīkh,* ch. 100 (pp. 267–70);

67. "dates": Missing in ט.

68. "*faṭīr*": Cf. Dozy, *Supplément aux dictionnaires arabes,* 2:268: "galettes, crêpes, galettes au beurre." Arberry, *Baghdad Cookery-Book,* 213 (same title in *Medieval Arab Cookery,* 87), s.v. "*faṭāʾir,*" gives the following recipe: "Make a light dough, then fry in sesame-oil into loaves: take out, dip in syrup, and sprinkle in sugar"; cf. Rodinson, "Documents arabes relatifs à la cuisine," 140 ("Arabic Manuscripts relating to Cookery," 142); Perry, *Description of Familiar Foods,* 431.

69. "*qaṭāʾif*": See Biberstein-Kazimirski, *Dictionnaire arabe-français,* 2:773: "Sorte de pâtisserie mince faite de fleur de farine, d'huile et de miel," and Abū Bakr, *Tratado nazarí sobre alimentos,* no. 143 (ed. and trans. Díaz García): "dulces hechos de sémola, azúcar, miel y almendras y otros ingredientes hojaldrados." Also cf. Rodinson, "Documents arabes relatifs à la cuisine," 140 n. 6 ("Arabic Manuscripts relating to Cookery," 142 n. 6); Maimonides, *On Asthma* 3.1 (ed. and trans. Bos, 12). For some recipes, see Ibn Sayyār al-Warrāq, *Kitāb al-ṭabīkh,* ch. 102 (pp. 274–75); Heine, *Kulinarische Studien,* 128; Arberry, *Baghdad Cookery-Book,* 213 (same title in *Medieval Arab Cookery,* 87); and Perry, *Description of Familiar Foods,* 428–29.

70. Cf. Maimonides, *Hilkhōt Dēʿōt* 4.10 (ed. and trans. Hyamson, 51a).

71. "brains": Lit., heads. Cf. Maimonides, *Regimen of Health* 1.14: "Similarly, the heads of all animals have more superfluities than the rest of their bodily parts"; and idem, *On Asthma* 3.6 (ed. and trans. Bos, 15).

72. "blackens the blood": ט translates "makes the blood turbid."

73. "*murrī*": A cereal-based preparation often mistakenly referred to as *garum,* the fish-based condiment of the classical world (cf. ד); see Waines, "*Murrī*: The Tale of a Condiment." In *On Asthma* 9.12 (ed. and trans. Bos, 47), Maimonides remarks that it belongs to the sharp, bad foods that most people crave.

74. "in the case of this disease": Missing in ד.

75. "specific property": This term is especially used by Maimonides for those remedies that operate through the whole of their essence, contrary to remedies that operate through either their matter or their quality. While the pharmacological action of the latter remedies can be assessed by a physician, this is not the case with the remedies effective through their specific property, which lack a pharmacological basis. Thus, their effectiveness can only be learned through experience. In a lengthy theoretical discussion in his *Commentary on Hippocrates' Aphorisms* 1.10–13, Maimonides calls the specific property through which these remedies are effective their "specific form" (*al-ṣūrah al-nawʿīya*). Also cf. *On the Elucidation of Some Symptoms* 16; *On Poisons* 15. In *Medical Aphorisms* 22, Maimonides gives a long list of remedies effective through their specific properties and mostly consisting of all sorts of animals, their parts, excrements, and urine; cf. Schwartz, "Magiyah, maddaʿ nisyoni u-metodah maddaʿit," 35–38; Abraham ibn Ezra, *Sefer Hanisyonot,* 17–20 (ed. Leibowitz and Marcus); Langermann, "Gersonides on

the Magnet," 273–74; Freudenthal, "Maimonides' Philosophy of Science," 151–56; and the translator's introduction to Maimonides, *Medical Aphorisms* 22–25 (ed. and trans. Bos, forthcoming).

76. "sumac": **פסגדמנר** translate "fishes."

77. "beans" (*lūbiyā*): Beans, esp. a kind of long, straight bean (*Vigna sinensis*). Cf. *Dioscurides Triumphans* 2.129 (ed. and trans. Dietrich). In his *Inventarium sive Chirurgia Magna,* 1:242 lines 30–35 (ed. McVaugh; see 2:197 [commentary]), Guy de Chauliac gives a similar list of ingredients to be avoided in the name of Maimonides. The current list actually consists of nineteen items. The question if one of the items is a later addition (cf. the different items missing in the different Hebrew translations) or if two items should be counted as one (cf. **MP**: brains of water fowl) cannot be answered definitely.

78. "*murrī*": **ד** translates it as "fish gravy"; see n. 73 above.

79. "allowed": **פגמנר** translate "well known."

80. For a similar ruling, cf. Maimonides, *On Asthma* 9.1 (ed. and trans. Bos, 40 lines 1–3): "A good regimen for all people, and especially for someone in whose body [bad] humors have accumulated, is that the stools always be soft or nearly soft"; idem, *Regimen of Health* 3.1: "The physicians agree that the first [thing to look after] in the regimen of health is that the stools be soft"; and idem, *Hilkhōt Dēʿōt* 4.13 (ed. and trans. Hyamson, 51a). Ibn Sīnā, *Kitāb al-qānūn,* 2:479, mentions a similar ruling but without specifying the different kinds of softening foodstuff. See as well Ibn Ayyūb, *Maʾamar ʿal ha-ṭeḥorim,* lines 670–74.

81. "softening": **פסגר** translate "compound."

82. See 1.3 above.

83. In *On Asthma* 9.3 (ed. and trans. Bos, 41 lines 14), Maimonides recommends beet seasoned with barley gruel for softening the stools.

84. "mallow": Probably Jewish mallow (*Corchorus olitorius*). Cf. *Dioscurides Triumphans* 2.101 (ed. and trans. Dietrich) and Maimonides, *Glossary of Drug Names,* no. 229 (ed. Rosner); **ס** translates "orache."

85. About the consumption of rice, Maimonides remarks in *Regimen of Health* 1.22: "If a Hindu would eat well-prepared bread and mutton, he would necessarily fall ill. And if one of us would constantly eat rice with fish, as the Hindus always do, he would necessarily fall ill."

86. "thickness": **ס** adds "of substance."

87. "one should take . . . which burn and thicken the blood": cf. Ibn Ayyūb, *Maʾamar ʿal ha-ṭeḥorim,* lines 680–84.

88. "kidney fat": **ד** translates "fat tail."

89. "roasted fat tail": **ד** translates "roasted kidneys."

90. "*isfīdabājāt*": Cf. Vullers, *Lexicon persico-latinum,* 1:92, s.v. "*ispidba*": "cibi genus ex carne, cepis, butyro, oleo, apio et coriandro paratum" (a kind of dish prepared from meat, onions, butter, oil, parsley and coriander); Arberry, *Baghdad Cookery-Book,* 46 (same title in *Medieval Arab Cookery,* 55); Marín and Waines, eds., *Kanz al-fawāʾid fī tanwīʿ al-mawāʾid,* no. 92; Perry, *Description of Familiar Foods,* 340–41; Ibn Sayyār al-Warrāq, *Kitāb al-ṭabīkh,* 159–60; Marín, "Beyond Taste," 207–8; and Perry, "*Isfīdhabāj,* Blancmanger and No Almonds," 263–66. See as well Maimonides, *On Asthma* 4.1 (ed. and trans. Bos, 19 line 5); and idem, *On the*

Causes of Symptoms 121 (150v) line 13 (ed. Leibowitz and Marcus). This dish is missing in פסגדמנר.

91. "*jūdhābāt*": Cf. Lane, *Arabic-English Lexicon,* 395, s.v. "*jūdhāb*": "A kind of food, prepared with sugar and rice and flesh-meat"; Rodinson, "Documents arabes relatifs à la cuisine," 103 ("Arabic Manuscripts relating to Cookery," 142); Perry, *Kitāb al-ṭibākha,* 1471; Perry, "What to Order in Ninth-Century Baghdad," 220–21; and Ibn Sayyār al-Warrāq, *Kitāb al-ṭabīkh,* ch. 92 (pp. 236–41). This dish is missing in סד.

92. "*zīrbāj*": Cf. Vullers, *Lexicon persico-latinum* 2:168, s.v. "*zirba*": "genus cibi diversum ab illo, quod zireba dicitur . . . Ex zirba ortum est ar. zirbaj 'species cibi iusculenti' Freyt." (A dish different from the one called *zireba.* From *zirba* comes the Arabic *zirbaj,* "a broth-like dish," [according to] Freytag). See Freytag, *Lexicon arabico-latinum* 2:270; and Waines, *In a Caliph's Kitchen,* 14: "a kind of 'sweet-sour' meat dish with vinegar and dried fruit as the main flavour ingredients." See as well Rodinson, "Documents arabes relatifs à la cuisine," 149 ("Arabic Manuscripts relating to Cookery," 135); and Marín, "Beyond Taste," 207–8. For a recipe of this dish, cf. Arberry, *Baghdad Cookery-Book,* 36 (same title in *Medieval Arab Cookery,* 43); Perry, *Kitāb al-ṭibākha,* 472; Ibn Sayyār al-Warrāq, *Kitāb al-ṭabīkh,* ch. 57 (pp. 152–54); and Waines, *In a Caliph's Kitchen,* 40–41, 58–59. See as well Maimonides, *On Asthma* 4.4 (ed. and trans. Bos, 20).

93. "roasted": פגמנ translate "hot"; ר, "boiling hot"; and **V** and ד, "boiled."

94. Ibn Sīnā, *Kitāb al-qānūn,* 2:484, recommends the kind of meat—*isfīdabāj, jūdhāb,* and *zīrbāj*—that is digested quickly and is good foodstuff. He also recommends an omelette of egg yolk, leek, and some onion. See as well Ibn Ayyūb, *Ma'amar 'al ha-ṭeḥorim,* lines 723–39.

95. "whether they are cooked with it [alone]": Missing in ד.

96. "with it": פסגמנר add "what one eats."

97. "almond oil": ס translates "sweet almond oil."

98. Ibn Sīnā, *Kitāb al-qānūn,* 2:484, recommends chickpea water with sweet sesame oil.

99. "also": Missing in ס.

100. "on the [following] dessert": ס translates "on the [following] for regular use"; and ד, "when getting up from the table."

101. "*fānīd*": From Persian *pānīd.* Cf. Vullers, *Lexicon persico-latinum,* 1:324: "saccharum album"; Dozy, *Supplément aux dictionnaires arabes,* 2:284; Wiedemann, *Aufsätze zur arabischen Wissenschaftsgeschichte,* 2:306; Lane, *Arabic-English Lexicon,* 2449: "A sort of sweetmeat, made of the concrete juice of the sugar-cane and starch"; Maimonides, *On Asthma* 3.10 (ed. and trans. Bos, 18 line 23); and idem, *On Poisons* 8 (ed. and trans. Bos and McVaugh, 9–10). According to Rosner, ed. and trans., in *Glossary of Drug Names,* no. 289, Maimonides does not mention the Persian designations *sukkar fānīd,* which is the concentrated juice of the cane, and *sukkar qand* (sugar candy).

102. "Indian": Missing in ס.

103. "figs that were dried with an incision": פמנר translate "fat ones"; and ס, "a cake of pressed figs."

104. "and anise": ס translates "with anise."

105. Ibn Sīnā, *Kitāb al-qānūn,* 2:484, recommends Indian nut with *fānīd.*

106. "are also a good dessert": ס translates "are also good to use regularly."

107. In *Regimen of Health* 1.22, Maimonides recommends dry fruits, such as raisins, dry figs, dry almond kernels, and pistachio for a dessert, as they are greatly beneficial to the liver. In *On Asthma* 3.10 (ed. and trans. Bos, 18), he recommends a dessert of dried figs immersed in anise as beneficial for asthma as well as dried kernels of different kinds of nuts with sugar or *fānīd.* Cf. Ibn Ayyūb, *Maʾamar ʿal ha-ṭeḥorim,* lines 740–49.

108. "in the previous chapter": Missing in סר.

109. "five": Missing in ד.

110. "*myrobalans*": I.e., laxative fruits of *Terminalia chebula* Retz. (or *citrina* Roxb.) and *Phyllanthus emblica.* For a list of five species, see Steinschneider, "Heilmittelnamen der Araber," 90 (1898): "1. *Amlaj,* 2. *Balīlaj,* 3–4. *Ihlīlaj* (yellow and black variety), 5. *Kābulī.*" See also Nicolaus Salernitanus, *Antidotarium Nicolaï,* ed. van den Berg, 242: "Five kinds were distinguished: (1) *m. emblici,* hailing from *Emblica off.* Gaertn.; (2) *m. bellirici,* hailing from *Terminalia Bellirica* Rox; (3) *m. chebuli* (*kebuli*), hailing from *Terminalia Chebula* Retz; (4) *m. indi,* similar to *m. chebuli,* but darker and smaller, since they were gathered while still unripe; and (5) *m. citrini,* according to some, a variety of the *Terminalia Chebula*" (trans. Gerrit Bos); see as well Maimonides, *Die Haemorrhoiden* (ed. and trans. Kroner), 265 (695).

111. One *mithqāl* is 4.68 grams; see Hinz, *Islamische Masse und Gewichte,* 4.

112. The standard *dirham* is 3.125 grams; see Hinz, *Islamische Masse und Gewichte,* 3.

113. "pulverized": ס adds "and sieved."

114. "a jujube (*Zizyphus jujuba*) infusion": מאגר translate "grape juice"; and נ, "grape juice, i.e., a jujube infusion."

115. Cf. Maimonides, *Regimen of Health* 3.3: "If the stools become as hard as stone, there is no alternative but to take Indian laburnum."

116. "and steep it ": Missing in ס.

117. The weight of the *raṭl* varies according to region and period; in the twelfth century its general weight in Egypt is 450 grams; see Hinz, *Islamische Masse und Gewichte,* 28–33, esp. p. 29.

118. "boiled-down wine" (*ṭilāʾ*): I.e., wine cooked until half or two-thirds has gone; cf. Lane, *Arabic-English Lexicon,* 1876. פסגמנרד translate "wine."

119. "Similarly, emblic myrobalan is beneficial for hemorrhoids when it is drunk or applied as a suppository": Missing in פגדמנר.

120. In *Regimen of Health* 3.6, Maimonides recommends a syrup with oxtongue, raw silk, and other ingredients for clarifying the blood, removing its turbidity, and cleansing it of the melancholic vapors; in *Regimen of Health* 3.7, he gives the composition of a syrup good for softening the stools which contains, among other things, oxtongue, Indian laburnum, and myrobalans.

121. Cf. Dozy, *Supplément aux dictionnaires arabes,* 1:28, s.v. "*iṭrīful*": "Médicament composé ou électuaire, dans lequel entrent les myrobalans"; also cf. Ullmann, *Medizin im Islam,* 295–96, 349; and Schmucker, *Materia medica im Firdaus al-ḥikma,* no. 48. According to a recipe in Ibn Wāfid of Toledo (999–after 1068), *Kitāb al-wisād fī al-ṭibb* (see Spanish translation by Álvarez de Morales, *El Libro de*

la almohada, 337), it consists of equal parts of Indic, belleric, and emblic myrobalan, which should be pulverized, sieved, mixed with cow's butter, and kneaded with honey. Also cf. Ullmann, *Medizin im Islam,* 210, 273, and 306. In *Regimen of Health* 3.8, Maimonides gives the composition of the great *iṭrīful.*

122. "and an electuary of iron dross in its different compositions": Missing in **L** and **סגהמנר**.

123. "and the bdellium pill in its different compositions": Missing in **דמנ**.

124. Ibn Sīnā, *Kitāb al-qānūn,* 2:482–83, recommends a variety of pills, amongst them the bdellium pill in its well-known variant compositions and other remedies containing, among other things, myrobalans, iron dross, *iṭrīful,* and small *iṭrīful.*

125. "for [then] it is not necessary": **פגמנר** translate "for then it is not appropriate"; and **ס**, "for then it is not appropriate to take it."

126. "from four to three dirhams": **LP** and **ס** read "from three to four dirhams."

127. "[Take]": Thus in **ג**.

128. "belleric": Missing in **ס**.

129. Cf. Maimonides, *Glossary of Drug Names* (ed. Rosner), no. 230, s.v. "*muql*": "This name is applied to the resin of a tree and to a type of tree. This type of tree is called *al-kūr*" (cf. *Wörterbuch der klassischen arabischen Sprache,* 431: "gum-resin of *Commiphera [Balsamea] africana* Engler") . . . The resin of this tree is often encountered in medical books. It is this resin that one calls *al-muql al-azraq* (blue bdellium) and *muql al-yahūd* (Jewish bdellium)."

130. "birthwort": **פסגהמנר** translate "rose flowers"; and **ד**, "roses."

131. For oxtongue syrup, cf. Maimonides, *On the Elucidation of Some Symptoms* 2: "When the physicians speak of the beverage that exhilarates generally, they especially mean by that the syrup of oxtongue"; see as well idem, *On Coitus* 10.

132. "three": **ס** adds "consecutive."

133. "the electuary": **ס** specifies "the [before-]mentioned electuary."

134. "[Take]": Thus in **סג**.

135. "half a dirham of emblic myrobalan": Missing in **סגד**.

136. "ten hearts": **ס** translates "a handful."

137. I.e., fresh; cf. **ס**.

138. "chopped": **L** and **פסגדהמנר** translate "steeped."

139. "this": Missing in **V** and **פגהמנר**.

140. Al-Rāzī (865–932 CE) was one of the foremost Arabic physicians and the most freethinking of the major philosophers (see *Encyclopaedia of Islam,* new ed., s.v. "al-Rāzī"). He is quoted repeatedly in Maimonides' medical writings: see *On Poisons* 1.3; *Medical Aphorisms* 25.57; *Regimen of Health* 2.3, 4.6 (*On Asthma* 13.8 [ed. and trans. Bos, 84]); and *Regimen of Health* 4.10 (*On Asthma* 13.12 [ed. and trans. Bos, 87]). Maimonides held him in high esteem as a physician, as is clearly stated in *On Asthma* 13.9 (ed. and trans. Bos, 85 lines 1–2): "Says the author [Maimonides]: From the words of this man [al-Rāzī], who is perfect in his art"—but Maimonides thought that he was worthless as a theologian, as he makes clear in a letter he addressed to Samuel ibn Tibbon (see Marx, "Texts by and about Maimonides," 378): "We-sefer ḥokhmah elohit she-ḥibber al-Razi hu lo aval eyn bo toʿelet lefi she-al-Razi hayah rofe bilvad" (The work by al-Rāzī on divine knowledge is useless since he was only a physician). Also see *Guide of the Perplexed*

3.12 (trans. and ed. Pines, 2:441): "Rāzī has written a famous book, which he entitled "Divine Things." He filled it with the enormity of his ravings and his ignorant notions;" and cf. Stroumsa, *Freethinkers of Medieval Islam,* 235–38. On the term "raving," see Stroumsa, "Ravings."

141. In *Fī man la yaḥduruhu ṭabīb,* ed. Maḥmūd al-ḥājj Qāsim Muḥammad, 129, al-Rāzī recommends the following pill for a patient with a dry nature: "Take ten dirhams of purified black and chebulic myrobalan, ten dirhams of sagapenum, two dirhams of shepherd's purse (*Capsella bursa pastoris*), and fifteen dirhams of fat bdellium; mix the bdellium and sagapenum with leek juice and make pills of it. Let the patient take from one to three dirhams during the night when he goes to sleep or during the day, early in the morning."

142. The Arabic text adds "on it"—perhaps on a fire?

143. Several of these ingredients, such as leek juice, cow's butter, and walnut oil, can also be found in Ibn Sīnā's list of compounds, *Kitāb al-qānūn,* 2:483.

144. "thirty": **גהמנ** translate "three."

145. This remedy could not be retrieved.

146. "oils": **LNP** read "remedies."

147. "ricin oil": **ס** adds "and balsam oil."

148. Ibn Sīnā, *Kitāb al-qānūn,* 2:484, mentions Indian nut oil, almond oil, and oil of apricot kernels as beneficial for hemorrhoids.

149. "Similarly, bdellium and lead extract make the hemorrhoids shrink": Missing in **NP** and **ד**.

150. "lead extract": **פסגהמנר** translate "bitter herbs."

151. "make the hemorrhoids shrink": **פסגהמנר** translate "dissolve the hemorrhoids."

152. Cf. Dozy, *Supplément aux dictionnaires arabes,* 2:650: "sorte d'onguent, d'emplâtre . . . Il a reçu ce nom parce que, quand on le fait et qu'on a mis sur le feu les ingrédients dont il se compose, on les remue avec une branche de palmier fraîche. Ibn Wâfid 30r donne la recette: 3 livres de litharge, autant d'huile, 2 de graisse de veau et 1 de colcotar, après quoi il ajoute: يجمع الجميع ويحرك على النار بجريد النخل الطري ويستعمل" (Put all the ingredients together, stir the mixture above the fire with a fresh palm branch, and apply it). The quotation from Ibn Wāfid could not retrieved. In his *Kitāb al-wisād fī al-ṭibb* 21.78 (trans. Álvarez de Morales, *El Libro de la almohada,* 288), Ibn Wāfid recommends this remedy for whitlow but does not give its composition. It does not show up in his section on the treatment of hemorrhoids (trans. Álvarez de Morales, *El Libro de la almohada,* 241–48). In his *Kitāb al-adwiya al-mufrada,* fol. 78r (ed. Aguirre de Cárcer), Ibn Wāfid remarks in the name of Dioscurides that if one takes the fruit of the date palm, which is green and smells like colocynth, together with astringent wine, it stops the bleeding of the hemorrhoids (cf. Dioscurides, *Pedanii Dioscuridis Anazarbei* 4.43 [ed. Wellmann]). See as well Maimonides, *Die Haemorrhoiden* (ed. and trans. Kroner), 273 (703).

153. Ibn Sīnā, *Kitāb al-qānūn,* 2:485 recommends the bdellium pill with sagapenum for those suffering from anal fissures in order to keep the stools soft.

154. "it shrinks them": **LNP** read "it removes them." Cf. **ס**: "it shrinks them and removes them."

155. **ס** adds "and put them."

156. “ingredients”: **מנ** translate “oils.”

157. Translated according to **פסגדהמנר**.

158. “for it is the most appropriate [remedy] for removing hemorrhoids with the passage of time”: **ס** translates “for this will remove them if he applies it constantly.”

159. Elements of this prescription and the next one also feature in an explicit quotation by Guy de Chauliac in his *Inventarium sive Chirurgia Magna*, 1:244 lines 34–36 (ed. McVaugh; see 2:198 [commentary]).

160. “It . . . lead extract”: Cf. Ibn Ayyūb, *Ma^ᵓamar ᶜal ha-ṭeḥorim,* lines 408–10.

161. “oils”: **QV** and **פגדהר** translate “remedies.”

162. “sweet water”: **ס** translates “hot sweet water.”

163. “and beware of sitting on marble or of touching the anus with cold water, even in the summer time”: Cf. Ibn Ayyūb, *Maᵓamar ᶜal ha-ṭeḥorim,* line 137.

164. “and their danger increases”: **QV** and **פדהמר** read “and increase in it(him?)”; and **ב** reads “and increase.”

165. “and becomes very painful”: Missing in **ס**.

166. “fever”: **ד** translates “high fever.”

167. I.e., the popliteal vein.

168. “or the season [of the year]”: Missing in **ד**.

169. Age of the patient and season of the year, along with other factors, play an important role in Maimonides' therapy—cf. *On Asthma,* 0.1 (Introduction): “And then one should examine his age, the condition of his town, his habit, the time of the year, and the temperament of the weather at that moment” (ed. and trans. Bos, 1 lines 17–18). This principle is prominent in Galen's medical theory. In his extract of Galen's *Art of Cure,* Maimonides remarks in Galen's name that when deciding on a treatment, we have to observe seven things: the nature of the sickness, the nature of the patient, his age, his habits, the nature of the town, the season of the year, and the constitution of the surrounding air; see Maimonides, *Art of Cure,* 108 (ed. and trans. Barzel); Galen, *De methodo medendi* 8.9 (ed. Kühn, 10:594–98). See as well Maimonides, *On Asthma* 9.5 (ed. and trans. Bos, 42); *Hilkhōt Dēᶜōt* 4.18 (ed. and trans. Hyamson, 52a).

170. Ibn Sīnā, *Kitāb al-qānūn,* 2:479, first of all recommends bleeding the saphenous vein or the vein at the back of the heel, while the vein at the inner side (*maᵓbad*) [of the arm or knee?] provides a stronger bleeding than these two veins, and then recommends applying cupping glasses between the hips. See as well Ibn Ayyūb, *Maᵓamar ᶜal ha-ṭeḥorim,* lines 82–85.

171. “evacuation”: **ס** translates “bleeding.”

172. “mallow”: Missing in **ס**; **פגהמנ** translate “orache.”

173. “sitting in waters that alleviate the pain and dissolve the swelling”: Cf. Ibn Ayyūb, *Maᵓamar ᶜal ha-ṭeḥorim,* line 133.

174. “those that can be easily found”: **ס** translates “some of them.”

175. “and heat it again”: **ס** adds “and sit down in it.”

176. For alleviating the pain and reducing the swelling, Ibn Sīnā, *Kitāb al-qānūn,* 2:484, recommends sitting in waters in which linseed, marshmallow, marshmallow seed, and mallow have been cooked, and upon which mucilage of crushed wheat is poured. See as well Ibn Ayyūb, *Maᵓamar ᶜal ha-ṭeḥorim,* lines 339–50, 449–56.

177. "the first of these": Missing in **פגהמנר**.

178. "*ʿasīda*": Cf. Lane, *Arabic-English Lexicon,* 2060: "Wheat-flour moistened and stirred about with clarified butter, and cooked"; and Abū Bakr, *Tratado nazarí sobre alimentos,* no. 23 (ed. and trans. Díaz García): "Gachas de harina, manteca, y miel [a porridge made of flour, animal fat (lard, butter, etc.), and honey]. Talvinas [*gachas* made with almond milk]"; see as well Arberry, *Baghdad Cookery-Book,* 209, 214; Rodinson, "Documents arabes relatifs à la cuisine," 141, esp. n. 2; 148; Maimonides, *Die Haemorrhoiden* (ed. and trans. Kroner), 278 (708) n. 11.

179. "alleviating": **L** and **ד** translate "heating."

180. Cf. 6.5.

181. "if duck [fat] is not available": Missing in **L** and **ס**.

182. "and use it as a liniment after adding the egg yolk and some of the saffron to it. Then one should pound it and use it": **LNRP** read "and add egg yolk to it."

183. In the chapter entitled "*Musakkināt al-wajʿ*" (Remedies that alleviate the pain), Ibn Sīnā, *Kitāb al-qānūn,* 2:483, recommends a liniment called "diachylon" (δὶα χυλῶν), made with oil of roses, some saffron, opium, and inspissated wine, and adds that duck fat is extremely beneficial. Cf. Dozy, *Supplément aux dictionnaires arabes,* 1:480, s.v. "دياخيلون": "emplâtre considéré comme résolutif, et dans lequel il entre des substances mucilagineuses."

184. "three ounces": **ד** and **NRQ** (unless ثلث is a defective reading of ثلاث) translate "one-third of an ounce."

185. **ס** adds "without taking a break."

186. This recipe does not feature in this precise form in the section on hemorrhoids in Ibn Wāfid's *Kitāb al-wisād,* Spanish translation by Álvarez de Morales, *El Libro de la almohada,* 241–48. It bears some resemblance, though, to the following recipe for an unguent for strengthening the anus and removing a swelling (ibid., 247 [16.20]): "Take one and a half ounces each of chamomile, fennel seed, and aneth. Pound all of this and macerate it in two raṭls of hot water until two-thirds has evaporated. Filter and purify what is left and add one-quarter of a raṭl of rosewater and half a raṭl of sesame oil to it. Boil the whole gently until only the oily part is left and the water has evaporated. Take one ounce of this oil and three dirhams each of wax and purified fat of a hen, put all of this together in a glass vessel, and place it on a low fire until all the substances are well mixed. Then you can apply it, God willing, praise be to Him."

187. "[Take]": Thus **ג**.

188. The exact source of this quotation could not be identified.

189. "and insert it as a suppository, or use it as an ointment": **ס** translates "and apply this."

190. Cf. Ibn Sīnā, *Kitāb al-qānūn,* 2:483: "[Take] one part each of melilot and peeled lentils and combine it with egg yolk and oil of roses."

191. "[the pain]": Thus **פסגהמנ**.

192. "suppository": **ס** adds "or put on top of them when they are on the outside."

193. "[the pain]": Thus **פסגהמנ**.

194. "[Take]": Thus **ג**.

195. Castoreum is a desiccated excretion of the glands of the genital apparatus of the Old World species of beaver (*Castor fiber*); see Maimonides, *Sharḥ asmāʾ al-ʿuqqār,* no. 79 (ed. Meyerhof), s.v. "*jundabādustur.*"

196. Cf. Ibn Sīnā, *Kitāb al-qānūn,* 2:483: "Take two dirhams each of sagapenum and bdellium, half a dirham of opium, one and a half ounces of oil of apricot kernels; dissolve the resins in it(?) and put half a dirham of castor on it." See as well Ibn Ayyūb, *Maʾamar ʿal ha-ṭeḥorim,* lines 397–401.

197. "When one has exhausted all other means": Cf. Maimonides, *Die Haemorrhoiden* (ed. and trans. Kroner): "wenn die Kraft unzulänglich ist" (when one does not have sufficient strength).

198. This lizard was, above all, known as an aphrodisiac; thus its flesh and the salt found in its intestines are recommended by Maimonides in his *On Coitus* 6; see as well Maimonides, *Sharḥ asmāʾ al-ʿuqqār,* no. 129 (ed. Meyerhof).

199. "dried": Missing in **פגמנ**.

200. Probably *Gossypium arboreum* and *G. herbaceum*; cf. Dietrich, ed., *Dioscurides Triumphans,* 159 n. 19.

201. "the illness of flatulence": **דנ** translate "the illness of flatulence [originating] from hemorrhoids"; and **ס**, "the illness of hemorrhoids."

202. Ibn Sīnā, *Kitāb al-qānūn,* 2:482, recommends similar ingredients, such as harmel root, colocynth root, and leek seed, to be used in fumigations; he also recommends several other ingredients. See as well Ibn Ayyūb, *Maʾamar ʿal ha-ṭeḥorim,* lines 316–28, 436–46.

203. "fumigation": **ב** adds "for this illness."

204. "Then throw some of the substance to be used for the fumigation on the fire through the opening in the pot": Missing in **פגמנ**.

205. **ס** adds "so that he absorbs the vapor well."

206. "the smoke": "The fire [beneath] the smoke" in **LNP**.

207. "more": **NP** add "of the fumigant."

208. For this procedure, cf. Ibn Ayyūb, *Maʾamar ʿal ha-ṭeḥorim,* lines 328–38.

209. "As for letting blood from [those hemorrhoids] from which no blood streams, or stopping the blood [flow] if it is excessive, or": Missing in **V** and **פמסגדנ**.

210. Maimonides' insistence that only an experienced physician should carry out these kinds of treatment recurs in his other works—cf. Maimonides, *On Asthma* 9.5 (ed. and trans. Bos, 42), where he remarks that strong purgatives should only be applied by a skilled physician. See as well *On Asthma* 13.32 and 13.40 (ed. and trans. Bos, 98 and 105), and *Regimen of Health* 2.4.

211. For the importance of these factors and others for fixing the correct treatment of a patient, cf. 6.2 above.

212. "strengthen": **LNP** translate "make perfect."

213. "by His grace, magnanimity, beneficence, favor, and goodness": **P** has "by His grace and magnanimity, for He is the Lord of these things, may He be praised; thank God; in Him I trust; He is sufficient for me—truly wonderful for those who trust in Him. This is the end of the medical treatise on hemorrhoids, composed by our Lord and Rabbi Moses Ben Maimon from Spain, blessed be the memory of the righteous, with the help of the Almighty, Thank God forever and ever."

214. פ adds "by the Master Abū ᶜImrān" (Maimonides). Steinschneider, *Hebräische Übersetzungen des Mittelalters,* 763, surmises that one should read "by [the son of] the Master Abū ᶜImrān."

215. "Iraqi": Missing in פדמנ.

216. "thirty": פמנ translate "three."

217. "husks of": Missing in פסדמנ.

218. "one should only take it . . . ": נמסכ translate "one should stop taking it and only take it. . . . "

Bibliographies

Translations and Editions of Works by or attributed to Moses Maimonides

(arranged alphabetically by translator or editor)

Avishur, Yitzhak, ed. *Shivḥe ha-Rambam: Sippurim ʿamamiyim be-ʿArvit Yehudit uve-ʿIvrit miha-Mizraḥ umi-Tsefon Afrikah.* Jerusalem: Magnes Press, 1998.

Bar-Sela, Ariel, Hebbel E. Hoff, and Elias Faris, eds. and trans. *Moses Maimonides' Two Treatises on the Regimen of Health: "Fī tadbīr al-ṣiḥḥa" and "Maqāla fī bayān baʿḍ al-aʿrāḍ wa-al-jawāb ʿanhā."* Transactions of the American Philosophical Society, n.s., 54, pt. 4. Philadelphia, 1964.

Barzel, Uriel S., ed. and trans. *The Art of Cure, Extracts from Galen.* Maimonides' Medical Writings 5. Foreword by Fred Rosner and bibliography by Jacob I. Dienstag. Haifa: Maimonides Research Institute, 1992.

Bos, Gerrit, ed. and trans. *Medical Aphorisms.* 3 vols. Provo, Utah: Brigham Young University Press, 2004–2010.

———, ed. and trans. *On Asthma.* Provo, Utah: Brigham Young University Press, 2002.

Bos, Gerrit, ed. and trans., and Michael R. McVaugh, ed. *On Asthma, Volume 2.* Provo, Utah: Brigham Young University Press, 2008.

———, ed. and trans., and Michael R. McVaugh, ed. *On Poisons and the Protection against Lethal Drugs.* Provo, Utah: Brigham Young University Press, 2009.

Ferre, Lola, ed. and trans. *El régimen de salud: Tratado sobre la curación de las hemorroides.* Maimonides: Obras médicas 1. Córdoba, Spain: Ediciones El Almendro, 1991.

———, ed. and trans. *El libro del asma.* Maimonides: Obras médicas 2. Córdoba, Spain: Ediciones El Almendro, 1996.

———, ed. and trans. *El comentario de los aforismos de Hipócrates.* Maimonides: Obras médicas 3. Córdoba, Spain: Ediciones El Almendro, 2004.

Hyamson, Moses, ed. and trans. *Hilkhōt Dēʿōt* [Laws relating to moral dispositions and to ethical conduct]. In *Mishneh Tōrāh: Sēfer ha-Maddaʿ.* Jerusalem: Boys Town Jerusalem Publishers, 1965.

Kroner, Hermann, ed. and trans. "*Die Haemorrhoiden* in der Medizin des XII und XIII Jahrhunderts. An der Hand einer medicinischen Abhandlung des Maimonides über die Haemorrhoiden unter Zuziehung einer gliechnamigen medicinischen Abhandlung des Salomo bar Jussuf ibn Ajjub, auf Grund von 8 unedierten Handschriften dargestellt und kritisch beleuchtet." In vol. 3 of *Beiträge zur Geschichte der arabisch-islamischen Medizin: Aufsatze,* edited by Fuat Sezgin et al., 199–288. Frankfurt am Main: Goethe-Universität, 1987. Originally published in *Janus* 16 (1911): 441–56, 645–718. Page numbers in the notes are to both editions.

Leibowitz, Joshua O., and Shlomo Marcus, eds., with the collaboration of M. Beit-Arié et al. *On the Causes of Symptoms (Maqāla fī bayān ba*ᶜ*ḍ al-a*ᶜ*rāḍ wa-al-jawāb* ᶜ*anhā, Ma*ᵓ*amar ha-Haqra*ᶜ*ah, De causis accidentium).* Berkeley and Los Angeles: University of California Press, 1974.

Muntner, Süssman, ed. *Bi-Refu*ᵓ*at ha-ṭeḥorim: Ma*ᵓ*amar* ᶜ*al ḥizzuq ko*ᵓ*aḥ ha-gavra.* Ketavim Refuᵓiyyim 4. Jerusalem: Mosad ha-Rav Kuk, 1965.

Pines, Shlomo, ed. and trans. *The Guide of the Perplexed.* 2 vols. Chicago: University of Chicago Press, 1963.

Responsum on the Question of the Fixed Length of Life. See Schwarz and Weil, *Teshuvat ha-Rambam.*

Rosner, Fred, ed. and trans. *Moses Maimonides' Glossary of Drug Names.* Maimonides' Medical Writings 7. Haifa: Maimonides Research Institute, 1995.

———, ed. and trans. *Treatises on Poisons, Hemorrhoids, Cohabitation.* 2nd ed. Maimonides' Medical Writings 1. Haifa: Maimonides Research Institute, 1988.

———, and Süssman Muntner, eds. and trans. "Treatise on Hemorrhoids: Medical Answers (Responsa)." The Medical Writings of Moses Maimonides 3. Philadelphia: Lippincott, 1969.

Schwarz, Michael, and Gotthold Weil, eds. and trans. *Teshuvat ha-Rambam bi-she*ᵓ*elat ha-ḳets ha-ḳatsuv la-ḥayyim.* Tel Aviv: Papirus, 1979.

Stern, Samuel M., ed. and trans. "Maimonides' *Treatise to a Prince, Containing Advice on Sexual Matters.*" In *Maimonidis Commentarius in Mischnam: E codicibus Hunt. 117 et Pococke 295 in Bibliotheca Bodleiana Oxoniensi servatis et 72–73 bibliothecae Sassooniensis Letchworth,* edited by Samuel M. Stern, 17–21. Corpus codicum hebraicorum medii aevi 1.3. Copenhagen: Ejnar Munksgaard, 1966.

General Bibliography

Ackermann, Hermann. "Moses Maimonides (1135–1204): Ärztliche Tätigkeit und medizinische Schriften." *Sudhoffs Archiv* 70, no. 1 (1986): 44–63.

Arberry, A. J. "A Baghdad Cookery-Book." *Islamic Culture* (January 1939): 21–47; (April 1939): 189–214.

Arbūlī, Abū Bakr ᶜAbd al-ᶜAzīz al-. *Un tratado nazarí sobre alimentos: "Al-kalām* ᶜ*alā l-agḏiya" de al-Arbūlī.* Edited and translated by Amador Díaz García. Almería, Spain: Arráez, 2000.

Aristotle. *Aristotle's "De anima" Translated into Hebrew by Zeraḥyah ben Isaac ben She*ᵓ*altiel Ḥen: A Critical Edition with an Introduction and Index.* Edited by Gerrit Bos. Leiden: Brill, 1994.

Avicenne. *Poème de la médicine.* Edited and translated by Henri Jahier and Abdelkader Noureddine. Paris: Belles Lettres, 1956. See also works listed under Ibn Sīnā.

Baron, Salo Wittmeyer. *A Social and Religious History of the Jews*. Vol. 8, *High Middle Ages, 500–1200: Philosophy and Science,* 2nd ed. New York: Columbia University Press, 1952–83.

Beit-Arié, Malachi, comp., and R. A. May, ed. *Catalogue of the Hebrew Manuscripts in the Bodleian Library: Supplement of Addenda and Corrigenda to Vol. 1 (A. Neubauer's Catalogue)*. Oxford: Clarendon, 1994. (See also Neubauer's catalogue below.)

Ben-Sasson, Menahem. "Maimonides in Egypt: The First Stage." *Maimonidean Studies* 2 (1991): 3–30.

Biberstein-Kazimirski, Albert de. *Dictionnaire arabe-français contenant toutes les racines de la langue arabe*. 2 vols. 1860. Reprint, Paris: Maisonneuve, 1960.

Biller, Peter. "A 'Scientific' View of Jews from Paris around 1300." *Micrologus: Natura, scienze e società medievali* 9 (2001): 137–68.

Blaise, Armengaud. *The "Tabula antidotarii" of Armengaud Blaise and Its Hebrew Translation*. Edited by Michael R. McVaugh and Lola Ferre. Transactions of the American Philosophical Society 90, pt. 6. Philadelphia: American Philosophical Society, 2000.

Blau, Joshua. *The Emergence and Linguistic Background of Judaeo-Arabic: A Study of the Origins of Middle Arabic*. Jerusalem: Ben Zvi Institute, 1981.

Bos, Gerrit. "Maimonides' Medical Works and Their Contributions to His Medical Biography." *Maimonidean Studies* 5 (2008): 244–48.

———. "Maimonides on the Preservation of Health." *Journal of the Royal Asiatic Society,* 3rd ser., 4, no. 2 (1994): 213–35.

Cohen, Mark R. "Maimonides' Egypt." In *Moses Maimonides and His Time,* edited by Eric L. Ormsby, 21–34. Washington, DC: The Catholic University of America, 1989.

Davidson, Herbert A. "Maimonides' Putative Position as Official Head of the Egyptian Jewish Community." In *Ḥazon Naḥum: Studies Presented to Dr. Norman Lamm in Honor of His Sevienteth Birthday,* edited by Yaakov Elman and Jeffrey S. Gurock, 115–28. New York: Yeshiva University Press, 1997.

———. *Moses Maimonides: The Man and His Works*. New York: Oxford University Press, 2005.

Diem, Werner, and Hans-Peter Radenberg. *A Dictionary of the Arabic Material of S. D. Goitein's "A Mediterranean Society."* Wiesbaden: Harrassowitz, 1994.

Dienstag, Jacob I. "Translators and Editors of Maimonides' Medical Works." In *Memorial Volume in Honor of Prof. Süssmann Muntner,* edited by Joshua O. Leibowitz, 95–135. Jerusalem: Israel Institute for the History of Medicine, 1983.

Dioscurides. *Dioscurides triumphans: Ein anonymer arabischer Kommentar (Ende 12. Jahrh. n. Chr.) zur Materia medica*. Edited and translated by Albert Dietrich. 2 vols. Göttingen: Vandenhoeck and Ruprecht, 1988.

———. *Pedanii Dioscuridis Anazarbei De materia medica, libri quinque*. Edited by Max Wellmann. 5 books in 3 vols. 1906–14. Reprint, 1 vol., Berlin: Weidmann, 1958.

Dozy, Rienhart Pieter Anne. *Supplément aux dictionnaires arabes*. 2nd ed. 2 vols. Leiden: Brill, 1927.

Eisenman, David J. "Maimonides' Philosophic Medicine." In *Moses Maimonides: Physician, Scientist, and Philosopher,* edited by Fred Rosner and Samuel S. Kottek, 145–50. Northvale, NJ: Aronson, 1993.

Encyclopedia Judaica. 16 vols. Jerusalem: Keter, 1971.

Encyclopaedia of Islam. New ed. 10ff. vols. Leiden: Brill, 1960–.

Freudenthal, Gad. "Les sciences dans les communautés juives médiévales de Provence: Leur appropriation, leur rôle." *Revue des études juives*, vol. 152, fasc. 1–2 (1993): 29–136.

———. "Maimonides' Philosophy of Science." In *The Cambridge Companion to Maimonides*, edited by Kenneth Seeskin, 134–66. New York: Cambridge University Press, 2005.

Freytag, Georg W. *Lexicon arabico-latinum*. 4 vols. Halle, Germany: Schwetschke and Son, 1830–37.

Friedenwald, Harry. *The Jews and Medicine: Essays*. 2 vols. 1944. Reprint, New York: Johns Hopkins University Press, 1967.

Friedman, M. "Ha Rambam 'Raʾis al-Yahud' (Rosh ha-Yehudim) be-Miẓrayim." In *ʿAl pi ha-beʾer: Meḥkarim be-hagut Yehudit uve-maḥshevet ha-halakhah mugashim le-Yaʿakov Blidshtain* [By the well: Studies in Jewish philosophy and halakhic thought presented to Gerald J. Blidstein], edited by Uri Ehrlich, Howard T. Kreisel, and Daniel J. Lasker, 413–35. Beer Shevaʿ, Israel: Universitat Ben-Gurion ba-Negev, 2007.

Galen. *Claudii Galeni opera omnia*. Edited by Karl G. Kühn. 20 vols. 1821–33. Reprint, Hildesheim, Germany: Olms, 1964–67.

———. *De bonis malisque sucis*. Edited by Georg Helmreich. Corpus Medicorum Graecorum 5.4.2. Leipzig: Teubner, 1923.

———. *Galen's Commentary on the Hippocratic Treatise "Airs, Waters, Places": in the Hebrew Translation of Solomon ha-Meʾati*. Edited and translated by Abraham Wasserstein. Proceedings of the Israel Academy of Sciences and Humanities 6.3. Jerusalem: Israel Academy of Sciences and Humanities, 1983.

———. "De curandi ratione per venae sectionem." Translated by Peter Brain. In *Galen on Bloodletting: A Study of the Origins, Development and Validity of His Opinions, with a Translation of the Three Works*. Cambridge: Cambridge University Press, 1986.

Giacarria, Angelo, ed. *Manoscritti danneggiati nell'incendio del 1904*. Turin: Biblioteca nazionale universitaria di Torino, 1986.

Giacosa, Piero. *Magistri Salernitani nondum editi: Catalogo ragionato della Esposizione di storia della medicina aperta in Torino nel 1898*. Turin: Fratelli Bocca, 1901.

Goitein, Shelomoh D. "Ḥayyē ha-Rambam le-ʾOr Gilluyim ḥadashim min ha-genizah ha-ḳahirit." *Peraḳim* 4 (1966): 29–42.

———. *A Mediterranean Society: The Jewish Communities of the Arab World as Portrayed in the Documents of the Cairo Geniza*. 6 vols. Berkeley and Los Angeles: University of California Press, 1967–93.

———. "Moses Maimonides, Man of Action: A Revision of the Master's Biography in Light of the Geniza Documents." In *Hommage à Georges Vajda: Études d'histoire et de pensés juives*, edited by Gérard Nahon and Charles Touati, 155–67. Louvain, Belgium: Peeters, 1980.

Graetz, Heinrich. *Geschichte der Juden*. 11 vols. Leipzig: Leiner, 1890–1909.

Guy de Chauliac. *Inventarium sive Chirurgia Magna*. Edited by Michael R. McVaugh. 2 vols., prepared in collaboration with Margaret S. Ogden. Leiden: Brill, 1997.

Heine, Peter. *Kulinarische Studien: Untersuchungen zur Kochkunst im arabisch-islamischen Mittelalter.* Wiesbaden: Otto Harrassowitz, 1988.

Hinz, Walther. *Islamische Masse und Gewichte: Umgerechnet ins metrische System.* Handbuch der Orientalistik 1, Ergänzungsband 1.1. 1955. Photomechanical reprint, Leiden: Brill, 1970.

Hippocrates. *Haemorrhoids.* In *Hippocrates VIII,* edited and translated by P. Potter. Loeb Classical Library. Cambridge, MA: Harvard University Press, 1995.

Hopkins, S. "The Languages of Maimonides." In *The Trias of Maimonides: Jewish, Arabic, and Ancient Culture of Knowledge / Die Trias des Maimonides: Jüdische, arabische, und antike Wissenskultur,* edited by Georges Tamer, 85–106. Studia Judaica 30. New York: de Gruyter, 2005.

Ibn Abī Uṣaybiʿa. *ʿUyūn al-anbāʾ fī ṭabaqāt al-aṭibbāʾ.* Beirut: Dār Maktabat al-Ḥayat, n.d.

Ibn Ayyūb, Solomon ben Joseph. *"Maʾamar ʿal ha-ṭeḥorim."* Edited by L. M. Herbert with an introduction by A. Marx. In *Harofé Haivri,* vol. 1, fasc. 2 (1929): 62–111.

Ibn Ezra, Abraham ben Meïr. *Sefer Hanisyonot: The Book of Medical Experiences attributed to Abraham ibn Ezra.* Edited and translated by Joshua O. Leibowitz and Shlomo Marcus. Jerusalem: Magnes Press, 1984.

Ibn Sahl, Sābūr. *Dispensatorium parvum (al-aqrābādhīn al-ṣaghīr).* Edited by Oliver Kahl. Islamic Philosophy, Theology, and Science: Texts and Studies 16. Leiden: Brill, 1994.

Ibn Sayyār al-Warrāq. *Kitāb al-ṭabīkh.* Edited by Kaj Öhrnberg and Sahban Mroueh. Studia Orientalia 60. Helsinki: Finnish Oriental Society, 1987.

Ibn Sīnā. *Kitāb al-qānūn fī al-ṭibb.* 5 bks. in 3 vols. [1877]. Reprint, Beirut: Dār Ṣādir, n.d. See also work listed under Avicenne.

Ibn Wāfid of Toledo. *"El Libro de la Almohada" de Ibn Wafid de Toledo (Kitāb al-wisād).* Translated by Camilo Álvarez de Morales y Ruiz-Matas. Toledo: Instituto Provincial de Investigaciones y Estudios Toledanos, 1980.

———. *Kitāb al-adwiya al-mufrada (Libro de los Medicamentos Simples).* Edited by Luisa Fernanda Aguirre de Cárcer. 2 vols. (Arabic text and Spanish translation). Madrid: Consejo Superior de Investigaciones Científicas, Agencia Española de Cooperación Internacional, 1995.

Jacquart, Danielle. *La médecine médiévale dans le cadre parisien.* Paris: Fayard, 1998.

Kraemer, Joel L. "The Life of Moses ben Maimon." In *Judaism in Practice: From the Middle Ages through the Early Modern Period,* edited by Lawrence Fine, 413–28. Princeton, NJ: Princeton University Press, 2001.

———. "Maimonides' Intellectual Milieu in Cairo." In *Maïmonide: Philosophe et savant (1138–1204),* edited by Tony Lévy and Roshdi Rashid, 1–37. Leuven: Peeters, 2004.

———. *Maimonides: The Life and World of One of Civilization's Greatest Minds.* New York: Doubleday, 2008.

Lane, Edward William. *An Account of the Manners and Customs of the Modern Egyptians.* 3rd ed. 1908. Reprint, New York: Dutton, 1944.

Lane, Edward William. *Arabic-English Lexicon.* London: Williams and Norgate, 1863–79.

Langermann, Y. Tzvi. "Arabic Writings in Hebrew Manuscripts: A Preliminary Listing." *Arabic Sciences and Philosophy* 6, no. 1 (March 1996): 137–60.

———. "Gersonides on the Magnet and the Heat of the Sun." In *Studies on Gersonides: A Fourteenth-Century Jewish Philosopher-Scientist,* edited by Gad Freudenthal, 267–84. Leiden: Brill, 1992.

———. "L'oeuvre médical de Maimonïde: Un aperçu général." In *Maïmonide: Philosophe et savant (1138–1204),* edited by Tony Lévy and Roshdi Rashid, 275–302. Leuven: Peeters, 2004.

Leibowitz, Joshua O. "Maimonides: Der Mann und sein Werk: Formen der Weisheit." *Ariel* 40 (1976): 73–89.

Levinger, Jacob. "Was Maimonides 'Rais al-Yahud' in Egypt?" In *Studies in Maimonides,* edited by Isadore Twerski, 83–93. Harvard Judaic Texts and Studies 7. Cambridge, MA: Harvard University Press, 1990.

Lewis, Bernard. "Maimonides, Lionheart and Saladin." In *Erets-Israel: Archaeological, Historical, and Geographical Studies* 7, edited by M. Avi-Yonah, H. Z. Hirschberg, B. Mazar, and Y. Yadin, 70–75. Jerusalem: Israel Exploration Society, 1964.

Margoliouth, G., and J. Leveen. *Catalogue of the Hebrew and Samaritan Manuscripts in the British Museum.* 4 vols. London: Trustees of the British Museum, 1935.

Margolith, David. "Hashpa[c]ato shel ha-Rambam [c]al Meḥabberim Shonim bi-Sedeh ha-Refu[ɔ]ah" [The impact of Maimonides upon medieval writers in the field of medicine]. *Harofé Haivri* 1–2 (1954): 134–44.

Mājūsī, Alī ibn al-[c]Abbās al-. *Kāmil al-sinā[c]a al-ṭibbīya.* 2 vols. Cairo: Būlāq, 1877.

Marín, Manuela. "Beyond Taste: The Complements of Colour and Smell in the Medieval Arab Culinary Tradition." In *Culinary Cultures of the Middle East,* edited by Sami Zubaida and Richard Tapper, 205–31. London: Tauris, 1994.

Marín, Manuela, and David Waines, eds. *Kanz al-fawā[ɔ]id fī tanwī[c] al-mawā[ɔ]id (Medieval Arab/Islamic Culinary Art).* Bibliotheca Islamica 40. Beirut: Franz Steiner, 1993.

Marx, Alexander, ed. "Texts by and about Maimonides." *Jewish Quarterly Review,* n.s., 25 (1934): 321–428.

McVaugh, Michael. *Medicine before the Plague.* Cambridge: Cambridge University Press, 1993.

———. "Armengaud Blaise as a Translator of Galen." In *Texts and Contexts in Ancient and Medieval Science,* edited by E. Sylla and Michael R. McVaugh, 115–33. Leiden: Brill, 1997.

Meyerhof, Max. "The Medical Work of Maimonides." In *Essays on Maimonides: An Octocentennial Volume,* edited by Salo Wittmayer Baron, 265–99. New York: Columbia University Press, 1941.

Meyerhof, Max. *Sharḥ asmā[ɔ] al-[c]uqqār (L'explication des noms de drogues): Un glossaire de matière médicale composé par Maïmonide.* Cairo: L'Institut français d'archéologie orientale, 1940.

Muntner, Süssman. *Lə-qōrōt ha-sāfāh ha-[c]Ivrit kə-səfat ha-limmūd bə-ḥokhmat ha-rəfū[ɔ]ah: Tōsefet: Kol kətavaw ha-rəfū[ɔ]īyīm shal ha-Rambam* [Contribution to the history of the Hebrew language in medical instruction: Appendix: Maimonides' medical works]. Jerusalem: Genizah, 1940.

Neubauer, Adolf. *Catalogue of the Hebrew Manuscripts in the Bodleian Library and in the College Libraries of Oxford.* 1886–1906. Reprint, Oxford: Clarendon, 1994. (See also Beit-Arié's supplement above.)

Nicoud, Marilyn. "L'oeuvre de Maïmonide et la pensée médicale occidentale à la fin du moyen âge," in *Maïmonide: Philosophe et savant (1138-1204),* edited by Tony Lévy and Roshdi Rashid, 411–31. Leuven: Peeters, 2004.

Paravicini-Bagliani, Agostino. *Medicina e scienze della natura alla corte dei papi nel duecento.* Spoleto: Centro italiano di studi sull'alto medioevo, 1991.

Perry, Charles. *The Description of Familiar Foods.* In *Medieval Arab Cookery: Essays and Translations,* by Maxime Rodinson, A. J. Arberry, and Charles Perry, 273–465. Blackawton, Totnes, Devon, England: Prospect, 2001.

———. "Medieval Arab Fish: Fresh, Dried and Dyed." In *Medieval Arab Cookery: Essays and Translations,* by Maxime Rodinson, A. J. Arberry, and Charles Perry, 477–86. Blackawton, Totnes, Devon, England: Prospect, 2001.

———. *Kitāb al-Ṭibākha: A Fifteenth-Century Cookbook.* In *Medieval Arab Cookery: Essays and Translations,* by Maxime Rodinson, A. J. Arberry, and Charles Perry, 467–75. Blackawton, Totnes, Devon, England: Prospect, 2001.

———. "Isfīdhabāj, Blancmanger and no Almonds." In *Medieval Arab Cookery: Essays and Translations,* by Maxime Rodinson, A. J. Arberry, and Charles Perry, 263–66. Blackawton, Totnes, Devon, England: Prospect, 2001.

———. "What to Order in Ninth-Century Baghdad." In *Medieval Arab Cookery: Essays and Translations,* by Maxime Rodinson, A. J. Arberry, and Charles Perry, 217–23. Blackawton, Totnes, Devon, England: Prospect, 2001.

Ravitzky, Aviezer. "Mishnato shel R. Zeraḥyah ben Isaac ben She'altiel Ḥen." PhD diss., Hebrew University, 1977.

Rāzī, Abū Bakr Muḥammad ben Zakarīyā' al-. *Fī man la yaḥduruhu ṭabīb.* Edited by Maḥmūd al-ḥājj Qāsim Muḥammad. Baghdad: Dār al-shu'ūn al-thaqāfiyya al-'āmma, 1991.

Richler, Benjamin. *Hebrew Manuscripts in the Bibliotheca Palatina in Parma: Catalogue.* Paleographical and codicological descriptions by Malachi Beit-Arié. Jerusalem: Jewish National and University Library, 2001.

Rodinson, Maxime. "Recherches sur les documents arabes relatifs à la cuisine." *Revue des Études Islamiques* 17 (1949): 95–165. Translated and reprinted as "Studies in Arabic Manuscripts relating to Cookery." In *Medieval Arab Cookery: Essays and Translations,* by Maxime Rodinson, A. J. Arberry, and Charles Perry, 91–163. Blackawton, Totnes, Devon, England: Prospect, 2001.

Rubió i Lluch, Antoni, ed. *Documents per a la història de la cultura catalana medieval.* 1908. A facsimile edition with an introduction to Rubió i Lluch by Albert Balcells. Barcelona: Institut d'Estudis Catalans, 2000.

Salernitanus, Nicolaus. *Eene middelnederlandse vertaling van het "Antidotarium Nicolaï" (ms. 15624–15641) met den Latijnschen tekst der eerste gedrukte uitgave van het Antidotarium Nicolaï.* Edited by W. S. van den Berg. Leiden: Brill, 1917.

Sassoon, David Solomon. *Ohel Dawid: Descriptive Catalogue of the Hebrew and Samaritan Manuscripts in the Sassoon Library.* 2 vols. London: Oxford University Press, 1932.

Savage-Smith, Emilie. *A New Catalogue of Arabic Manuscripts in the Bodleian Library, Oxford.* Vol. 1, *Arabic Manuscripts on Medicine and Related Topics.* Oxford: Oxford University Press, 2011.

Schmucker, Werner. *Die pflanzliche und mineralische Materia medica im "Firdaus al-ḥikma" des Ṭabarī.* Bonn: Orientalisches Seminar, 1969.

Schuba, Ludwig. *Die medizinischen Handschriften der Codices palatini latini in der vatikanischen Bibliothek.* Kataloge der Universitätsbibliothek Heidelberg 1. Wiesbaden: Reichert, 1981.

Schwartz, Dov. "Magiyah, madda᾽ nisyoni u-metodah madda᾽it be-mishnat ha-Rambam" [Magic, experimental science, and scientific method in Maimonides' teachings]. In *Sefer Zikkaron le-Yoseph Barukh Sermonetta* [Joseph Baruch Sermonetta memorial volume], edited by Aviezer Ravitsky, 25–45. Jerusalem Studies in Jewish Thought 14. Jerusalem: Magnes, 1998.

Sezgin, Fuat. *Geschichte des arabischen Schrifttums.* Vol. 3, *Medizin-Pharmazie-Zoologie-Tierheilkunde bis ca. 430 H.* Leiden: Brill, 1970.

Shailat, Isaac. *Iggerot ha-Rambam.* 2 vols. Jerusalem: Ma᾽aliyot, 1987–88.

Siraisi, Nancy G. *Taddeo Alderotti and His Pupils.* Princeton: Princeton University Press, 1981.

Steinschneider, Moritz. *Die hebräischen Handschriften der K. Hof- und Staatsbibliothek in München.* 2nd ed. Munich: Palm'sche Hofbuchhandlung, 1895.

———. *Die hebräische Übersetzungen des Mittelalters und die Juden als Dolmetscher.* 1893. Reprint, Graz, Austria: Akademische Druck- und Verlagsanstalt, 1956.

———. "Heilmittelnamen der Araber." *Wiener Zeitschrift für die Kunde des Morgenlandes* 11 (1897): 259–278, 313–330; 12 (1898): 1–20, 81–101, 201–229, 319–334; 13 (1899): 75–94.

———. *Verzeichnis der hebräischen Handschriften.* Vol. 2, *Die Handschriften-Verzeichnisse der königlichen Bibliothek zu Berlin.* 1878–97. Reprinted in 1 vol., Hildesheim, Germany: Olms, 1980.

Stroumsa, Sarah. *Freethinkers of Medieval Islam: Ibn al-Rāwandī, Abū Bakr al-Rāzī, and Their Impact on Islamic Thought.* Islamic Philosophy, Theology, and Science 35. Leiden: Brill, 1999.

Stroumsa, Sarah. "'Ravings': Maimonides' Concept of Pseudo-Science." *Aleph: Historical Studies in Science and Judaism* 1 (2001): 141–63.

Ullmann, Manfred. *Die Medizin im Islam.* Leiden: Brill, 1970.

Vogelstein, Hermann, and Paul Rieger. *Geschichte der Juden in Rom.* 2 vols. Berlin: Mayer und Müller, 1895–96.

Vullers, Johann August. *Lexicon persico-latinum etymologicum.* 2 vols. 1855–64. Reprint, Graz, Austria: Akademische Druck, 1962.

Waines, David. *In a Caliph's Kitchen.* London: Riad El-Rayyes, 1989.

———. "*Murrī:* The Tale of a Condiment." *Al-Qantara* 12 (1991): 371–88.

Wickersheimer, Ernest. *Dictionnaire biographique des médecins en France au moyen âge.* Paris: Droz, 1936.

Wiedemann, Eilhard. *Aufsätze zur arabischen Wissenschafts-geschichte.* 2 vols. Hildesheim, Germany: Olms, 1970.

Wörterbuch der klassischen arabischen Sprache. Edited by Deutsche Morgenländische Gesellschaft et al. Wiesbaden: Harrassowitz, 1957–.

Zotenberg, Hermann, ed. *Manuscrits orientaux: Catalogues des manuscrits hébreux et samaritains de la Bibliothèque impériale.* Paris: Imprimerie impériale, 1866.

Indices Verborum to the Latin Translations

Giovanni da Capua

This index of words to Giovanni da Capua's translation of Maimonides' *On Hemorrhoids* omits only numbers, most pronouns and prepositions, and a number of other particularly common words (e.g. *esse, et, debere, pars, vel,* and so on). Verbal forms are usually referred to in the infinitive, though some participles have been entered separately, and comparatives and superlatives have normally been included under the corresponding adjective or adverb. The numbers refer to the chapters and sections into which Maimonides' text has been divided by the editor; "R" refers to the final recipe.

Armengaud Blaise

Even though the text of Armengaud's translation of Maimonides' *On Hemorrhoids* as edited here is incomplete, the great majority of it has been preserved in the Torino MS, and this index of its vocabulary may therefore be of some use to students of translation technique. The index entries have been given normalized spelling, though the idiosyncratic spellings of the Torino scribe have usually been added in parentheses. References in italics indicate the location of words conjecturally restored in the text.

The index omits only numbers and weights, most pronouns and prepositions, and a number of other particularly common words (e.g., *autem, capitulum, esse, et, facere,* and so on). Verbal forms are usually referred to in the infinitive, though some participles have been entered separately, and comparatives and superlatives have normally been included under the corresponding adjective or adverb. The numbers refer to the chapter and sections into which Maimonides' text has been divided by the editor.

Subject Index to the English Translation

Explanatory note: The 0 refers to the introduction; the numbers before and after the dot refer to the respective chapters and sections.

About the Editors

Gerrit Bos is chair of the Martin Buber Institute for Jewish Studies at the University of Cologne. He is proficient in classical and Semitic languages and is widely published in the fields of Jewish studies, Islamic studies, Judaeo-Arabic texts, and medieval Islamic science and medicine. In addition to preparing The Medical Works of Moses Maimonides, Professor Bos is also involved with a series of medical-botanical Arabic-Hebrew-Romance synonym texts written in Hebrew characters, an edition of Ibn al-Jazzār's *Zād al-musāfir* (Viaticum), and an edition of Averroës' commentary on the zoological works of Aristotle. He is also studying the Hebrew medical terminology used by the major translators of the thirteenth century. A first analysis can be found in his *Novel Medical and General Hebrew Terminology from the 13th Century*. He received the Maurice Amado award for his work on Maimonides' medical texts.

Michael R. McVaugh is William Smith Wells Emeritus Professor of History at UNC-Chapel Hill. Much of his published research concerns the growth of medical learning within universities in the Middle Ages and the concomitant medicalization of European life. He developed this latter theme in his 1993 book, *Medicine before the Plague: Doctors and Patients in the Crown of Aragon, 1285–1335,* which was awarded the William H. Welch Medal by the American Association for the History of Medicine in 1994. Since 1975 he has been a general editor of the collected Latin writings of one of the most famous of medieval physicians, Arnau de Vilanova, and has edited several of the individual volumes in this international series. In 1997 he published an edition with commentary of the last great surgical treatise of the Middle Ages, the *Inventarium* or *Chirurgia magna* of Guy des Chauliac, and his general study of thirteenth-century surgery, *The Rational Surgery of the Middle Ages,* was published in 2006.

A Note on the Types

The English text of this book was set in BASKERVILLE, a typeface originally designed by John Baskerville (1706–1775), a British stonecutter, letter designer, typefounder, and printer. The Baskerville type is considered to be one of the first "transitional" faces—a deliberate move away from the "old style" of the Continental humanist printer. Its rounded letterforms presented a greater differentiation of thick and thin strokes, the serifs on the lowercase letters were more nearly horizontal, and the stress was nearer the vertical—all of which would later influence the "modern" style undertaken by Bodoni and Didot in the 1790s. Because of its high readability, particularly in long texts, the type was subsequently copied by all major typefoundries. (The original punches and matrices still survive today at Cambridge University Press.) This adaptation, designed by the Compugraphic Corporation in the 1960s, is a notable departure from other versions of the Baskerville typeface by its overall typographic evenness and lightness in color. To enhance its range, supplemental diacritics and ligatures were created in 1997 for exclusive use in this series.

The Arabic text was set in NASKH, designed by Thomas Milo (b. 1950), a pioneer of Arabic script research, typeface design, and smart font technology in the digital era. The Naskh calligraphic style arose in Baghdad during the tenth century and became very widespread and refined during the Ottoman period. It has been favored ever since for its clarity, elegance, and versatility. Milo designed and expanded this typeface during 1992–1995 at the request of Microsoft's Middle East Product Development Department and extended its typographic range even further in subsequent editions. Milo's designs pushed the existing typographic possibilities to their limits and led to the creation of a new generation of Arabic typefaces that allowed for a more authentic treatment of the script than had been possible since the advent of moveable type for Arabic.

BOOK DESIGN BY JONATHAN SALTZMAN

◆